別冊 整形外科 ORTHOPEDIC SURGERY 75

整形外科診療における最先端技術

■監修 「整形外科」編集委員
■編集 京都大学 松田秀一

2019
南江堂

《表紙説明》

上段左　関口美穂　論文（21 頁の図 1）
　　右　楫野良知　論文（228 頁の図 4）
下段左　須藤英毅　論文（220 頁の図 4）
　　中　中西一義　論文（196 頁の図 3）
　　右　崔　賢民　論文（78 頁の図 1）

序

近年，コンピュータやイメージングテクノロジーの急速な発展に伴い，医療を取りまく状況も著しく変化してきました．整形外科の領域においても，さまざまな医療技術が開発され，実用化されてきています．本号のテーマは，「整形外科診療における最先端技術」とさせていただき，たくさんのご投稿をいただきました．ご執筆いただいた先生方にはこの場をおかりして心より感謝申し上げます．

第Ⅰ章は診断，評価としましたが，近年の画像技術の発展にも伴い，本章が本号の半分を占めることになりました．ご一読いただければおわかりになると思いますが，MRI，超音波，CT，PET など多種多様の画像技術が撮像のモダリティなどを変えて，今までは評価不能であったことについても，大変わかりやすく病態を把握することが可能になってきています．また，近年 AI が非常に注目されていますが，整形外科分野でも取り組みが進んでおり，その成果の一端をご紹介いただいております．

第Ⅱ，Ⅲ章の手術計画や手術支援についても，技術革新が進んでいます．MRI と CT の融合画像や 3D プリンタを用いた手術シミュレーション，手術支援機器などは最近のトピックです．コンピュータナビゲーションだけではなく，最近では，virtual reality, augmented reality も応用した手術支援が始まっています．第Ⅳ章のカスタムメイドインプラントも以前からその必要性は指摘されてきていましたが，積層造形技術の発展とともに実用化が始まりつつあり，これからが期待される分野と思われます．

最後の章では，リハビリテーションを取り上げました．この分野もロボット技術の革新とともにさらに発展していく分野でしょう．

以上のように本号は，最先端の技術を数多く取り上げさせていただきました．どこの施設でもすぐに取り組めるものばかりではないと思いますが，新しい医療技術の開発に対して多大なるご努力をされている先生方の取り組みをご紹介させていただきたいと思いました．楽しんで読んでいただきたいと思っておりますし，読者の先生方による新しい医療技術開発のヒントになればと期待しております．

2019 年 4 月

京都大学教授

松 田 秀 一

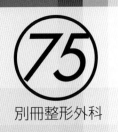

整形外科診療における最先端技術

I. 診断，評価

1. 新しい画像・機能診断

- 拡散テンソル画像による頸部脊髄症の神経障害定量評価 ………………………… 2
  北村　充広
- 腰部脊柱管狭窄症評価における脊柱管内 apparent diffusion coefficient,
  fractional anisotropy 値の有用性 ………………………… 6
  乗本　将輝
- 椎間板 MRI の最新技術 ………………………… 11
  中島　大輔
- MRI 定量的画像法（T1ρ，T2，T2*）による椎間板変性の評価 ………………………… 16
  高島　弘幸
- 腰痛の解明─脳イメージングを用いて ………………………… 20
  関口　美穂
- マルチスライス CT，T2 マッピング MRI を用いた
  寛骨臼形成不全股における軟骨下骨梁と関節軟骨の評価 ………………………… 23
  庄司　剛士
- 多機能 OCT を用いた早期変形性関節症軟骨の
  粘弾性力学特性マイクロ断層診断 ………………………… 27
  池淵　充彦
- 整形外科診療における超音波検査
  ─画像診断の第一選択は「X 線」から「超音波」へ ………………………… 32
  荒川　曜子
- 整形外科診療における超音波診断（エラストグラフィ，パワードプラ，
  3D 超音波，real-time virtual sonography）の有用性 ………………………… 37
  上原　浩介
- 整形外科領域における超音波剪断波エラストグラフィの有用性
  ─肩腱板修復術の術前評価への応用 ………………………… 41
  糸魚川善昭
- 超音波は pink pulseless hand の血管展開の判断に有用である ………………………… 45
  村岡　辰彦
- 関節リウマチ診療におけるイメージングバイオマーカーとしての
  PET の有用性 ………………………… 49
  岡邨　興一

CONTENTS

■ 生体磁界計測による神経活動イメージング …………………………………… 53
川端茂徳

2. 人工知能

■ 画像診断領域における深層学習 ……………………………………………… 59
中原龍一

■ 人工知能による骨折の画像診断 …………………………………………… 63
浦川貴朗

3. ウェアラブルデバイスを用いた評価

■ 腰椎疾患患者の病態ならびに治療効果の新しい評価法
　―ウェアラブル端末を用いた客観的次世代解析 …………………………… 67
井上雅寛

■ スマートウォッチを用いた振り子運動の定量的解析とその可能性 ………… 70
安井謙二

■ メガネ型ウェアラブルセンサの開発と整形外科領域への応用 …………… 73
橋本健史

4. 形態評価

■ EOS を用いた変形性股関節症患者に対する
　三次元的な脊椎，骨盤，下肢アライメントの評価 ………………………… 77
崔　賢民

■ トモシンセシスの原理と整形外科領域への応用 …………………………… 83
佐々木　源

■ 3D デプスセンサを用いた脊柱側弯症に対する自動診断支援技術の開発 ……… 88
須藤英毅

5. 動的評価

■ Model-based image-matching 法を用いた運動解析 ……………………… 91
古賀英之

■ 三次元動作解析装置を用いた point cluster technique とその臨床応用 …… 96
大見武弘

■ 電磁気センサを用いた関節運動の動的評価 ……………………………… 100
星野祐一

■ 後方安定型人工膝関節の階段昇り動作におけるポスト前方インピンジメント
　―動態解析による検討 ………………………………………………… 104
渡邊敏文

■ 2D-3D マッチングを用いた肩甲骨三次元動態解析
　―術後リハビリテーションへの臨床応用を目指して ……………………… 108
池淵充彦

■成人脊柱変形（首下がりと腰椎変性後側弯）に対する
　　三次元歩行動作解析を用いた全脊柱アライメントの動的評価 ……………… 112
　　三 浦 紘 世

6．コンピュータを用いた病態，手術の生体力学解析
■CT 有限要素法を用いた大腿骨の生体力学解析 ……………………………… 117
　　王 　 耀 東
■三次元画像解析システムを用いた脊椎手術支援 ……………………………… 121
　　小 谷 俊 明

II．手術シミュレーション，手術教育

■上腕骨小頭離断性骨軟骨炎に対する MRI，CT の三次元合成画像を用いた
　　術前評価と手術計画 ……………………………………………………………… 126
　　神 山 　 翔
■関節窩骨欠損症例に対するリバース型人工肩関節全置換術と
　　3D プリンタを用いた関節窩再建計画の工夫 ……………………………… 130
　　安 井 謙 二
■人工膝関節全置換術における virtual surgery による手術手技の検討 ……… 134
　　水 内 秀 城
■フリーソフトウェアによる画像支援，シミュレーション …………………… 140
　　進 　 訓 央
■バーチャルリアリティシミュレータによる
　　膝関節鏡手術手技トレーニング ……………………………………………… 145
　　忽 那 辰 彦

III．手術支援

1．ナビゲーション
■人工股関節全置換術における CT-based navigation system の有用性
　　―肥満患者に対しても同様の精度で設置可能である …………………… 150
　　今 井 教 雄
■簡易ナビゲーションシステム，下肢牽引手術台を併用した
　　仰臥位前外側進入関節包靱帯温存人工股関節全置換術の手術手技 ……… 153
　　金 治 有 彦

CONTENTS

■ ポータブルナビゲーションシステムを用いた人工膝関節全置換術における
　　骨切り精度の検討　……………………………………………………………… 157
　中 原 寛 之

■ Image-free navigation を利用した膝前十字靱帯再建時の膝安定性評価　…… 161
　中 前 敦 雄

2．Patient specific guide

■ 脊椎椎弓根スクリュー挿入用の patient specific template の
　　設計と臨床評価　…………………………………………………………………… 165
　竹 本　　充

■ 前腕変形治癒に対するチタン製カスタムメイド骨切りガイドの治療経験　…… 170
　清 水　　優

■ 3D プリンタを利用した patient specific instrumentation における
　　デザインの工夫とセット化―寛骨臼回転骨切り術，大腿骨前方回転
　　骨切り術，大腿骨弯曲内反骨切り術編　………………………………………… 176
　高 田 秀 夫

3．術中画像支援

■ ハイブリッド手術室における骨盤輪，寛骨臼骨折に対する
　　低侵襲スクリュー固定術　……………………………………………………… 181
　仲宗根　　哲

■ 術中 MRI を用いた骨・軟部腫瘍手術への新たな試み　……………………… 186
　古 田 太 輔

■ 整形外科手術におけるスマートグラス導入の試み　…………………………… 190
　平 中 崇 文

4．Augmented reality

■ 仮想現実，拡張現実技術を用いた脊椎，脊髄腫瘍切除術の術前計画と
　　手術支援―患者個別データに基づいた画像空間認識による腫瘍切除
　　の正確性向上を目指して　……………………………………………………… 194
　中 西 一 義

■ Augmented reality を用いた簡易ナビゲーションシステム　……………… 198
　小 川 博 之

■ コンピュータテクノロジーを使用した人工膝関節全置換術―CT テンプレート
　　による大腿骨回旋位の決定と augmented reality 手術への応用　………… 202
　大 島 康 史

5．その他の手術支援

■ デジタル圧センサを用いた人工膝関節全置換術関節摺動面圧評価の意義　…… 206
　和 田 佳 三

■最適な人工股関節全置換術設置を目指して
　　─軟部バランスについての考察 ……………………………………………… 210
　原　　俊彦

■Electrohydrodynamics 現象を利用した画期的な新しいターニケット装置の
　　開発と至適圧力の検討 ………………………………………………………… 214
　前 田 浩 行

Ⅳ．カスタムメイドインプラント

■4D-有限要素解析シミュレーションによる術前計画と積層造形技術を含む
　　脊柱変形矯正用カスタムメイドインプラントの開発 ……………………… 218
　須 藤 英 毅

■三次元積層造形法による人工股関節インプラント ……………………… 222
　坂 井 孝 司

■Additive manufacturing 技術を応用した
　　カスタムメイド寛骨臼インプラントの開発 ……………………………… 226
　楫 野 良 知

■自家骨製ネジによる骨折治療 ……………………………………………… 230
　今 出 真 司

Ⅴ．リハビリテーション，義肢，装具

■腰部支援用ロボットスーツを用いた重作業における職業性腰痛の予防 ……… 236
　三 浦 紘 世

■ロボットスーツの人工膝関節全置換術後における
　　リハビリテーションの可能性 ……………………………………………… 241
　六 崎 裕 高

■脳性麻痺患者に対するロボットスーツを用いた
　　歩行訓練の実際とその効果 ………………………………………………… 245
　中 川 将 吾

■ロボットスーツの新しい使用法
　　─残存筋活動をトリガーとした麻痺肢訓練 ……………………………… 249
　清 水 如 代

■義手開発における 3D プリンタの臨床応用 ……………………………… 253
　砥 上 若 菜

Ⅰ．診断，評価

拡散テンソル画像による頚部脊髄症の神経障害定量評価*

北村充広　牧　聡　國府田正雄　古矢丈雄　山崎正志
大鳥精司**

[別冊整形外科 75：2〜5，2019]

はじめに

　頚部脊髄症とは，頚椎症性脊髄症や頚椎後縦靱帯骨化症などの頚椎における圧迫性の脊髄症の総称である．頚部脊髄症の重症度の定量的な画像評価は困難であり，従来画像では定性的な評価にとどまる．近年，拡散テンソル画像（diffusion tensor imaging：DTI）が頚部脊髄症の重症度を定量評価できるとの報告が散見される．DTIは水分子の拡散運動を利用し，神経線維の障害を定量評価できる．もっともよく使用されるDTIパラメータはfractional anisotropy（FA）値である．FA値は0から1の間で変化する拡散の異方性の指標であり，1に近いほど異方性が高い構造であることを示す．最近の研究では，頚部脊髄症患者の脊髄圧迫高位において非圧迫高位や健常ボランティアと比較して有意にFA値が低下しており，FA値の低下は脊髄の脱髄や軸索損傷を反映するといわれている[1]．

I. 目　的

　本研究においては以下の3点を検討した．
　① 脊髄DTIは頚部脊髄症の神経症状の重症度と相関するか．
　② 手術前の脊髄DTIは頚部脊髄症の手術予後予測に利用できるか．
　③ 術後の脊髄DTIと頚部脊髄症の神経症状の重症度が相関するのか．

II. DTI撮影条件

　GE社製3.0 T MRIを使用しTR/TE：3,000/74.9 ms, field of view（FOV）：14×4.2 cm^2, matrix＝176×54, b値700，軸数6，加算回数16であり心拍同期はしていない．脊髄は小さく，拍動しており，また解剖学的に磁場が不均一になりやすい場所のため頚髄のDTIを撮像する際には信号雑音比の低下や歪みが問題となる．この問題を解決するために，われわれはreduced FOV（rFOV）といわれる技術を用いた．rFOVは2 D RF excitationを利用した局所励起技術であり，撮像対象の任意の部分だけを励起し撮像領域とすることができる．rFOVによる撮影は通常のsingle shot EPI法に比べて歪みが少なく解像度が高い画像が得られる（図1）．

III. 解析ソフト

　われわれの研究では，DTIStudio software（Johns Hopkins Medical Institute, Johns Hopkins University）をDTIの画像解析に用いた．

❶重症度との相関

　健常ボランティア10例，頚部脊髄症患者20例のDTI撮像を行った．CCM患者の症状は日本整形外科学会頚髄症治療成績判定基準（JOAスコア）を用いて評価した．関心領域を脊髄の最大圧迫高位の1スライス頭側の側索と後索に設定し，FA値を計測した（図2a, b）．またFA値とJOAスコアおよびその中の下肢運動機能JOAサブスコアとの関連を調査した．統計学的検討には

Key words

cervical compressive myelopathy, ossification of posterior long itudinal ligament, cervical spondylotic myelopathy, MRI, DTI

*Diffusion tensor imaging in cervical compressive myelopathy
**M. Kitamura, S. Maki：千葉大学大学院整形外科（Dept. of Orthop. Surg., Graduate School of Medicine, Chiba University, Chiba）；M. Koda（准教授）：筑波大学整形外科；T. Furuya（講師）：千葉大学大学院整形外科；M. Yamazaki（教授）：筑波大学整形外科；S. Ohtori（教授）：千葉大学大学院整形外科．
［利益相反：なし．］

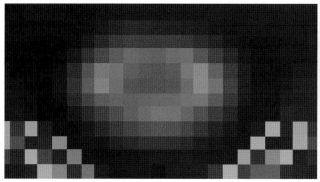

a．full FOV シングルショット EPI　　　　　　　　　　b．reduced FOV シングルショット EPI

図1．Full FOV シングルショット EPI と reduced FOV シングルショット EPI の比較．Full FOV に比べ reduced FOV の解像度が高い．

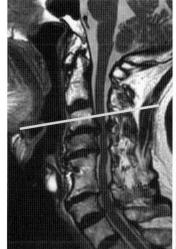 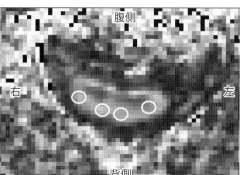 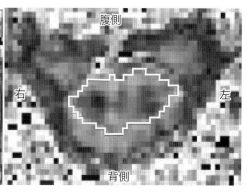

a．T2 強調画像　　　　　　　　　b．FA マップ　　　　　　　　　c．FA マップ

図2．関心領域の設定方法．最大圧迫高位の1つ頭側の水平断スライス（a）において，①重症度との相関に関しては脊髄の側索と後索に関心領域を設定した（b）．②手術予後予測，③術前後の縦断研究に関しては関心領域を脊髄横断面全体に設定した（c）．

Mann-Whitney U 検定と Spearman の順位相関係数を用いて $p<0.05$ を有意差ありとした．

患者群と健常ボランティア群の平均 FA 値は側索でそれぞれ 0.59，0.71（$p=0.01$），後索でそれぞれ 0.58，0.72（$p<0.01$）であり，健常ボランティア群に比べて患者群で有意に FA 値が低かった．JOA スコアと患者群の側索と後索それぞれの FA 値の相関関係はいずれも中等度の相関（$\rho=0.48$, $p=0.03$），（$\rho=0.48$, $p=0.03$）であった．下肢運動機能 JOA サブスコアと患者群の側索と後索それぞれの FA 値の相関関係はいずれも強い相関（$\rho=0.76$, $p<0.01$），（$\rho=0.74$, $p<0.01$）であった（図3）．

本検討では，rFOV を用いた DTI によって脊髄に圧迫のある頚部脊髄症に対しても伝導路レベルの評価が可能であった．また FA 値の低下は脱髄と軸索損傷を反映し

ているとされており[2]，側索の FA 値の低下は運動障害を，後索の FA 値の低下は深部感覚障害を反映しているため，両者は歩行障害と相関していたと考えられた．

❷手術予後予測

当院で手術を行った頚部脊髄症患者 26 例を対象とした．術前，術後 6 ヵ月の JOA スコアを調査し，獲得 JOA スコア（術後と術前 JOA スコアの差）と JOA スコアの改善率の両者を手術の予後とした．解析では関心領域を最大圧迫高位の一つ頭側のスライスの脊髄全体に設定し，FA を計測した（図2c）．FA 値と獲得 JOA スコア，FA 値と JOA スコア改善率それぞれの関連を Spearman の順位相関係数を用いて調査した．また獲得 JOA スコア3点以上，改善率 50％以上を予後良好として FA 値による手術予後予測精度を ROC 曲線の AUC で評価し，予

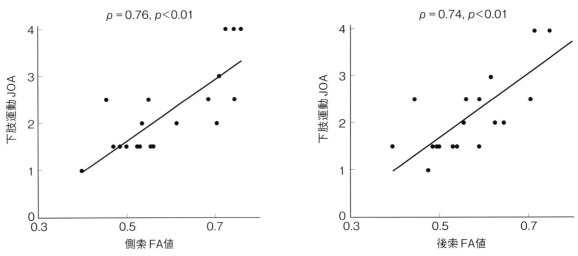

図3. 下肢運動機能JOAサブスコアと側索および後索FA値との相関関係. ともに強い相関を認めた. Spearmanの順位相関係数

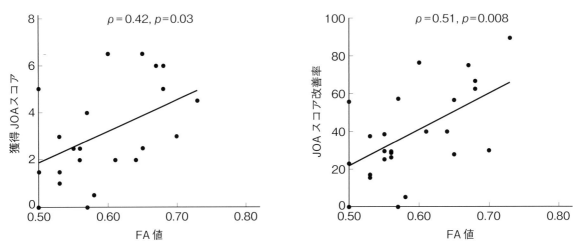

図4. FA値と獲得JOAスコア, FA値とJOAスコア改善率それぞれの相関関係. ともに中等度の相関を認めた. Spearmanの順位相関係数

後良好となるFA値のカットオフ値を求めた.

獲得JOAスコアとFA値（$\rho=0.42$, $p=0.03$）, JOAスコア改善率とFA値（$\rho=0.51$, $p=0.008$）それぞれに中等度の相関関係を認めた（図4）. FA値による手術予後予測のROC曲線のAUCは, 獲得JOAスコアを予後とした場合0.70, JOA改善率を予後とした場合0.79であり, 良好な予想精度を有していた. 術後予後良好となるFA値のカットオフ値は獲得JOAスコアを予後とした場合は0.65, JOA改善率を予後とした場合は0.57であった.

本検討の結果から, 脊髄DTIで得られたFA値は頸部脊髄症患者の術前の神経症状や手術の予後と相関しており, DTIが神経症状の重症度の把握や手術適応決定の一助となることが示唆された.

❸術前後の縦断研究

術後にDTIを撮像可能な除圧術を行った頸部脊髄症患者15例を対象とした. 術前, 術後1年のJOAスコアならびに, 獲得JOAスコアとJOAスコアの改善率と術前, 術後1年時のFA値との関係をSpearmanの順位相関係数を用いて調査した. 関心領域は予後予測と同様に設定した.

術前のFA値は術前のJOAスコア（$\rho=0.55$, $p=0.03$）ならびに手術予後（$\rho=0.56$, $p=0.03$）と中等度の相関を認めたが, 術後のFA値と術後JOAスコアの間に相関関係は認めなかった.

術後のFA値が術後の症状と相関しなかった理由は, 組織学的改善と神経症状の改善が一致しないためと考えられた. 頸部脊髄症の術後神経症状の改善を認めた患者が術後4年時に脊髄の剖検を受けて灰白質のcystic cavityの残存や白質の菲薄化などの組織学的変化は残存していたとの報告がある[3]. FA値は組織学的変化を反映していることから, 神経症状の改善に比して組織学的改善が乏しいことで術後に相関が失われたと考えられた.

しかし，この検討においても術前 FA 値と術前の神経症状，術前 FA 値と手術成績の相関は認められており，術前の FA 値は有用なイメージングバイオマーカーとなりうると考えられた．

ま と め

DTI は頚部脊髄症の神経障害の定量評価や手術予後予測の有用なイメージングバイオマーカーとなる可能性がある．特に FA 値は術後成績を予想するうえで重要なパラメータとなりうる．標準化された DTI の撮影条件や解析手法は多施設の前向き試験の結果を待つ必要がある．これによりエビデンスレベルの高い結果が得られれば，その新たな知見が頚部脊髄症の治療の一助となることが期待される．

文　献

1) Guan X, Fan G, Wu X et al：Diffusion tensor imaging studies of cervical spondylotic myelopathy；a systemic review and meta-analysis. PLoS One **10**：e0117803, 2015
2) DeBoy CA, Zhang J, Dike S et al：High resolution diffusion tensor imaging of axonal damage in focal inflammatory and demyelinating lesions in rat spinal cord. Brain **130**：2199-2210, 2007
3) Someya Y, Koda M, Hashimoto M et al：Postmortem findings in a woman with history of laminoplasty for severe cervical spondylotic myelopathy. J Spinal Cord Med **34**：523-526, 2011

＊　　　＊　　　＊

Ⅰ. 診断, 評価 ◆ 1. 新しい画像・機能診断

腰部脊柱管狭窄症評価における
脊柱管内 apparent diffusion coefficient,
fractional anisotropy 値の有用性*

乗本将輝　江口　和　大鳥精司**

[別冊整形外科 75：6〜10, 2019]

はじめに

　痛みは病の徴候, 愁訴としてもっとも多く, 高齢化社会に伴い治療へのニーズが高まりつつあり, 米国議会では 2001 年からの 10 年間を「痛みの 10 年」と宣言した. 2003 年には, 米国での痛みによる労働生産力損失の推計額は年間約 9 兆円とも試算されている. わが国における腰痛・関節痛の生涯罹患率は 85〜90% とされ, 2013 年における厚生労働省の国民生活基礎調査の結果によると, 有訴者率の男性の 1 位が腰痛, 2 位が肩こり, 女性の 1 位が肩こり, 2 位が腰痛, 3 位が関節痛となっており, 腰痛, 関節痛などの運動器の痛みがわが国の国民愁訴の上位を占めている. 近年, わが国における高齢化は急激に進行し, 加齢による腰痛・関節痛患者が増加しており, その中には慢性化し, 難治性疼痛となっている症例も少なからず存在する. 日本の総人口のうち約 13% がなんらかの慢性痛をもっているとの報告もされている. さらに, 高齢者の増加に伴い, 腰部脊柱管狭窄症による機能障害が問題となっている[1].

　近年, 水分子の移動を強調し画像化する MRI 拡散強調

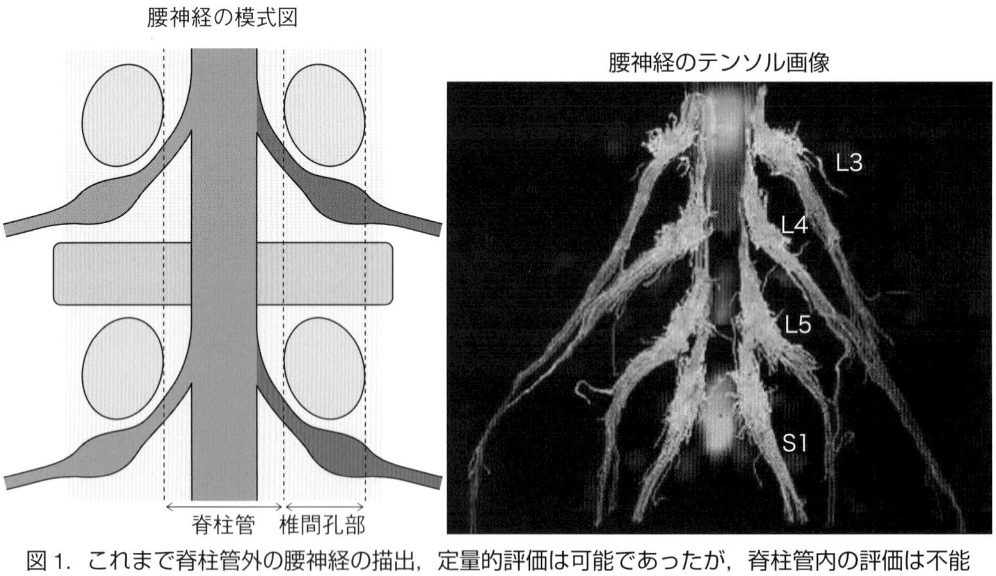

腰神経の模式図

腰神経のテンソル画像

図 1. これまで脊柱管外の腰神経の描出, 定量的評価は可能であったが, 脊柱管内の評価は不能であった.

Key words

lumbar spinal canal stenosis, DTI, ADC, FA

*Quantitative evaluation for lumbar spinal stenosis using diffusion tensor imaging parameters
　要旨は第 26 回日本腰痛学会において発表した.
**M. Norimoto：千葉大学大学院整形外科〔Dept. of Orthop. Surg., Graduate School of Medicine, Chiba University, Chiba〕；
　Y. Eguchi：下志津病院整形外科；S. Ohtori（教授）：千葉大学整形外科.
[利益相反：なし.]

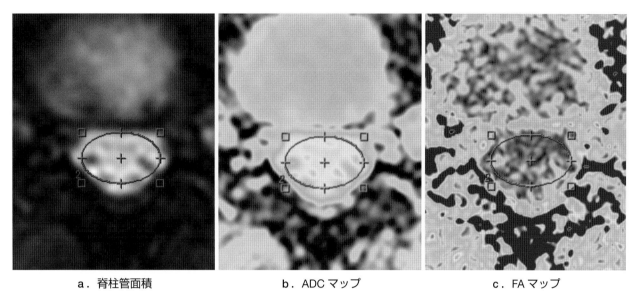

a．脊柱管面積　　　　　　b．ADCマップ　　　　　　c．FAマップ

図2．椎間板レベルでの軸位断像で脊柱管内にROIを設定，脊柱管面積，ADC値，FA値が自動的に計測される．

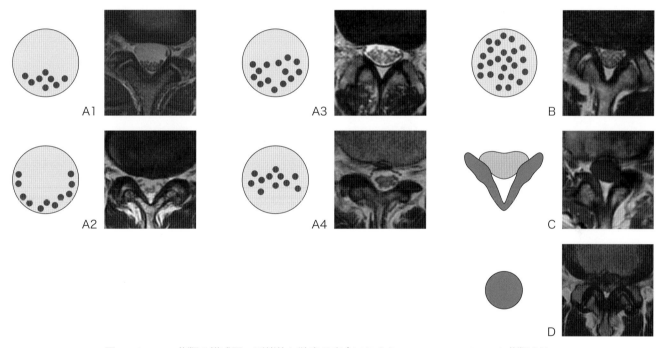

図3．Schizas分類の模式図．形態的な狭窄の度合いによりA1～A4，B，C，Dと分類する．

画像（diffusion tensor imaging：DTI）が用いられている．拡散の大きさの指標としてapparent diffusion coefficient（ADC）値および拡散異方性の強さを示す指標としてfractional anisotropy（FA）値が用いられ，脳梗塞の診断において必要不可欠である[2]．これまで，脊柱管内病変は形態的な評価が主であり，定量的な指標の報告は皆無であった（図1）．われわれは，過去に腰部脊柱管内ADC値が腰部脊柱管狭窄症患者において低下することを世界で初めて報告した．本研究の目的は，腰部脊柱管狭窄症の他覚的，定量的な指標としての，腰部脊柱管内ADC値およびFA値の妥当性を検証することである．

I．対象および方法

3.0テスラMRIを用い腰椎DTIを撮影した腰部脊柱管狭窄症患者25例を対象とし，各患者で狭窄を認める連続した2椎間，計50椎間に関して脊柱管内のADC，FA値を測定，同椎間での脊柱管面積を計測（図2）し，Schizas分類[3]（図3），症状との相関を検討した．症状は，腰痛（visual analogue scale：VAS値≧5），間欠跛行（≦500 m），膀胱直腸障害（JOAスコアにて3点以上の減点）の有無について検討した．平均値の有意差の検定にはStudentのt検定，Tukey-Kramer検定を用い

I. 診断，評価 ● 1. 新しい画像・機能診断

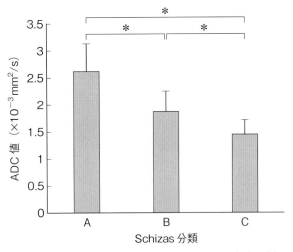
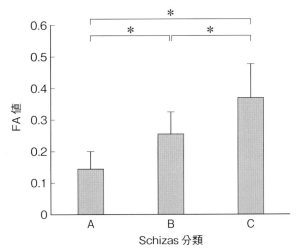

a．Schizas 分類 A→B→C の順に ADC 値の有意な低下を認めた．

b．Schizas 分類 A→B→C の順に FA 値の有意な上昇を認めた．

図 4．Schizas 分類と ADC，FA 値の関係．*$p<0.05$

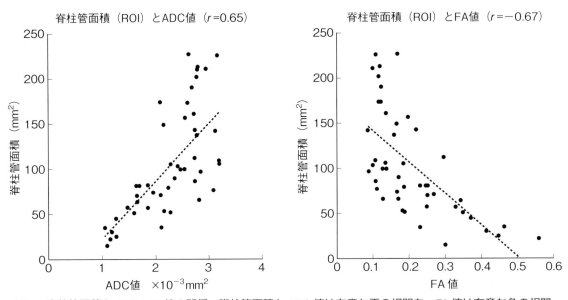

図 5．脊柱管面積と ADC，FA 値の関係．脊柱管面積と ADC 値は有意な正の相関を，FA 値は有意な負の相関を認めた．

た．相関の検討は Pearson の相関係数を用い，$p<0.05$ を統計学的有意差ありとした．

II. 結　果

腰部脊柱管狭窄症患者の平均年齢は 58.1 歳，男性 14 例，女性 11 例であった．

❶Schizas 分類と ADC，FA 値

Schizas 分類 A の平均 ADC 値は $2.63\times10^{-3}mm^2/s$，分類 B の平均 ADC 値は $1.87\times10^{-3}mm^2/s$，分類 C の平均 ADC 値は $1.44\times10^{-3}mm^2/s$ と，分類 A，B，C の順に有意に低値となっていた．一方，分類 A の平均 FA 値は 0.14，分類 B の平均 FA 値は 0.26，分類 C の平均 FA 値は 0.37 と，分類 A，B，C の順に有意に高値となっていた（図 4）．

❷脊柱管面積と ADC，FA 値

脊柱管面積と ADC 値は相関係数 $r=0.65$ と有意な正の相関を示した．一方，FA 値は $r=-0.67$ と有意な負の相関を認めた（図 5）．

❸症状と ADC，FA 値

腰痛と ADC，FA 値は相関がみられなかった（図 6）．一方，間欠跛行のある群では，ADC 値が有意に低く，FA 値が有意に高かった（図 7）．同様に，膀胱直腸障害のある群では，ADC 値が有意に低く，FA 値が有意に高

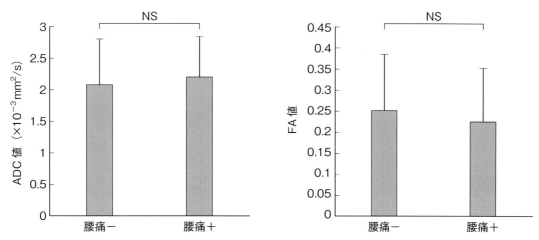

図 6. 腰痛と ADC, FA 値の関係. 腰痛の有無の二群間で ADC, FA 値の有意差はなかった.

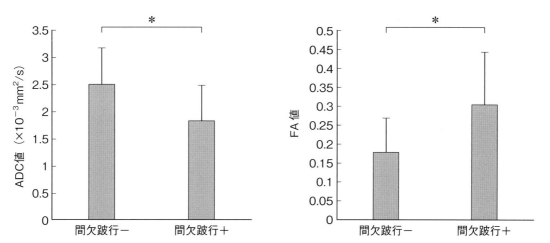

図 7. 間欠跛行と ADC, FA 値の関係. 間欠跛行の存在する症例では ADC 値が有意に低く, FA 値は有意に高かった. $^*p<0.05$

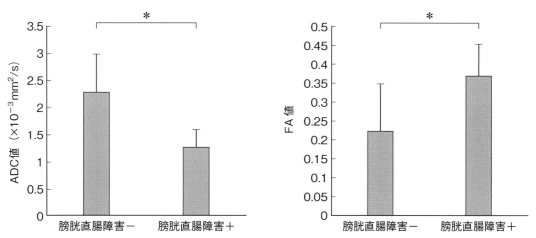

図 8. 膀胱直腸障害と ADC, FA 値の関係. 膀胱直腸障害の存在する症例では ADC 値が有意に低く, FA 値は有意に高かった. $^*p<0.05$

かった（図8）.

ま と め

　脊柱管内ADC, FA値は, これまでの形態学的指標である Schizas 分類, 脊柱管面積と相関があり, 新たな指標として妥当であると考えられた. また, 脊柱管内ADC, FA値は間欠跛行, 膀胱直腸障害と関連があり, 腰部脊柱管狭窄症の他覚的, 定量的な指標として有用である可能性が示唆された.

文　献

1) Ishimoto Y, Yoshimura N, Muraki S et al：Associations between radiographic lumbar spinal stenosis and clinical symptoms in the general population；the Wakayama Spine Study. Osteoarthritis Cartilage **6**：783-788, 2013
2) Minematsu K, Fisher M, Li L et al：Diffusion-weighted magnetic resonance imaging；rapid and quantitative detection of focal brain ischemia. Neurology **42**：235-240, 1992
3) Schizas C, Theumann N, Burn A et al：Qualitative grading of severity of lumbar spinal stenosis based on the morphology of the dural sac on magnetic resonance images. Spine **35**：1919-1924, 2010

＊　　　＊　　　＊

椎間板MRIの最新技術

中島大輔　藤田順之　畑 純一　松本守雄　中村雅也

はじめに

MRIを用いた椎間板変性の評価は，整形外科医にとってもっとも馴染みがあるT2強調矢状断像を用いて最初にPfirrmannら[1]によりなされた（Pfirrmann分類）[図1]．当手法は見た目による5段階の評価法であり，現在までもっとも広く用いられている．しかし当手法は定性的かつ臨床症状との関連に乏しいという問題点がある．本稿では，MRIによる椎間板変性の定量法を紹介したい．

I. T2マッピング

Pfirrmann分類は視覚的な評価法であり理解しやすいが，5段階評価であり詳細な評価ができないという問題がある[2]．そのため，数値的に変性を表現する定量MRI

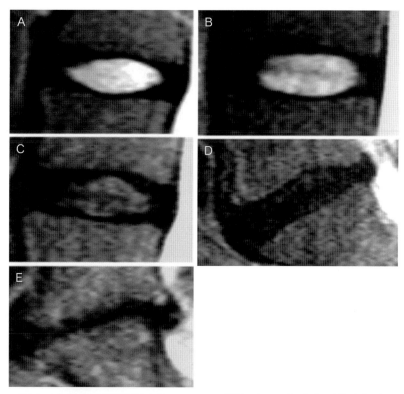

図1. T2強調矢状断像によるPfirrmann分類．GradeⅠ（A）〜Ⅴ（E）の視覚的情報に基づく5段階での評価法である（文献1より転載）．

Key words

T2 mapping, T1ρ mapping, DWI, q-space imaging, intervertebral disc

I. 診断, 評価　1. 新しい画像・機能診断

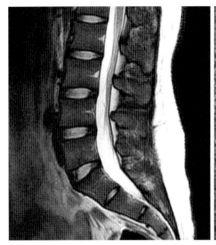
a. T2強調画像

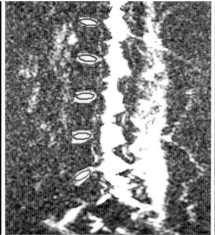
b. ADC画像（DTIより）

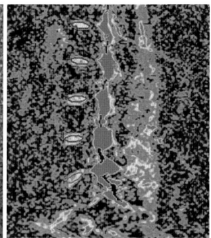
c. T2マッピング画像

図2. T2強調画像, T2マッピング, ADC画像（文献4より転載）

撮像法がこれまで開発されてきた.

MRI撮像法でもっとも有名なT2強調画像は, 水分量に着目した手法であり, 椎間板変性により水分量が減少すれば信号値が低下し, 画像上黒色として表現されることで視覚的に変性を表現可能である. しかしT2強調画像は, 原理的にT2緩和現象をもっとも強いコントラストが得られるecho time（TE）で画像化したものであり, 水分量の絶対値を計測できるわけではない. T2マッピング（図2）は, 複数のTEを用いることでT2緩和現象を定量化したものである. 同手法を用いることで, 軟骨領域では関節軟骨[3]および椎間板[4〜6]において2000年代に入り研究が開始された. Watanabeら[5]は, 臨床研究でT2マッピングがPfirrmann分類よりも早期変性を感知できる可能性を示した. また, 日内椎間板負荷による値の変化の報告[7,8]や, ウシやヒト屍体を用いた基礎研究[9]などさまざまな研究に同手法は使用されている.

II. T1ρ（ロー）マッピング

T2マッピングは水分子全般の中の水素原子核に着目した手法であり, 椎間板変性の主座であるプロテオグリカンに直接着目した撮像法ではない. また, 軟骨は変性初期においては水分量が変性中期以降とは逆に増加するため, T2値は変性の進行に伴い一方向性に低下するのではなく, いったん上昇してその後に低下するという挙動を示すため解釈が複雑となる問題点が存在する. T1ρは, プロテオグリカンという非常に分子量が大きい分子に囲まれた水分子の水素原子核に着目した手法である（図3）. プロテオグリカンは高分子であることから水分子と化学交換という特殊なエネルギー交換形態をもち, この交換形態をとらえることでプロテオグリカン量を計測する手法である. 軟骨変性はまずプロテオグリカン濃度が減少した後にコラーゲン配列の不整化が出現するが, コラーゲン配列の変化に影響を受けやすいT2マッピングよりもT1ρマッピングは, より早期の軟骨変性を感知できる可能性がある. T1ρマッピングを用いた関節軟骨[10〜12]および椎間板変性[13〜19]の報告は臨床研究, 屍体研究, 動物研究において数多く存在し, プロテオグリカン濃度[10,11]や, 椎間板圧[16], 椎間板剪断力[14]などの椎間板のバイオメカニカルな特徴[15]との相関も示されている.

III. 拡散テンソルイメージング（DTI）

拡散強調画像（diffusion-weighted imaging : DWI）は, 脳梗塞の早期診断が広く知られているが, これは急性期脳梗塞における細胞内浮腫に着目したものである. 細胞内浮腫の結果, サードスペースに存在した水分子が, その運動を制限する細胞内に移動することで運動しにくくなる. すなわち拡散しにくくなるという現象を感知することで急性期脳梗塞を診断可能としている. 整形外科領域では, DWIが水分子の拡散しやすさにさらに三次元的な方向性の概念を取り入れ拡散テンソルイメージング（diffusion tensor imaging : DTI）[20〜22]へと発展をとげたところで, まず脊髄[23〜26]で応用された. 椎間板に対するDTIパラメータとして, さまざまな方向性への水分子の拡散しやすさを平均化した, 見かけの拡散係数（apparent diffusion coefficient : ADC）［図2b］が主に使用されている. 椎間板への適応は2004年に発表された[27]. 椎間板変性に伴い水分子拡散が生じにくくなる結果ADCが低下する[27,28]との報告や, 髄核移植の画像的効果判定への使用[29]など, さまざまな椎間板への適応可能

12

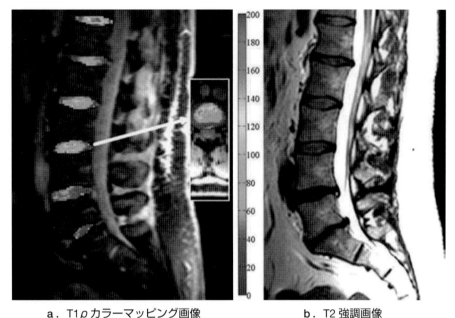

a．T1ρカラーマッピング画像　　b．T2強調画像

図3．T1ρマッピング画像（文献13より転載）

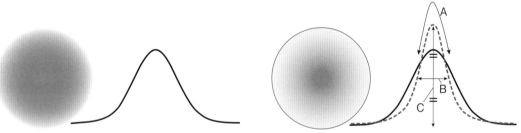

a．無限空間における自由拡散．従来の拡散強調画像および拡散テンソルトラクトグラフィは，水分子はどのような状況であっても正規分布に則った自由拡散を示すという理論を元に構築されている．

b．制限拡散．実際の生体内では，細胞外マトリックス構造など拡散を制限する組織からなっており，同条件下では，破線のように水分子の拡散の要諦は正規分布からはずれる．破線の特徴を数学的にあらわすものが，A：尖度，B：半値幅，C：ゼロ変位確率の三つである．

図4．qsiにおける各パラメータ

性が示されている．また，ADCがT2マッピングより鋭敏であるという報告も存在する[4]．

IV．q-space imaging（qsi）

従来のDWIは，どのような状況でも水分子は正規分布に則って拡散するという理論より構築されている．しかし実際の生体内では細胞壁，椎間板では細胞外マトリックス構造などの拡散を制限する構造から構成されており，水分子の拡散は，正規分布から外れた拡散様式を示す（制限拡散）．この外れ方を計測することにより，水分子が逆にどの程度の制限構造内に存在するのかを判定可能なのがq-space imaging（qsi）[30,31]である（図4）．そのパラメータは数学の領域での確率変数の確率密度関数を表現するものが用いられている［尖度：kurtosis，半値幅：full width at half maximum（FWHM），ゼロ変位確率：probability at zero displacement］（図4）．

同理論をベースにした画像手法に拡散尖度画像（diffusion kurtosis imaging：DKI）という手法も存在し，qsiと比し取得可能パラメータに制限があるが，撮影時間が短時間である利点がある．同手法も脳[32〜34]および脊髄[32]で有効性が示された．同手法はDTIよりさらに微細な変化を描出可能であり，椎間板での報告[35,36]も存在する．変性抑制や再生医療の結果判定には可能なかぎり感度が高い手法が望ましいと考えられ，これらの手法が有用である可能性がある．

Ⅰ. 診断, 評価 ◆ 1. 新しい画像・機能診断

V. これからの展望

これまで, これらの椎間板変性に関する定量的MRI画像解析手法は, Pfirrmann分類の定性性を補うものとして発展してきた. しかし一方で, これらが臨床症状との相関を示すわけではなく, また, これら定量的画像研究の対照群は大多数がPfirrmann分類であり, 今まで見えないものが見えることが示されているわけではない. 今後はT2強調画像で定性的に確認できる変化以上の変化を定量的にとらえられる手法が求められ, 今後のMRI技術の発展に伴い, さらに進化していくものと期待される. 同定量化技術は, 今後進歩が見込まれる運動器疾病の予防医療や再生医療評価に大いに役立つものと考えられる.

まとめ

椎間板のMRIに関して定量化に絞りまとめた. 同定量化技術は今後の臨床研究および将来の椎間板再生医療の治療評価の両者の発展に必須であり, 今後のさらなる発展がのぞまれる.

文 献

1) Pfirrmann CW, Metzdorf A, Zanetti M et al：Magnetic resonance classification of lumbar intervertebral disc degeneration. Spine **26**：1873-1878, 2001

2) Morgan S, Saifuddin A：MRI of the lumbar intervertebral disc. Clin Radiol **54**：703-723, 1999

3) Nieminen MT, Rieppo J, Töyräs J et al：T2 relaxation reveals spatial collagen architecture in articular cartilage；a comparative quantitative MRI and polarized light microscopic study. Magn Reson Med **46**：487-493, 2001

4) Wu N, Liu H, Chen J et al：Comparison of apparent diffusion coefficient and T2 relaxation time variation patterns in assessment of age and disc level related intervertebral disc changes. PLoS One **8**：e69052, doi：10.1371/journal.pone.0069052（2013）

5) Watanabe A, Benneker LM, Boesch C et al：Classification of intervertebral disk degeneration with axial T2 mapping. AJR **189**：936-942, 2007

6) Perry J, Haughton V, Anderson PA et al：The value of T2 relaxation times to characterize lumbar intervertebral disks；preliminary results. AJNR Am J Neuroradiol **27**：337-342, 2006

7) Karakida O, Ueda H, Ueda M et al：Diurnal T2 value changes in the lumbar intervertebral discs. Clin Radiol **58**：389-392, 2003

8) Ludescher B, Effelsberg J, Martirosian P et al：T2-and diffusion-maps reveal diurnal changes of intervertebral disc composition；an *in vivo* MRI study at 1.5 Tesla. J Magn Reson Imaging **28**：252-257, 2008

9) Marinelli NL, Haughton VM, Munoz A et al：T2 relaxation times of intervertebral disc tissue correlated with water content and proteoglycan content. Spine **34**：520-524, 2009

10) Wheaton AJ, Dodge GR, Elliott DM et al：Quantification of cartilage biomechanical and biochemical properties via T1rho magnetic resonance imaging. Magn Reson Med **54**：1087-1093, 2005

11) Wheaton AJ, Casey FL, Gougoutas AJ et al：Correlation of T1rho with fixed charge density in cartilage. J Magn Reson Imaging **20**：519-525, 2004

12) Regatte RR, Akella SV, Lonner JH et al：T1rho relaxation mapping in human osteoarthritis（OA）cartilage；comparison of T1rho with T2. J Magn Reson Imaging **23**：547-553, 2006

13) Filippi CG, Duncan CT, Watts R et al：*In vivo* quantification of T1ρ in lumbar spine disk spaces at 3 T using parallel transmission MRI. AJR **201**：W110-W116, doi：10.2214/AJR.12.9523, 2013

14) Antoniou J, Epure LM, Michalek AJ et al：Analysis of quantitative magnetic resonance imaging and biomechanical parameters on human discs with different grades of degeneration. J Magn Reson Imaging **38**：1402-1414, 2013

15) Nguyen AM, Johannessen W, Yoder JH et al：Noninvasive quantification of human nucleus pulposus pressure with use of T1rho-weighted magnetic resonance imaging. J Bone Joint Surg **90-A**：796-802, 2008

16) Mwale F, Demers CN, Michalek AJ et al：Evaluation of quantitative magnetic resonance imaging, biochemical and mechanical properties of trypsin-treated intervertebral discs under physiological compression loading. J Magn Reson Imaging **27**：563-573, 2008

17) Johannessen W, Auerbach JD, Wheaton AJ et al：Assessment of human disc degeneration and proteoglycan content using T1rho-weighted magnetic resonance imaging. Spine **31**：1253-1257, 2006

18) Auerbach JD, Johannessen W, Borthakur A et al：*In vivo* quantification of human lumbar disc degeneration using T（1ρ）-weighted magnetic resonance imaging. Eur Spine J **15**：338-344, doi：10.1007/s00586-006-0083-2, 2006

19) Ishikawa T, Watanabe A, Kamoda H et al：Evaluation of lumbar intervertebral disc degeneration using T1rho and T2 magnetic resonance imaging in a rabbit disc injury model. Asian Spine J **12**：317-324, 2018

20) Beaulieu C：The basis of anisotropic water diffusion in the nervous system；a technical review. NMR Biomed **15**：435-455, 2002

21) Basser PJ, Mattiello J, LeBihan D：MR diffusion tensor spectroscopy and imaging. Biophys J **66**：259-267, 1994

22) Hata J, Mizuno S, Haga Y et al：Semiquantitative evaluation of muscle repair by diffusion tensor imaging in mice. JBMR Plus **2**：227-234, 2018

23) Fujiyoshi K, Yamada M, Nakamura M et al：*In vivo* tracing of neural tracts in the intact and injured spinal cord of marmosets by diffusion tensor tractography. J Neurosci **27**：11991-11998, 2007

24) Facon D, Ozanne A, Fillard P et al：MR diffusion tensor imaging and fiber tracking in spinal cord compression. AJNR Am J Neuroradiol **26**：1587-1594, 2005

25) Hesseltine SM, Law M, Babb J et al : Diffusion tensor imaging in multiple sclerosis ; assessment of regional differences in the axial plane within normal-appearing cervical spinal cord. AJNR Am J Neuroradiol **27** : 1189-1193, 2006

26) Nakamura M, Fujiyoshi K, Tsuji O et al : Clinical significance of diffusion tensor tractography as a predictor of functional recovery after laminoplasty in patients with cervical compressive myelopathy. J Neurosurg Spine **17** : 147-152, 2012

27) Antoniou J, Demers CN, Beaudoin G et al : Apparent diffusion coefficient of intervertebral discs related to matrix composition and integrity. Magn Reson Imaging **22** : 963-972, 2004

28) Zhang Z, Chan Q, Anthony MP et al : Age-related diffusion patterns in human lumbar intervertebral discs ; a pilot study in asymptomatic subjects. Magn Reson Imaging **30** : 181-188, 2012

29) Mochida J, Sakai D, Nakamura Y et al : Intervertebral disc repair with activated nucleus pulposus cell transplantation ; a three-year, prospective clinical study of its safety. Eur Cell Mater **29** : 202-212 ; discussion 212, 2015

30) Stejskal EO, Tanner JE : Spin diffusion measurements ; spin echoes in the presence of a time-dependent field gradient. J Chemical Physics **42** : 288-292, 1965

31) Callaghan PT, Coy A, MacGowan D et al : Diffraction-like effects in NMR diffusion studies of fluids in porous solids. Nature **351** : 467-469, 1991

32) Fujiyoshi K, Hikiahima K, Nakahara J et al : Application of q-space diffusion MRI for the visualization of white matter. J Neurosci **36** : 2796-2808, 2016

33) Assaf Y, Mayk A, Cohen Y : Displacement imaging of spinal cord using q-space diffusion-weighted MRI. Magn Reson Med **44** : 713-722, 2000

34) Tanikawa M, Nakahara J, Hata J et al : q-Space Myelin Map imaging for longitudinal analysis of demyelination and remyelination in multiple sclerosis patients treated with fingolimod ; a preliminary study. J Neurol Sci **373** : 352-357, 2017

35) Li L, Zhu W, Chen W et al : The study of the intervertebral disc microstructure in matured rats with diffusion kurtosis imaging. Magn Reson Imaging **42** : 101-106, 2017

36) Katsura M, Suzuki Y, Hata J et al : Non-Gaussian diffusion-weighted imaging for assessing diurnal changes in intervertebral disc microstructure. J Magn Reson Imaging **40** : 1208-1214, 2014

*　　　　*　　　　*

I．診断，評価 ◆ 1．新しい画像・機能診断

MRI 定量的画像法（T1ρ，T2，T2*）による
椎間板変性の評価*

高島弘幸　吉本三徳　竹林庸雄　今村　塁　赤塚吉紘
山下敏彦**

［別冊整形外科 75：16〜19，2019］

はじめに

椎間板病変の診断において，MRI の有用性は高い．MRI は，T1 および T2 緩和時間，プロトン密度が画像を構成する主な因子であり，これらの差を強調した画像が日常の検査で用いられている T1 強調画像，T2 強調画像，プロトン密度強調画像である．椎間板変性の評価法は，T2 強調画像を用いた視覚的な方法が簡便であり，多くの研究で用いられてきた．T2 強調画像における椎間板の信号変化は，加齢による変性を反映し，椎間板変性の程度を評価することが可能である[1]．しかし，前述したように T2 強調画像は，T2 緩和時間の差を強調した定性画像であることから，信号値を定量値として取り扱うのは困難である[2]．一方，MR 装置や撮像方法の発展により，さまざまな定量的画像評価法が開発され，椎間板においても解析が行われている．特に T1ρ，T2，T2*については，軟骨の評価をはじめ[3]，椎間板の解析についてもいくつかの報告がある[4,5]．しかし，これらを同一症例で検討した報告は少ない．

本研究の目的は，椎間板の定量的評価法として報告されている T1ρ，T2，T2*について比較検討し，それらの特徴および有用性について検討することである．

Ⅰ．対象および方法

❶対象，使用装置

対象は，腰椎変性疾患の術前に MRI を施行した連続 46 例のうち，体動などによるアーチファクトの発生がな

く，T1ρ，T2，T2*のすべてが解析可能であった 30 例（女性 14 例，男性 16 例，平均年齢 67.1±16.9 歳）である．

使用装置は，Philips 社製 Ingenia 3.0 T であり，dS anterior posterior coil を使用した．はじめに，T2 強調矢状断像（TR 4,200 ms，TE 100 ms，スライス厚 4 mm）を撮像し，正中矢状面の L3/L4〜L5/S の合計 90 椎間板を Pfirrmann らの変性度分類[1]に従い grade Ⅰ〜Ⅴに分類した（図 1）．

❷撮像方法

a．T1ρ-T2 連結シーケンス（T1ρ，T2 マッピング）

3D-turbo field echo 法（TR 7.4 ms，TE 2.7 ms，flip angle 10°，TFE factor 43，FOV 260 mm，voxel size 1×1×7 mm）を用い，preparation pulse（pre-pulse）として，adiabatic pulse による spin lock pulse（spin lock frequency：500 Hz）および block pulse による T2prep を使用した．本シーケンスは，spin lock pulse および T2prep を印加し，連続してデータを収集するため，一度の撮像で T1ρ および T2 値を得ることが可能である．それぞれの印加時間（T1ρ：time of spin lock，T2：T2prep.TE）は，0，20，40，80 ms とし，撮像時間は約 13 分であった．

b．ultra-short TE（UTE）シーケンス（T2*マッピング）

脂肪抑制併用 3D UTE マルチエコーシーケンス（TR 23 ms，TE 0.16，4.6，9.2，13.8 ms，FOV 240 mm，voxel

Key words

quantitative image analysis, intervertebral discs, MRI

---

*Assessment of intervertebral disc degeneration with quantitative MR image analysis
**H. Takashima（副部長）［診療放射線技師］：札幌医科大学附属病院放射線部（Division of Radiology and Nuclear Medicine, Sapporo Medical University Hospital, Sapporo）；M. Yoshimoto（准教授）：同大学整形外科；T. Takebayashi（病院長）：札幌円山整形外科病院；R. Imamura（放射線技師），Y. Akatsuka（放射線技師）：札幌医科大学附属病院放射線部；T. Yamashita（教授）：同大学整形外科．
［利益相反：なし．］

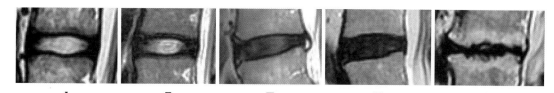

grade	構造	髄核と線維輪の境界	信号強度	椎間板高
I	均一，明るい白色	明瞭	脳脊髄液と同等	正常
II	不均一 （水平帯の有無は問わず）	明瞭	脳脊髄液と同等	正常
III	不均一，灰色	不明瞭	中等度	正常から軽度低下
IV	不均一，灰～黒色	消失	中等～低信号	正常から中等度低下
V	不均一，黒色	消失	低信号	虚脱

図1．Pfirrmann らによる椎間板変性度分類（文献1より引用）

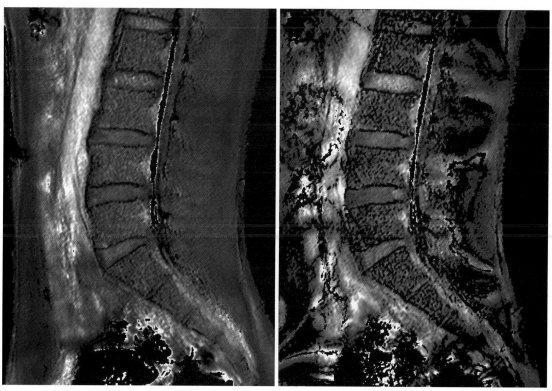

a．T1ρマップ　　　　　　　　　　　b．T2マップ
図2．マッピング画像

size 1×1×4.8 mm）を用いた．最初の TE（0.16 ms）は，ラジアルサンプリングにより得た．撮像時間は，約12分であった．

❸ 解析方法

T1ρ および T2マップは，Philips 社製 Philips research integrated development environment（PRIDE）ソフトウェアを，T2*マップは，FUJIFILM 社製 Synapse VINCENT を用いて作成した（図2）．Image J ソフトウェア（ver. 1.44, NIH）を用いて，それらのマッピング画像の椎間板中央部に regions of interest（ROI）を設定した（図3）．これらの ROI は，椎体終板を含まないように設定し，ROI 内の平均値を計測した．さらに，それぞれのグレードごとの T1ρ，T2，T2*値について解析した．統計解析は，SPSS ソフトウェア（ver. 20.0；IBM 社）を用いて Kruskal-Wallis の検定を行い，有意水準5％未満を有意差ありとした．

II．結　果

各 grade の椎間板数は，grade III：14，IV：59，V：

17椎間板であり，grade ⅠおよびⅡは認めなかった．さらに各gradeのT1ρ，T2，T2*値は，それぞれgrade Ⅲ：61.1±11.7 ms，47.3±6.98 ms，35.8±4.82 ms，Ⅳ：49.9±8.24 ms，38.2±7.15 ms，26.4±5.98 ms，Ⅴ：41.9±7.03 ms，34.5±4.50 ms，10.7±4.91 msであり，gradeの進行に伴い，それぞれの値は低下傾向を示したが，T2値のみ grade ⅣとⅤの間に有意差を認めなかった（図4）．

Ⅲ．考　察

MRIによる定量的画像解析法として，T1ρ，T2，T2*値や拡散強調画像，delayed gadolinium-enhanced MRIなどの報告があり，軟骨および椎間板における変性初期の生化学的な変化をとらえることが可能とされている[3,6]．その中でも椎間板では特にT1ρおよびT2値に関する報告[5,7]が多く，単独または両者の比較については検討されているが，T2*値に関する報告は少ない．本研究では，T1ρ，T2，T2*値について，同一時期に同一被験者で検討を行った．

自由水の環境では，T1ρ値はT2値と大きな違いは認めないとされている．しかし，高分子化合物が存在することによって，自由水の動きが制限されるような環境では，自由水のプロトンとその周囲環境のプロトンとの間に化学交換が発生することからT1ρ値に変化があらわれる[8]．整形外科領域においては，T1ρ値は，プロテオグリカン（proteoglycan：PG）などの高分子と水分子の相互作用を反映していると考えられている[9]．さらに関節軟骨に含まれているPGの主な構成要素であるグリコサミノグリカン（glycosaminoglycan：GAG）とT1ρ値は強い相関があるとされている[9]．また腰椎椎間板でT1

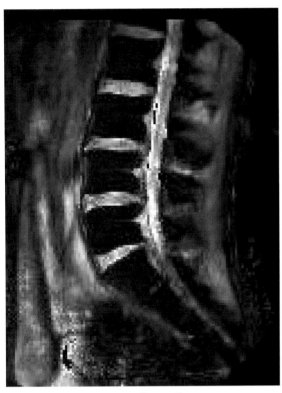

c．T2*マップ
図2（つづき）

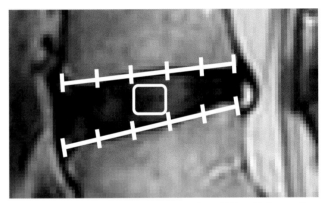

図3．椎間板のROI設定方法．椎間板を前後5等分し，中央部を髄核として計測した．

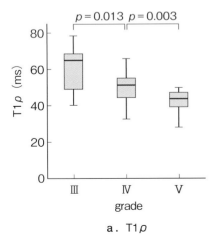

a．T1ρ

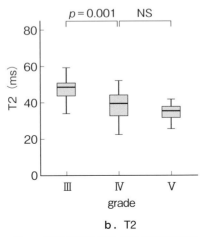

b．T2

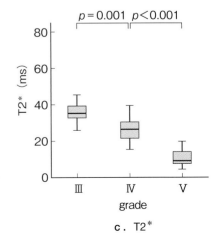

c．T2*

図4．椎間板変性度と各計測値の関係

ρ値を解析した研究では，椎間板変性に伴いT1ρ値は低下し，腰痛患者群では対照群と比較して低値であったことを報告しており[10]，本研究と矛盾しない結果であった．

次にT2値は，水分含有量や椎間板のコラーゲン配列の乱れ，またはPGを反映すると報告されている[11]．筆者らは，腰椎椎間板変性についてT2値を用いて客観的評価に基づく分類の構築を試みた[2]．Pfirrmannらのgrade分類と椎間板T2値の関係は，gradeの進行に伴い，髄核部のT2値は有意に低下した．しかし，gradeⅣとⅤのT2値には有意差を認めず，本研究の結果と同様の傾向を示した．すなわち，T2値は，水分含有量が乏しい高度の椎間板変性を詳細に判別することは困難であることが示唆された．

一方，T2*値は，早期の椎間板変性の変化を反映すること[12]，さらに水分含有量だけではなく，軟骨やコラーゲン組織の微細な変化を反映することが報告されている[13]．しかしながら，T2*値を計測するためのグラディエントエコー系のシーケンスは，撮像条件のバリエーションが多いため，計測値に若干のばらつきが生じる可能性がある．

本研究でT2*値を得るために用いたUTEは，骨皮質や腱などのT2値が短い組織を評価するために開発された撮像法である．このような短いTEを用いることでT2減衰の初期過程を収集することが可能であるため，本方法で得られるT2*値は，T2値が短い組織の評価に優れているとされている[14]．今回，gradeⅣとⅤは椎間板高の違いに着目した分類であり，椎間板におけるT2強調画像の信号およびT2値では，これらの詳細な評価は困難であると考えられる．一方，本研究では，gradeⅣとⅤのT2*値に有意差を認めたことから，変性が進行し，極度にT2値が減少しているような椎間板の評価に適していることが示唆された．

本研究の限界として，対象が少ないことがあげられる．さらに変性疾患の術前症例のみのため，椎間板変性が進行した症例が多く，T2強調画像で高信号または早期の椎間板変性の評価が不可能であった．さらに実際の椎間板の性状が不明であることがあげられる．

ま と め

本研究の結果から，T2値は，変性が進行した椎間板の評価に課題がある一方，T1ρおよびT2*値は，水分含有量が乏しい状態でも詳細な評価が可能であることが示された．

文 献

1) Pfirrmann CW, Metzdorf A, Zanetti M et al：Magnetic resonance classification of lumbar intervertebral disc degeneration. Spine **26**：1873-1878, 2001

2) Takashima H, Takebayashi T, Yoshimoto M et al：Correlation between T2 relaxation time and intervertebral disk degeneration. Skeletal Radiol **41**：163-167, 2012

3) Nishioka H, Nakamura E, Hirose J et al：MRI T1ρ and T2 mapping for the assessment of articular cartilage changes in patients with medial knee osteoarthritis after hemicallotasis osteotomy. Bone Joint Res **5**：294-300, 2016

4) Pandit P, Talbott JF, Pedoia V et al：T1ρ and T2-based characterization of regional variations in intervertebral discs to detect early degenerative changes. J Orthop Res **34**：1373-1381, 2016

5) Paul CPL, Smit TH, de Graaf M et al：Quantitative MRI in early intervertebral disc degeneration；T1rho correlates better than T2 and ADC with biomechanics, histology and matrix content. PLoS One **13**：e0191442, 2018

6) Wang L, Regatte RR：Quantitative mapping of human cartilage at 3.0 T；parallel changes in T（2），T（1）ρ, and dGEMRIC. Acad Radiol **21**：463-471, 2014

7) Menezes-Reis R, Salmon CE, Carvalho CS et al：T1ρ and T2 mapping of the intervertebral disk；comparison of different methods of segmentation. AJNR Am J Neuroradiol **36**：606-611, 2015

8) Li X, Wyatt C, Rivoire J et al：Simultaneous acquisition of T1ρ and T2 quantification in knee cartilage；repeatability and diurnal variation. J Magn Reson Imaging **39**：1287-1293, 2014

9) Wang L, Regatte RR：T(1)ρ MRI of human musculoskeletal system. J Magn Reson Imaging **41**：586-600, 2015

10) Borthakur A, Maurer PM, Fenty M et al：T1ρ magnetic resonance imaging and discography pressure as novel biomarkers for disc degeneration and low back pain. Spine **36**：2190-2196, 2011

11) Watanabe A, Benneker LM, Boesch C et al：Classification of intervertebral disk degeneration with axial T2 mapping. AJR **189**：936-942, 2007

12) Detiger SE, Holewijn RM, Hoogendoorn RJ et al：MRI T2* mapping correlates with biochemistry and histology in intervertebral disc degeneration in a large animal model. Eur Spine J **24**：1935-1943, 2015

13) Huang L, Liu Y, Ding Y et al：Quantitative evaluation of lumbar intervertebral disc degeneration by axial T2* mapping. Medicine **96**：e9393, 2017

14) Williams A, Qian Y, Golla S et al：UTE-T2* mapping detects sub-clinical meniscus injury after anterior cruciate ligament tear. Osteoarthritis Cartilage **20**：486-494, 2012

* * *

I．診断，評価 ◆ 1．新しい画像・機能診断

腰痛の解明——脳イメージングを用いて*

関口美穂　紺野愼一**

[別冊整形外科 75：20～22, 2019]

はじめに

　慢性疼痛患者の疫学調査によると，日本における慢性疼痛の保有率は13～23％である[1~3]．痛みの慢性化と痛みを認知する脳の関係が着目され，画像処理技術の発展に伴い脳イメージング研究が飛躍的に進歩した．脳イメージングには，脳MRIを用いる機能的磁気共鳴画像法（functional magnetic resonance imaging：fMRI），脳代謝物質を測定する脳磁気共鳴スペクトロスコピー（MR spectroscopy：MRS），選択した脳領域の密度や体積を測定することができるボクセル単位形態学的診断法（voxel-based morphometry：VBM），放射性同位元素を利用する陽電子放射断層撮影（positron emission tomography：PET），単一光子放射断層撮影（single photon emission computed tomography：SPECT）など多様な種類があり，それぞれ利点と弱点を有する．本稿では，われわれが行ったfMRIを用いた研究を主眼として腰痛の病態解明について紹介する．

Ⅰ．fMRIとは

　fMRIは，神経活性の増大に伴う酸素消費増加率よりも，脳血流増加率が大きいという原理に基づき，血液中のヘモグロビンを内因性造影剤として利用する技術である．神経活動の増加に伴いニューロン周囲のヘモグロビン酸素飽和度が増加すると，T2*強調磁気共鳴信号が増加する．その結果生じる信号変化が，血中酸素濃度依存的（blood oxygenation level-dependent：BOLD）信号である．実際には，MRI撮影時に課題（タスク）を遂行し，MRI撮影終了後に，関心領域（region of interest：

ROI）として選択した脳部位で，BOLD信号のデータ処理と統計解析を行う（図1）．脳活動の意味は，その脳部位の役割とタスク内容で解釈される．タスクは，たとえば，手指に温熱や痛み刺激を与える，質問に回答させるなど，多様な設定をすることができる．また，タスクの遂行時間と安静時間の設定，頻度や強弱などにより，さまざまな条件を設定することができる．安静時とタスク遂行時を交互に行うブロック型パラダイムが一般的に行われる．

　一方，安静時にも脳が活動していることから，自発的脳活動を評価することの重要性が注目されてきている．タスクを遂行せずに覚醒している安静時にMRIを撮影する安静時fMRI（resting state fMRI：re-fMRI）で，脳部位間で活動が同期して起こる機能的結合（functional connectivity）を解析することができる．特定のタスク遂行中に活動が低下し，安静時に脳活動が認められるデフォルトモードネットワークが注目されている．脳活動を各脳部位で評価するのではなく，神経ネットワークを評価することも重要であることから，今後は，re-fMRIでの研究が発展することが期待される．

Ⅱ．なぜ腰痛は問題なのか

　慢性疼痛患者の疫学調査で，疼痛部位は腰がもっとも多い[1~3]．また，国民生活基礎調査での自覚症状は，男性で第1位，女性で第2位を腰痛が占めている．さらに脊椎疾患，特に腰椎疾患は，関節疾患や上肢疾患と比較して，全体的健康感（general health）と心の健康（mental health）が低下している[4]ことから，疼痛の慢性化の背景が異なることが示唆される．腰痛の程度が軽いにも

Key words

low back pain, fMRI, nucleus accumbens, blood oxygenation level-dependent signal, chronic pain

*The solution for low back pain using brain imaging
**M. Sekiguchi（教授）, S. Konno（主任教授）：福島県立医科大学整形外科（Dept. of Orthop. Surg., School of Medicine, Fukushima Medical University, Fukushima）.
［利益相反：なし.］

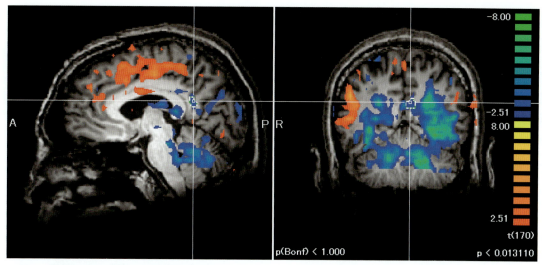

図1. 機能的MRI（fMRI）画像所見の例．BOLD信号として陽性賦活（オレンジ色の領域）と陰性賦活（青色の領域）を視覚的に観察することができる．解析する脳部位を関心領域（ROI）として，座標軸から脳部位を特定し解析を行う．

かかわらず日常生活の支障度が強い腰痛有訴者が22%に存在し，心の健康度が低い，ストレスがある，仕事（職場環境，収入，人間関係）への満足度の低下などの要因があげられる[5]．また，痛みに関連する心理的要因として，たとえば，痛みへの注意集中が痛みを増強させる，痛みの認知が痛みの程度に影響する，痛みへの負の情動は痛みへの相互作用があるなどが報告されている．慢性腰痛患者は，実際の痛みだけではなく，心理的要因や関連脳領域の役割を評価することが必要である．

Ⅲ．慢性腰痛患者のfMRI

われわれは，慢性腰痛患者に，腰部圧迫刺激のタスクを遂行した際の脳活動を健常者と比較した[6]．本研究では，対象者の腰痛を可能なかぎり再現できるように，①刺激部位と体位，②タスクの内容，③パラダイムの三つの視点を合わせてタスクを設定したことが独創的な点である．まず，腹臥位でMRIを撮影し，実際の疼痛部位に刺激を行う腰部圧迫刺激をタスクとした．過去のfMRI研究では，疼痛部位と異なる部位への刺激，仰臥位で可能である疼痛部位への刺激，または自発痛がタスクとして選択されている．そのため，腹臥位でfMRIを実施した研究は，本研究が初めてである．また，前述のごとく脳活動は，タスク内容と活動脳部位の役割とで解釈されることから，対象者がタスク遂行時に，どのように痛みを認識しているのかを重要視した．すなわち，腰部圧迫刺激のタスクは，圧迫力を一定にするのではなく，圧迫時に感じている「疼痛の程度」を一定に設定した．事前に対象者ごとに，数値的評価スケール（numerical rating scale：NRS）で，NRS 3とNRS 5を感じる圧迫力を設定した．さらに，同じ刺激や予想できる規則正しい刺激により異なる脳活動を示すことから，規則正しく繰り返すまたは不規則に繰り返すという2種類の実験パラダイムを実施した．MRI撮影前に，腰部圧迫刺激に対するNRS 3またはNRS 5の程度として感じる「痛み」と「不快感」での圧迫力をそれぞれ測定した．健常者と比較して慢性腰痛患者では，「痛み」と「不快感」での圧迫力は，有意に小さいという結果であった．すなわち，慢性腰痛患者は，健常者と比較して痛みを感じやすく，痛み刺激をより不快に感じていることが判明した[6]．このような条件下で脳活動の解析を行うと，慢性腰痛患者では，健常者と比較して後帯状皮質の脳賦活が強く観察された[6]．これは，慢性腰痛患者では，被験者が認知する痛みの強さが同じでも，健常者と比較してより疼痛を不快に感じる負の情動反応を反映している可能性が示唆される．一方，Shimoらは，慢性腰痛患者に対して，不適切な姿勢で荷物を挙上させる絵を見せる視覚刺激による仮想疼痛体験をタスクとして遂行した．その際の脳活動は，島，視床に加え，後帯状皮質の脳賦活が観察される[7]．以上の二つの異なる研究の共通点から，慢性腰痛患者は，疼痛に関する認知が正常とは異なることと，後帯状皮質が慢性腰痛患者における特徴的な脳領域の一部であることが示唆される．

脳内疼痛抑制機構として着目される脳部位の一つに側坐核がある．Apkarianらは，疼痛の慢性化に関連するとされている心理的・遺伝的因子は，その予測力が低いことから，脳検査が有用であり，慢性腰痛患者では，側坐核での脳活動が低下していることをfMRIを用いて報告している[8]．われわれは，「整形外科患者に対する精神医

学的問題評価のための簡易質問票」（brief scale for psychiatric problems in orthopaedic patients：BS-POP）を用いて，慢性腰痛患者を，精神医学的問題を背景に有している群と精神医学的問題を有していない群の2群に分け，脳活動を比較した[9]．精神医学的問題を背景に有している慢性腰痛患者では，側坐核の脳活動が低下していることを明らかにした．この側坐核の機能低下が，疼痛の慢性化に関与する可能性が示唆される．

Ⅳ．疾患別の相違と共通点

変形性膝関節症患者では，膝部圧痛誘発タスクに対して感覚的側面の領域で賦活が観察される．一方，慢性腰痛患者では，自発痛に伴い情動に関連する領域での脳活動が観察される[10]．以上の事実から，異なるタスクでの比較であることに留意する必要はあるが，疾患によってQOLや疼痛遷延化の経過が異なることから，疾患による脳活動部位の相違が関与している可能性が示唆される．

一方，異なる疾患での共通点として，慢性腰痛と線維筋痛症では，痛みに対する破局的思考，痛みに伴う睡眠障害，抑うつ，側坐核の機能低下などが認められる．

Ⅴ．限界と今後の課題

fMRIは，疼痛分野以外でもさまざまな疾患の研究に利用され，病態解明の手法として期待されている．脳の活動が増加している部位の陽性賦活と，脳の活動が低下している部位の陰性賦活を，色別に視覚的にとらえることができることから，痛みの可視化が期待されている．しかしながら現時点では，限界や解決するべき課題があることに留意する．① 神経活動を直接観察しているのではないことから，太い血管周囲領域や頭部の動きなどの神経活動以外の原因によるMRI信号の変化（ノイズ）が存在することに留意する，② 同じタスクに対して常に一定の活性化や不活性化を示さないことがある，③ 測定時の疼痛の程度や疼痛持続期間により脳活動が異なる可能性がある，④ 個人によって脳活動に差があり，タスクの予測によって脳活動に相違があること，タスクに対する反応のみがBOLD信号に反映されているのかを評価することができないことなどである．脳機能を評価するうえでは，複数のネットワークが活動していることから，得られたデータは，慎重に解釈することが重要である．

ま　と　め

脳イメージング研究では，さまざまな画像処理技術の発展に伴い，脳機能が明らかにされてきている．慢性腰痛患者では，後帯状皮質の脳賦活から疼痛を不快に感じる負の情動反応や側坐核の機能低下が慢性化へ関与することが示唆される．今後は，さまざまな課題を整備し，脳活動をネットワークとして客観的に評価することで有効な治療方針の一助となると期待できる．

文　献

1) 服部政治，佐野博美，田中清高ほか：日本における慢性疼痛を保有する患者に関する大規模調査．ペインクリニック **30**：S3-S14，2009
2) 松平　浩，竹下克志，久野木順一ほか：日本における慢性疼痛の実態—Pain Associated Cross-sectional Epidemiological（PACE）survey 2009. JP. ペインクニック **32**：1345-1356，2011
3) Nakamura M, Nishiwaki Y, Ushida T et al：Prevelence and characteristics of chronic musculoskeletal pain in Japan. J Orthop Sci **16**：424-432, 2011
4) 中村英一郎，大友　一，村岡静香ほか：腰痛による quality of life（QOL）損失の検討—他の運動器疾患との比較．J Spine Res **2**：1070-1075，2011
5) Takahashi N, Kikuchi S, Konno S et al：Discrepancy between disability and the severity of low back pain；demographic, psychologic, and employment-related factors. Spine **31**：931-939, 2006
6) Kobayashi Y, Kurata J, Sekiguchi M et al：Augmented cerebral activation by lumbar mechanical stimulus in chronic low back pain patients；an fMRI study. Spine **34**：2341-2436, 2009
7) Shimo K, Ueno T, Younger J et al：Visualization of painful experiences believed to trigger the activation of affective and emotional brain regions in subjects with low back pain. PLoS One **6**：1-6, 2011
8) Apkarian AV, Marwan H, Farmer MA：Predicting transition to chronic pain. Curr Opin Neurol **26**：360-367, 2013
9) Kaneko H, Zhang S, Sekiguchi M et al：Dysfunction of nucleus accumbens is associated with psychiatric problems in patients with chronic low back pain；a functional magnetic resonance imaging study. Spine **41**：1-11, 2016
10) Baliki MN, Geha PY, Jabakhanji R et al：A preliminary fMRI study of analgesic treatment in chronic back pain and knee osteoarthritis. Mol Pain **4**：1-12, 2008

*　　　　*　　　　*

Ⅰ. 診断, 評価 ◆ 1. 新しい画像・機能診断

マルチスライス CT, T2 マッピング MRI を用いた寛骨臼形成不全股における軟骨下骨梁と関節軟骨の評価*

庄 司 剛 士　　山 崎 琢 磨　　大 田 悠 貴　　坂　英 樹　　安 永 裕 司
安 達 伸 生**

［別冊整形外科 75：23〜26, 2019］

はじめに

変形性関節症（osteoarthritis：OA）は, 関節軟骨に対する力学的負荷の繰り返しと蓄積により, 軟骨の変性, 破壊, また骨の増殖性変化を生じる疾患である. 一方で, OA においては, 軟骨以外にも滑膜炎, 骨髄, 軟骨下骨の変化などさまざまな関節構成体の変化が関与することが知られている. 特に軟骨下骨は, 関節軟骨の恒常性維持に重要な役割を担っていると考えられ, OA の発症早期から軟骨下骨のリモデリングや代謝変化がすでに存在すると考えられている. これまで軟骨変性と軟骨下骨変化のどちらが先行して起こるかがしばしば議論されてきたが, 軟骨および骨の代謝異常が比較的早期から相互に関係しながら関節の破壊が進むという考え方が認識されつつある.

変形性股関節症（股関節 OA）は, 一次性股関節症, また寛骨臼形成不全を主な原因とする二次性股関節症に分類される. 双方とも加齢による関節軟骨の退行変性や過負荷に起因し, 関節軟骨が変性, 磨耗し発症すると考えられているが, 股関節 OA においては関節軟骨と軟骨下骨との関連などその病態は明らかではない.

これまで, ヒト in vivo 骨梁構造解析に関する報告は生検標本による研究がほとんどであったが, 近年, 三次元デジタル CT データによる骨梁構造解析についての研究が散見されるようになり, 骨梁構造解析による骨質診断の有用性が示されるようになっている[1,2]. マルチスラ

イス CT（multi-detector row CT：MDCT）は, 多列の検出器を有する臨床用 CT であり, 短時間で高解像度の画像を得ることが可能となり, 骨梁構造の詳細な解析が可能となった. 現在までに, 骨粗鬆症患者の脊椎の骨梁構造の解析や, 薬剤の治療効果判定に用いられている[3,4].

一方, 関節軟骨の評価において MRI は OA や炎症性疾患による軟骨基質の変性や組成変化も信号変化として描出できるようになっている. この変性過程において, プロテオグリカンの減少やコラーゲン配列の乱れを信号変化としてとらえようという試みがなされ, 関節軟骨の細胞外マトリックスの量や構造など質的評価が可能な撮像法が開発され臨床応用されている. そのうち, T2 マッピングは関節軟骨基質内のコラーゲン配列と水分含量が評価可能な撮像法であり, 関節軟骨の質的評価が可能であるとされ, これまで股関節領域においても多くの報告がなされている. 当科でも軟骨の質的評価の重要性を考慮し, 2009 年より非造影で撮像シーケンスの入手が比較的容易な T2 マッピングを用いて, 股関節疾患における軟骨の質的評価, また術後の軟骨評価を行っている[5].

本研究では, 寛骨臼形成不全を有する股関節 OA 患者の骨梁構造, 関節軟骨をそれぞれ MDCT, T2 マッピング MRI を用いて定量的に解析し, 両者間の関連を評価した.

Ⅰ. 方　法

寛骨臼形成不全を有する股関節 OA 患者 15 例 15 股［男性 2 股, 女性 13 股, 平均年齢 40.0（16〜62）歳, CE 角：

▌Key words

MDCT, T2 mapping MRI, osteoarthritis, hip dysplasia, subchondral trabecular bone microstructure, articular cartilage

*Interaction between articular cartilage and subchondral trabecular bone microstructure in hip dysplasia using T2 mapping MRI and multidetector CT
**T. Shoji, T. Yamasaki（准教授）：広島大学大学院人工関節・生体材料学（Dept. of Artificial Joint and Biomaterials, Graduate School of Biomedical and Health Science, Hiroshima University, Hiroshima）；Y. Ohta, H. Saka：広島大学大学院整形外科；Y. Yasunaga（所長）：広島県立障害者リハビリテーションセンター；N. Adachi（教授）：広島大学大学院整形外科.
［利益相反：なし.］

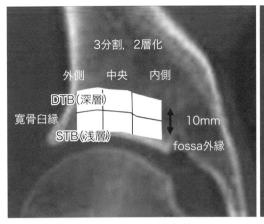 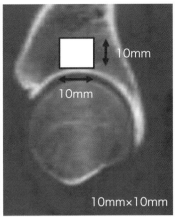

a. 冠状断像. 骨頭中心断面　　b. 矢状断像. 冠状断ROI断面が中心

図1. 関心領域（ROI）

表1. 骨梁構造解析パラメータ

骨微細形態パラメータ	骨量体積密度（BV/TV）：単位体積あたりの骨梁の占める体積 骨梁幅（Tb. Th）：骨梁の平均幅 骨梁数（Tb. N）：単位距離あたりの骨梁数 骨梁間隙（Tb. Sp）：隣接した骨梁の端と端の距離
骨連結性パラメータ	連結性密度（Conn. D）：骨梁の連結性 骨梁の方向性（DA）：骨梁の方向性 構造モデル指標（SMI）：ロッド様構造からプレート様構造までの骨梁の形態を定量化

10.8°（-7°～19°），AC角：24.1°（11°～36°）]を対象とした．X線学的病期は前股関節症5股，初期股関節症8股，進行期股関節症2股（日本整形外科学会）であった．

CTは64列MDCT（LightSpeed VCT；GE Health Care社）を使用し，120 kV，300 mA，スライス厚0.586 mmで撮影し，FOV 10 cm（matrix 512×512）で再構成した．骨梁解析には，骨形態計測ソフトウェアTRI/3D-BON（ラトックシステムエンジニアリング社）を使用した．関心領域（region of interest：ROI）は，冠状断骨頭中心断面で，寛骨臼fossa外側縁から寛骨臼縁までの幅10 mmの領域とし，それぞれ3分割（内側，中央，外側），また上下2分割（浅層：STB, 深層：DTB）し解析した（図1）．

MRIは3テスラMRI（Signa EXCITE HDxt 3.0 T；GE Health Care社）を用いて，撮影条件として2DFSE，TE：8.4, 16.9, 25.3, 33.8, 42.2, 50.6, 59.1, 67.5 ms，TR：1,500 ms, BW：31.25 kHz, FA：90°, Fatsat：CHESS法，スライス厚：4.0 mm，FOV：18 cm, matrix：freq×phase＝256×160, NEX：2, No Phase Wrap, 使用コイル：HD Cardiacとし，撮像時間は約8分であった．寛骨臼，大腿骨頭それぞれにおいて冠状断像，矢状断像を撮像し，大阪大学で開発された関節軟骨定量解析ソフトウェア（Baum）を用いてカラーマッピングし，寛骨臼側，大腿骨頭側軟骨内領域別にT2値の解析を行った．ROIの設定は，CT評価と同様に冠状断骨頭中心断面においては，寛骨臼fossa外側縁から寛骨臼縁までの領域とし，それぞれ内側，中央，外側に三等分し，各部位の平均T2値を計測した．評価項目は，骨梁解析では骨量体積密度（BV/TV），骨梁数（Tb. N），骨梁幅（Tb. Th），骨梁間隙（Tb. Sp），連結性密度（Conn. D），骨梁の方向性（DA），構造モデル指標（SMI）（表1）とし，各パラメータとT2値との関連について検討した．

II. 結　果

寛骨臼関節軟骨の平均T2値は，前・初期股関節症は進行期股関節症と比較し，寛骨臼中央，外側において有意に高い結果であった（表2）．また，STB, DTBにおける各骨梁パラメータの平均値は，BV/TV, Tb. Th, Tb. Sp, SMI, DAにおいて両群間に有意差を認めた（表3）．平均T2値と各骨梁パラメータとの間には，STBに

表2. 平均T2値

	前・初期股関節症	進行期股関節症	p値
内側	42±4.5	48.9±9	0.11
中央	41.9±4.9	49.5±3.7	<0.05
外側	41.9±3.2	52.6±9.2	<0.05

表3. 骨梁パラメータ平均値

	STB	DTB	p値
BV/TV	77.2±11.3	45.9±16.7	<0.05
Tb. Th	935±89	816±105	<0.05
Tb. N	0.36±0.12	0.34±0.12	
Tb. Sp	455±55	613±104	<0.05
Conn. D	0.18±0.1	0.17±0.1	
SMI	0.08±0.7	1.8±0.7	<0.05
DA	1.31±0.14	1.52±0.22	<0.05

表4. T2値と各骨梁パラメータとの相関

	r	p値
STB		
BV/TV	−0.56	0.59
Tb. Th	0.56	<0.05
Tb. N	0.39	<0.05
Tb. Sp	0.49	0.07
Conn. D	−0.46	<0.05
SMI	0.62	<0.05
DA	−0.22	0.41
DTB		
BV/TV	−0.43	<0.05
Tb. Th	−0.43	0.57
Tb. N	−0.48	0.46
Tb. Sp	0.68	<0.05
Conn. D	−0.84	<0.05
SMI	0.64	<0.05
DA	0.55	0.36

おいてTb. Th, Tb. Nと正の相関, Conn. D, SMIと負の相関を認め, DTBにおいてはTb. Sp, SMIと正の相関, Conn. D, BV/TVと負の相関を認めた（表4）.

Ⅲ. 考　察

OAの病態について, Radinらは, OAの発症は骨梁の骨硬化や肥厚化により海綿骨が硬化することで緩衝機能が低下し, 関節軟骨への剪断応力の増大に伴い関節軟骨変性が惹起されるとし, 軟骨変性に先行して軟骨下骨変化が起こることを提唱した[8]. OAと軟骨下骨との関連については, Taniguchi[6]らもOA発症初期においては, 関節近傍の軟骨下骨の骨吸収や骨代謝回転が増大することで軟骨下骨量が減少し, これに引き続き局所骨量が増加することを報告しており, 関節近傍の軟骨下骨変化はOAの初期からみられ, OAの発生, 進行に重要とする報告が多い. このような軟骨下骨の代謝と骨強度の変調は, 力学的負荷時の軟骨代謝を変化させて軟骨変性をひき起こし, OAの発症あるいは進行に関与すると考えられる.

軟骨下骨は, 関節軟骨のcalcified cartilageと接する板状の骨である軟骨下骨終板と, 軟骨下骨終板を支える軟骨下骨梁に分けられる. MDCTを用いた膝関節周囲の骨梁構造評価では, 関節裂隙の狭小化に伴い, 骨梁体積密度, 骨梁幅は増加し, 骨梁数, 骨梁間隙は減少, 板状・蜂巣状化し, 連結性は減少し, 異方性は低下することが報告されている[7]. また, 変形性股関節症における軟骨下骨梁領域における骨梁評価では, 関節裂隙の狭小化に伴い, 骨量体積密度, 骨梁幅, 連結性密度が増加, 骨梁数, 骨梁間隙, 骨梁の方向性が減少することが報告

されている[8].

本研究におけるT2値と骨梁構造の関連の結果から, 軟骨下骨領域においてはT2値とTb. ThとSMIは正の相関を示し, Conn. D, Tb. nと負の相関を示していたことから, 軟骨下骨領域においては関節軟骨の変性に伴い骨梁は骨硬化性変化を示した. また一方で, 軟骨下骨梁においてはTb. Sp, SMIと正の相関を示し, BV/TV, Conn. Dと負の相関を示したことから, 軟骨下骨梁においては関節軟骨の変性に伴い骨梁は骨粗鬆症性変化を示すことが示唆され, 軟骨下骨領域, また軟骨下骨梁ではOAの進行に伴う骨梁構造の変化が異なる可能性が示唆された. しかし, 本研究の限界として, 解像度の限界のため骨梁1本1本の正確な描出は困難なことに伴うpartial volume effectや, 軟部組織や体動によるノイズのため, OAの超早期変化をとらえることが比較的困難であることがあげられる. 本研究の対象患者の中には前股関節症患者が含まれていること, また対象患者が少ないため, 相関係数が比較的低い結果となった可能性があるため, 今後症例数を増やして検討する必要がある.

OAに対する治療の中で, 現在臨床で使用可能な薬剤としては対症療法のsymptom modifying OA drugs（SMOADs）のみであり, OA自体の進行を抑制, あるいは修飾するdisease modifying OA drugs（DMOADs）は実臨床においては有効性が示されたものは存在しない. ラットにおいては, ビスホスホネート（BP）製剤が軟骨保護作用, 軟骨下骨構造の維持, 骨棘形成を抑制することを示しているが[9], ヒトOAに対するBP製剤の効果については一定の見解が得られていない. 本研究の結

果から，股関節 OA においても軟骨と軟骨下骨の間に関連性が認められたことから，今後，股関節 OA においても軟骨だけではなく，軟骨下骨にも着目し治療標的とすることで，治療成績の向上が得られる可能性もあると考えられる．また，骨微細構造解析により，OA のさらなる病態解明や，患者の病状把握，予後予測，また治療の適応判断や効果判定などへ応用が期待される．

まとめ

1）寛骨臼形成不全を有する股関節 OA 患者の関節軟骨，骨梁構造を解析し，その関連を評価した．

2）寛骨臼形成不全を有する股関節 OA においても，関節軟骨と軟骨下骨の骨梁構造は一定の関連を有することが示唆された．

3）今後，股関節 OA においても，軟骨下骨の骨微細構造解析により，患者の病態把握，予後予測や治療介入による治療成績の向上などへの応用が期待される．

文 献

1) Patel PV, Prevrhal S, Bauer JS et al：Trabecular bone structure obtained from multislice spiral computed tomography of the calcaneus predicts osteoporotic vertebral deformities. J Comput Assist Tomogr **29**：246-253, 2005
2) Ito M：Assessment of bone quality using microcomputed tomography（micro-CT）and synchrotron micro-CT. J Bone Miner Metab **23**（Suppl）：115-121, 2005
3) Takasu M, Yamagami T, Nakamura Y et al：Multidetector computed tomography-based microstructural analysis reveals reduced bone mineral content and trabecular bone changes in the lumbar spine after transarterial chemoembolization therapy for hepatocellular carcinoma. PLoS One **9**：e110106, 2014
4) Takasu M, Tani C, Kaichi Y et al：A longitudinal computed tomography study of lenalidomide and bortezomib treatment for multiple myeloma；trabecular microarchitecture and biomechanics assessed using multidetector computed tomography. Clin Lymphoma Myeloma Leuk **14**：485-492, 2014
5) Shoji T, Yamasaki T, Izumi S et al：Evaluation of articular cartilage following rotational acetabular osteotomy for hip dysplasia using T2 mapping MRI. Skeletal Radiol **47**：1467-1474, 2018
6) Taniguchi N, Caramés B, Rontani L et al：Aging-related loss of the chromatin protein HMGB2 in articular cartilage is linked to reduced cellularity and osteoarthritis. Proc Natl Acad Sci USA **106**：1181-1186, 2009
7) Chiba K, Uetani M, Kido Y et al：Osteoporotic changes of subchondral trabecular bone in osteoarthritis of the knee；a 3-T MRI study. Osteoporos Int **23**：589-597, 2012
8) Radin EL, Paul I, Rose R et al：The role of mechanical factors in the pathogenesis of primary osteoarthritis. Lancet **1**：519-521, 1972
9) Hayami T et al：The role of subchondral bone remodeling in osteoarthritis；reduction of cartilage degeneration and prevention of osteophyte formation by alendronate in the rat anterior cruciate ligament transection model. Arthritis Rheum **50**：1193-1206, 2004

＊　　　＊　　　＊

I. 診断, 評価 ◆ 1. 新しい画像・機能診断

多機能 OCT を用いた早期変形性関節症軟骨の
粘弾性力学特性マイクロ断層診断*

池淵充彦　中村　卓　箕田行秀　中村博亮　古川大介
佐伯壮一**

[別冊整形外科 75：27～31, 2019]

はじめに

関節炎に伴う軟骨の変性については，組織学的には多くが解明されてきているが，力学的な解明は進んでいないのが現状である．現在，iPS 細胞をはじめとする再生医療の進歩は目覚ましく，軟骨移植の臨床応用には軟骨の組織学的，力学的評価は必須であり，その手法は可能なかぎり低侵襲であり，客観性を有していることが必要である．

軟骨の質的評価として，MRI T2 マッピングや超音波による評価が行われているが，これらの評価手法は空間分解能や検出感度が低く，軟骨のようなマイクロスケールでの組織変化，力学的変化は把握できない可能性がある．さらに，初期変形性関節症においては組織学的変性の進行度合いよりも力学的な劣化の度合いは著しいとの報告もあり[1]，質的評価だけでの診断は不十分と考えられる．

I. OCT と SR-OCSA

光コヒーレンス断層画像（optical coherence tomography：OCT）は，高透過性と低干渉性に優れた近赤外広帯域光を対象に投射し，得られる散乱光と参照鏡からの反射光との低コヒーレンス干渉から対象内部の形態分布をマイクロ断層画像として可視化する手法である．すなわち，OCT は非破壊，非侵襲に 5 μm 程度の高空間分解能で生体組織内部の屈折率変化を形態分布として断層可視化できることから，眼底網膜解析や冠動脈血管壁断層

評価などで臨床応用されている．光学技術の発達によって近赤外広帯域光を投射するプローブは，現在では直径 1 mm 径未満と細径化が進み，関節鏡視下での軟骨評価を想定され研究が行われ，顕微鏡下での軟骨の厚さ計測と OCT による軟骨の厚さ計測との間で高い相関を示したとの報告がなされている[2]．

これらの報告では，OCT を用いて軟骨の断層画像を取得し，その画像から軟骨の質的評価を行うという手法を試みている．しかし，これは軟骨の一瞬の状態を切り取った静的な評価であり，生体関節内への持ち込み可能な顕微鏡，MRI の代替機械という扱いである．軟骨の力学的評価，特に粘弾性力学特性の評価では，荷重負荷状態での経時変化を評価することが必要であり，OCT，超音波計測，MRI による評価も含め，既存の手法ではこれを行うことは困難といえる．

共同研究者の佐伯らは，組織変形前後の OCT 断層画像にデジタル相互相関法を適用し，計測対象内部の微小変形を変形ベクトル分布および歪み速度分布としてマイクロ断層可視化する optical coherence straingraphy 法を開発し[3]，さらにこれを生体組織の力学的評価に応用すべく，荷重負荷デバイスと連続 OCT 画像撮影システムを組み合わせた stress relaxation optical coherence straingraphy（SR-OCSA）を開発した[4]．具体的には，荷重負荷デバイスを対象物に接触させ圧縮負荷を与え，変形させた後の緩和過程すなわち応力緩和試験における組織変形の断層画像を OCT により撮影する．緩和過程の間 OCT 断層画像を連続撮影し，対象断面の経時変化

▌Key words

osteoarthritis, cartilage, micro-tomographic visualization, detection of strain rate, dynamic optical coherence tomography

*Micro-tomographic visualization on viscoelastic behavior of early articular cartilage using multi functional optical coherence tomography
**M. Ikebuchi（講師）, S. Nakamura, Y. Minoda（講師）, H. Nakamura（教授）：大阪市立大学大学院整形外科（Dept. of Orthop. Surg., Osaka City University Graduate School of Medicine, Osaka）；D. Furukawa, S. Saeki（准教授）：同大学大学院工学研究科機械物理系専攻.
[利益相反：なし.]

Ⅰ. 診断, 評価　◆　1. 新しい画像・機能診断

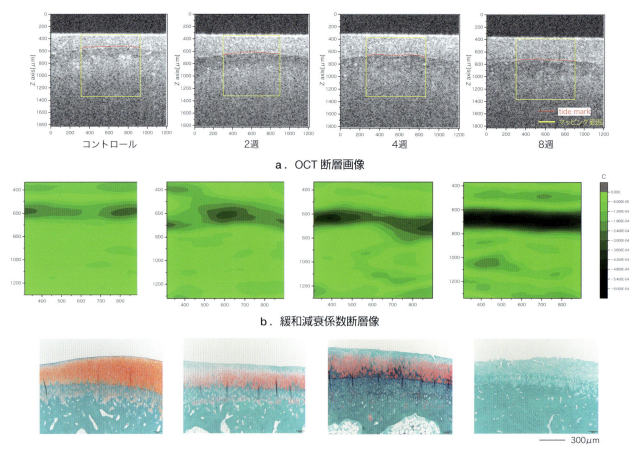

a. OCT断層画像

b. 緩和減衰係数断層像

c. HE/Saflanin-O染色組織標本

図1. 軟骨断層画像

を動画として取得, これらを画像解析することにより粘弾性力学特性の評価を行っている. これは, OCTによる断層画像という静止画像に組織変形の空間分布と時間分布という2つの評価軸を加えることで, OCTによる評価を静的, 質的な評価から動的, 力学的な評価へとステップアップさせたことを意味する.

Ⅱ. 家兎OA軟骨における準静的試験

われわれは, このSR-OCSAを家兎の前十字靱帯 (anterior cruciate ligament：ACL) 離断変形性関節症 (osteoarthritis：OA) モデルに用いて, 荷重時における軟骨の動的かつ力学的な評価を試みている. 無処置の家兎膝関節軟骨を0週 (コントロール) とし, ACL離断後2週, 4週, 6週, 8週に達したACL離断OAモデル家兎をサクリファイスし, 得られた家兎膝関節軟骨に対しSR-OCSAによる軟骨評価と小型卓上力学試験機による粘弾性評価, そしてHE/Saflanin-O染色による組織学的評価を行い, SR-OCSAの有用性を検討した.

SR-OCSAの応力緩和試験は, 圧縮条件として対象軟骨に2.5%/秒の圧縮速度にて10%圧縮歪みまで荷重負荷を与え, 圧縮終了後の歪み状態からの緩和過程60秒間に

おけるOCT断層画像の連続撮像とSR-OCSAによる解析, 計測により行った. 組織学的評価はSR-OCSAによる計測後, プローブの接触部分と一致したスライス標本にHE/Saflanin-O染色を行い, 顕微鏡視下でOsteoarthritis Research Society International (OARSI) スコアリングに基づき評価を行った. 軟骨組織の力学特性には, SR-OCSAとは別に小型卓上力学試験機 (EZ-LX；島津製作所) を用い応力緩和試験を実施し緩和過程におけるrelaxation timeを計測, これを粘弾性評価の指標とした.

軟骨組織のOCT断層像と組織標本を示す (図1a, c). OCTによって得られた断層像は, 顕微鏡によって得られる所見と同様に表層, 中間層, 深層の各層を境界可能であった. OCTで得られた軟骨断層像の経時変化から解析された歪み速度を用い, 歪み速度の緩和減衰係数を算出, マッピングする. これにより得られたのが緩和減衰係数の断層分布図になる (図1b). これにより, マイクロレベルで軟骨のどの層に粘弾性力学特性の変化が発生するのかを視覚的に把握することが可能になる.

次に, 組織学的評価, 小型卓上力学試験機による応力緩和試験結果 (relaxation time), さらにSR-OCSAを用

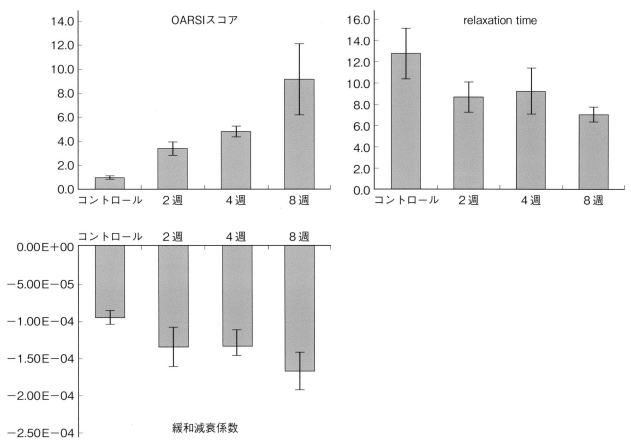

図2. OARSI スコア，relaxation time，緩和減衰係数の経時的変化

いた粘弾性力学特性評価の結果（緩和減衰係数）を示す（図2）．組織学的評価は，週数を経るにつれOARSI スコアが統計学的有意に高得点となっている．応力緩和試験の結果として，relaxation time は週数を経るにつれて統計学的有意に短縮する傾向にあった．SR-OCSA による評価結果は，歪み速度断層分布の経時変化から緩和減衰係数の断層マッピングを算出し，これを用いて数値化しており，週数を経るにつれて統計学的有意に増加する傾向にあった．

各計測結果の相関については，応力緩和試験におけるrelaxation time は OARSI スコアと負の相関を，SR-OCSA における緩和減衰係数は OARSI スコアと正の相関を，SR-OCSA における緩和減衰係数と小型卓上力学試験機から得られた relaxation time は負の相関を示していた．このように，SR-OCSA によって解析，計測された軟骨の粘弾性力学特性変化は，組織学的評価および応力緩和試験によって別途計測された力学特性変化と高い相関を示していた．

SR-OCSA により得られた所見としては，粘弾性の力学特性は軟骨全層で均等に生じるのではなく層に応じて分布し，さらに軟骨変性の進行によってその力学特性は局所的に劣化することが判明した．Desrochersy らは，13週経過の犬軟骨のOAモデルに対し原子間力顕微鏡を用い，コラーゲンネットワークの損傷とプロテオグリカンの喪失が軟骨表層で生じることを報告している[5]．今回われわれは2週経過の家兎軟骨において変性を確認しており，SR-OCSA が初期 OA の診断に有用であることを示している．これらの変化は組織学的評価では検出しえなかったデータであり，SR-OCSA は軟骨の力学的評価，特に初期 OA 軟骨の粘弾性力学特性の評価に有用であると考えている．

III. SR-OCSA の今後の展望

現在，当施設で使用している SR-OCSA システムは *in vitro* で使用することを前提としているが，われわれは *in vivo* での使用も想定し研究を行っている．ブタ膝関節を用いて行った実験では，21 G 針をスリーブにして OCT プローブ（0.5 mm 径）を関節内に挿入し，脛骨軟骨の断層画像撮影に成功している（図3）．SR-OCSA では圧縮荷重を加える必要があるが，これは軟骨の厚さの10％程度の圧縮歪み負荷であり，軟骨破損のリスクは小さいと判断している．

臨床応用で問題となるのは，SR-OCSA プローブだけでは計測点を確認できない点である．これに関しては鏡

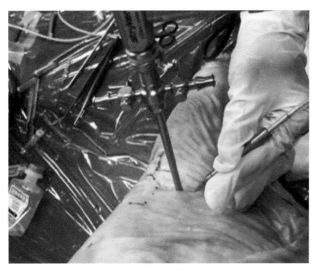

a．撮影外観

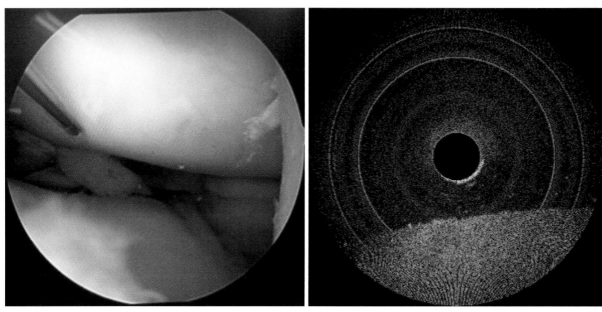

b．鏡視画像　　　　　　　　　　　　c．OCTプローブによる脛骨軟骨断層画像

図3．OCTによるブタ脛骨軟骨断層画像撮影

視下での確認が最適であるが，現行の関節鏡では侵襲性や滅菌，保管のコストから日常検査としては不適当である．このため，われわれはディスポーザブルを前提とした極細径関節鏡である針関節鏡（特許第6103630号）を開発した（図4）．

針関節鏡は光ファイバーを用いることで鏡筒外径0.8 mmを達成した．18 G針（内径0.94 mm）の内部を通過可能で，18 G針やエラスター静脈穿刺針の外鞘などをスリーブとして用いることが可能である．現在使用されている多くの関節鏡（外径3～5 mm）と比し侵襲がきわめて小さい．構造としては外筒部とハンドル部にわかれ，外筒部は写真（図4）のように切り離し，交換が可能である．これにより針関節鏡はディスポーザビリティを有し低コストであり，頻回使用にも対応が可能である．焦点距離，撮像範囲は，外筒先端に設置された円柱レンズにより決定されており，この設計によって，焦点距離や撮像範囲の変更，また任意角度での斜視も可能である．ハンドル部には，光源とcomplementary metal-oxide-semiconductor（CMOS）カメラが内蔵されている．光源にLEDを選択することで，熱発生を伴わずに十分な光量を提供可能である．また白色光や暖色光などの選択も，LEDの種類を変更することで対応が可能である．

CMOSカメラで得られた画像データは，USB 3.0を介してノートPCなどの外部機器に転送され，リアルタイムで関節内を観察可能である．針関節鏡の作動に必要な電力はすべてUSBから提供されており，針関節鏡は特別な光源装置，カメラ装置，録画装置は必要なく，十分なスペックを有するノートPCだけで使用することが可

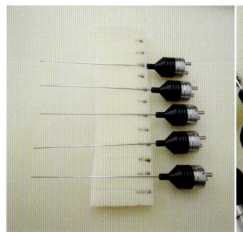
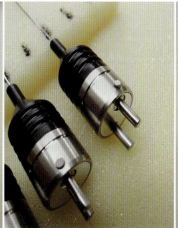
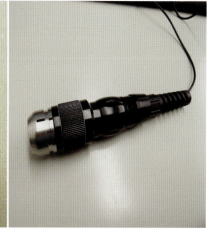

外筒部　　　　　接続部（外筒部コネクタ）　　　ハンドル部

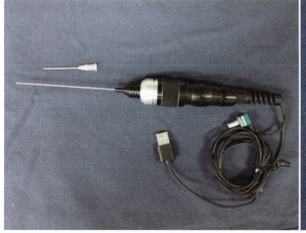
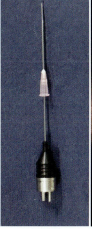
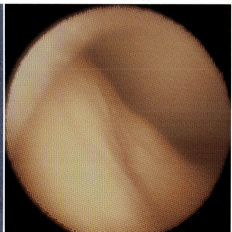

針関節鏡の外観　　　外筒部先端　　実習用膝関節モデルを用いた鏡視画像

図4．針関節鏡

能である．

　今後はこの針関節鏡とSR-OCSAを組み合わせた計測システムの構築を目指している．

まとめ

　再生治療の発展は早期関節症に対する治療を可能とするが，MRI，超音波などの診察機器では早期関節症変化をとらえることは困難である．また，再生軟骨の臨床応用には，一定以上の粘弾性力学特性の保証など，再生軟骨の力学的評価も必要となる．SR-OCSAはこれらの必要性に対応可能なシステムであり，再生治療の発展に大きく寄与すると考えている．

文 献

1) 大澤恭子，内藤　尚，田中正夫ほか：変性軟骨における力学・材料特性の機能領域別評価．生体医工学 47：554-559, 2009
2) Rogowska J, Bryant CM, Brezinski ME：Cartilage thickness measurements from optical coherence tomography. J Opt Soc Am A Opt Image Sci Vis 20：357-367, 2003
3) 佐伯壮一，坂田義太朗，石井勇気：Optical Coherence Straingraphy（光コヒーレンスひずみ断層法）による生体組織ひずみ断層計測．レーザ研究 41：591-595, 2013
4) 佐伯壮一，古川大介，池淵充彦ほか：低コヒーレンス干渉計を用いた関節軟骨における粘弾性挙動の非侵襲マイクロ断層可視化法（Optical Coherence Straingraphy）．非破壊検査 67：166-173, 2018
5) Desrochersy J, Amreinz MW, Matyas JR：Viscoelasticity of the articular cartilage surface in early osteoarthritis. Osteoarthritis Cartilage 20：413-421, 2012

*　　*　　*

I. 診断，評価 ◆ 1. 新しい画像・機能診断

整形外科診療における超音波検査
—— 画像診断の第一選択は「X線」から「超音波」へ[*]

荒川曜子　笹原　潤　宮本　亘　根井　雅　河野博隆[**]

[別冊整形外科 75：32〜36, 2019]

はじめに

　整形外科診療における補助診断として，画像検査はきわめて有用である．骨，関節，軟部組織の画像検査としては，単純X線検査，CT，MRIが広く普及しているが，整形外科疾患に対し動的に評価することが可能な超音波検査が近年注目されてきている．

　超音波検査は，和賀井敏夫順天堂大学名誉教授らによって日本で開発され発展した技術である．内科や産婦人科領域などでは必須の画像検査となった一方で，表在組織を鮮明に描出することが困難であったため，整形外科領域では広く普及しなかった．しかし，近年における超音波画像構築技術の進歩（デジタル化や高周波リニアプローブなど）によって，表在組織を高解像度で描出することが可能となったことから，整形外科領域において急速に普及してきている．超音波検査は，その即時性と侵襲のなさから，整形外科診療における画像検査の第一選択として単純X線検査を凌駕して発展する可能性を秘めている．

　本稿では，超音波を画像検査の第一選択とした整形外科診療について，実際の症例を呈示して解説する．

I. 軟部組織の評価

　従来の整形外科診療における画像検査の第一選択は，単純X線検査であった．しかし，整形外科診療において軟部組織損傷が占める割合は高く，単純X線検査では適切な診断が行えないケースは多い．たとえば，足関節を捻挫した症例の約90％は軟部組織損傷であるため[1]，画像検査の第一選択として単純X線検査を行っても，多く

の場合「骨に異常所見はない」ため，しばしば「足関節捻挫」が診断名として用いられている．その結果，正確な診断がなされていないために適切な治療が行われず，約40％の症例になんらかの症状が遺残していることが報告されている[2]．超音波検査を用いれば，低侵襲かつ簡便に軟部組織損傷の評価を行うことが可能である（図1）．

II. 骨の評価

　超音波のほとんどは骨表面で反射されるため，皮質骨は線状高エコー像を呈し，その内部の観察は困難である．そのため，従来は骨折の診断に超音波検査は適していないと考えられていた．しかし，現在の超音波検査では，微細な骨折による線状高エコー像の途絶部位を鮮明に描出できるようになり，骨折のスクリーニングとしても有用な手段となった[3]（図2）．また，疲労骨折は初診時の単純X線像で骨折像が確認できないことがしばしばある．超音波検査では，骨折部周囲の血腫や軟部組織の肥厚所見が描出できるため，疲労骨折の早期診断においても有用である[4]（図3）．

III. 軟骨の評価

　軟骨は単純X線検査で描出できないため，その画像評価は困難であった．超音波は軟骨を通過するため，軟骨実質は低エコー像を呈し，軟骨の表層と深層は淡い線状高エコー像を呈する．そのため，離断性骨軟骨炎など軟骨損傷の評価にも超音波検査は有用である[5]（図4）．また肋軟骨骨折の診断も，骨折の診断と同様に軟骨の表層の淡い線状高エコー像の途絶部位を描出することにより

▌Key words

ultrasound, ultrasonography, orthopaedic practice

[*]The role of ultrasound examination in orthopaedic practice
[**]Y. Arakawa, J. Sasahara（講師），W. Miyamoto（准教授），M. Nei, H. Kawano（主任教授）：帝京大学整形外科（Dept. of Orthop. Surg., Teikyo University School of Medicine, Tokyo）．
［利益相反：なし.］

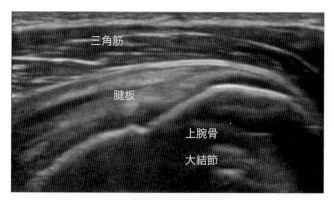

a．超音波短軸像（健側）

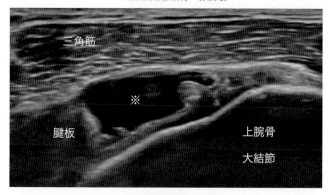

b．超音波短軸像（患側）

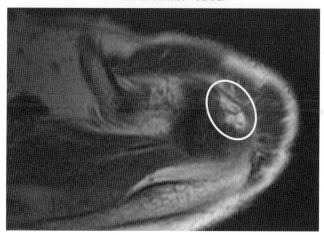

c．MRI T2 強調水平断像

図1．68歳，男．腱板断裂．超音波画像では，断裂部（※）で腱板が途絶しており，MRI で断裂部は高信号領域として描出されている．

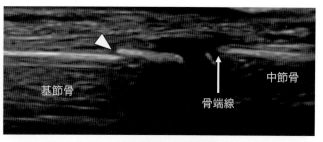

a．初診時超音波長軸像

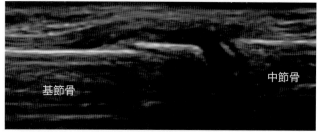

b．2週後超音波長軸像

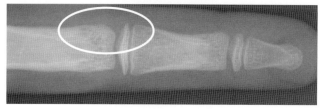

c．初診時単純 X 線像

図2．10歳，男．示指基節骨骨折．単純 X 線像では骨折部（丸印）が描出できていないが，超音波画像では骨折部（矢頭）が線状高エコー像の途絶部位として描出されており，2週後の画像では高エコー像を呈する仮骨による架橋が観察できる．

可能である（図5）．

IV．血流の評価

　ドプラモードを用いると，血流の評価を行うことが可能である．整形外科領域では，主にカラードプラ法ないしパワードプラ法が用いられる．カラードプラ法は，ドプラ効果を利用して赤血球が移動する平均速度や方向などの情報をカラーで表現し，視覚的に認識できる方法である．赤色表示と青色表示の違いは，動脈と静脈の違いではなく，血流方向の違い（プローブへ向かう方向の血流か，プローブから離れる方向の血流か）である．パワードプラ法は，ドプラシフトを平均流速で表示するカラードプラとは異なり，信号強度を表示するため，低速血流や超音波の入射角が大きい血流も高感度に表示することができる．ドプラモードで局所の血流を可視化することにより，深部静脈血栓症の画像診断や，滑膜炎・関節炎など炎症性疾患の画像評価も可能となる[6]（図6, 7）．

I. 診断，評価 ◆ 1. 新しい画像・機能診断

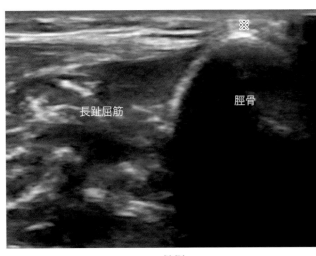
a．健側

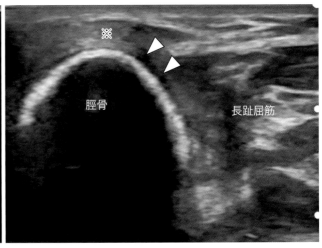
b．患側

図3．21歳，男．脛骨疲労骨折（疾走型）超音波短軸像．運動部の合宿帯同中に下腿内側部痛を訴えた選手に対し，超音波検査を行った．患側の下腿筋膜の脛骨付着部（※）は肥厚し，脛骨内側の皮質骨表層に低エコー領域（矢頭）が観察でき，脛骨疲労骨折（疾走型）と診断できた．図8で示したケーブルレスのポータブルエコーで撮影した超音波画像である．

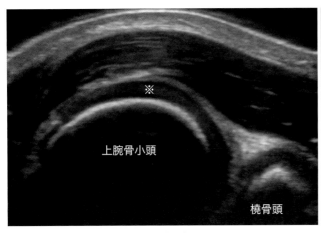
a．健側

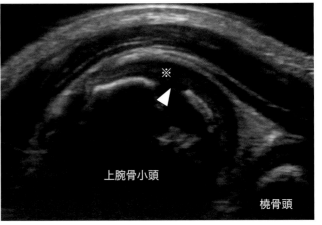
b．患側

図4．11歳，男．肘離断性骨軟骨炎超音波長軸像．上腕骨小頭の軟骨下骨は線状高エコー像を呈し，その表層の軟骨層は低エコー像（※）を呈している．患側は，軟骨下骨の線状高エコー像が途絶し（矢頭）不整となっている．

V．動的な評価

超音波検査の最大の利点は，低侵襲かつ簡便に，動的な評価をリアルタイムで行えることである．従来は，足関節捻挫による足関節外側靱帯損傷の重症度評価として，ストレスX線撮影が行われてきたが，これにかわる検査として，超音波検査の有用性が報告されている[7]．超音波検査で，前距腓靱帯の断裂部を描出したままストレスを加えながら観察することにより，断裂部の不安定性を直接評価することができる（図8）．さらに，超音波検査は侵襲なく簡便に行えるため，外来受診のたびに繰り返し行って，断裂部の治癒状況を評価することが可能である．また神経や腱の脱臼についても，動的な観察を行うことでその詳細な病態を評価することが可能である．

VI．スポーツ現場における利用

超音波の利点の一つに，持ち運びできること（ポータビリティ）があげられる．技術の進歩に伴い，携帯型超音波画像診断装置（ポータブルエコー）の画像描出能力も向上した結果，これを病院外に持ち出して，スポーツ現場でも使用可能となってきている．松浦らは，少年野球検診において，ポータブルエコーによる超音波検査を導入したことにより，肘離断性骨軟骨炎の早期発見が可能となったと報告している[5]．各種スポーツ検診やス

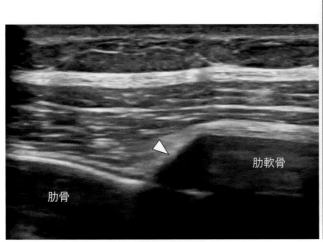

a．超音波長軸像　　　　　　　　　　　　　　b．単純 X 線像

図 5. 22 歳，男．第 11 肋軟骨骨折．単純 X 線像では骨折部（丸印）が描出できていないが，超音波画像では骨折部（矢頭，肋軟骨移行部）が大きく転位していることがわかる．

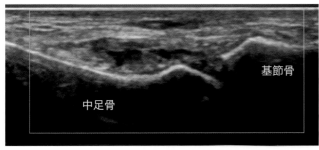
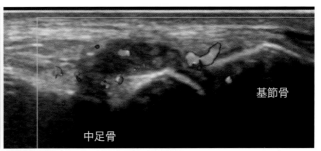

a．健側　　　　　　　　　　　　　　　　　　b．患側

図 6. 52 歳，男．母趾中足趾節関節炎超音波長軸像．ドプラモードを用いると，関節滑膜の炎症によって増加した血流がカラーで表示される（紙面の都合上，黒白表示となっている）．

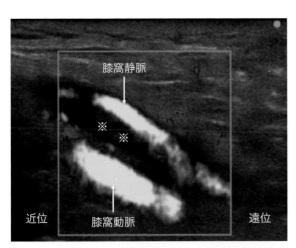

図 7. 87 歳，女．深部静脈血栓症．膝窩静脈超音波長軸像．安静時の膝窩静脈は，血流速度が遅いためカラー描出されにくい．足関節を自動底背屈すると静脈還流量が増加し，膝窩静脈がカラー描出されるようになる．膝窩静脈内でカラー描出されていない部位（※）は，血栓の存在が疑われる．

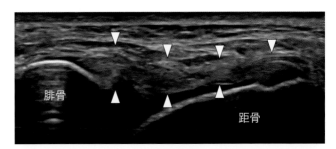

a．静止時

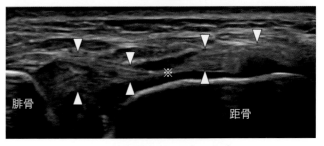

b．前方引き出しストレス時

図 8. 17 歳，男．前距腓靱帯損傷超音波長軸像．前方引き出しストレスをかけると，前距腓靱帯（矢頭）の断裂部（※）が菲薄し不安定性を生じていることがわかる．

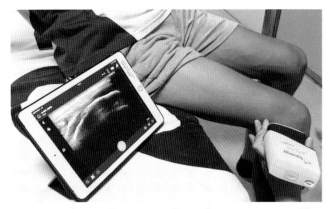

図9. スポーツ現場におけるポータブルエコーを用いた診療風景. 運動部の合宿帯同中に膝外側部痛を訴えた選手に対し, ケーブルレスのポータブルエコーで腸脛靭帯を観察している. 図3の超音波画像は, このポータブルエコーで撮影した画像である.

ポーツ現場にポータブルエコーを携行することにより, スポーツ傷害の早期発見, 早期介入が可能となっている. また, 近年ポータブルエコーの小型化はさらに進み, タブレット端末で高解像度の画像が観察できるようになった (図9).

まとめ

骨のアライメント評価や頸椎, 腰椎疾患に対する画像診断においては, 単純X線検査が第一選択であることに異論の余地はない. しかし, 腱板断裂や上腕骨外側上顆炎などを疑った場合にも, しばしば単純X線検査が第一選択として用いられている. 超音波検査は, 単純X線検査より侵襲が少ないうえに即時性も高く, 画像診断の第一選択として適している.

整形外科診療において, あたりまえのように用いられていたフレーズ「まずX線（レントゲン）」. これが「まず超音波（エコー）」へと変わる時代が, もうすぐそこまできている.

文献

1) Sujitkumar P, Hadfield JM, Yates DW：Sprain or fracture? An analysis of 2000 ankle injuries. Arch Emerg Med **3**：101-106, 1986
2) Gerber JP, Williams GN, Scoville CR et al：Persistent disability associated with ankle sprains；a prospective examination of an athletic population. Foot Ankle Int **19**：653-660, 1998
3) Joshi N, Lira A, Mehta N et al：Diagnostic accuracy of history, physical examination, and bedside ultrasound for diagnosis of extremity fractures in the emergency department；a systematic review. Acad Emerg Med **20**：1-15, 2013
4) Banal F, Gandjbakhch F, Foltz V et al：Sensitivity and specificity of ultrasonography in early diagnosis of metatarsal bone stress fractures；a pilot study of 37 patients. J Rheumatol **36**：1715-1719, 2009
5) 松浦哲也, 鈴江直人, 岩目敏幸ほか：徳島県における肘離断性骨軟骨炎の早期発見を目的とした少年野球検診. 日整会誌 **90**：S358, 2016
6) Sapundzhieva T, Karalilova R, Batalov A：Musculoskeletal ultrasound as a biomarker of remission-results from a one-year prospective study in patients with rheumatoid arthritis. Med Ultrason **20**：453-460, 2018
7) 笹原潤, 高尾昌人, 塚田圭輔ほか：足関節外側靭帯損傷の画像診断：単純X線ストレス撮影の診断的価値と超音波検査の可能性. JOSKAS **37**：8-12, 2017

*　　　*　　　*

整形外科診療における超音波診断（エラストグラフィ，パワードプラ，3D超音波，real-time virtual sonography）の有用性

上原 浩介

はじめに

近年，運動器の診断，評価において超音波の有用性が注目されつつある．高い分解能を有する探触子の出現や装置，画像構築技術の進歩により，以前よりも細部にわたる観察，評価が可能になった．超音波にはさまざまなモードがあり，組織の硬さ（弾性率の比）を評価可能なエラストグラフィ，滑膜炎や血流の有無を評価することが可能なパワードプラなどがあげられる．ここでは，エラストグラフィ，パワードプラ，3D超音波，real-time virtual sonography（RVS）の有用性を中心に述べる．

I．エラストグラフィ

エラストグラフィには静的エラストグラフィと動的エラストグラフィがある．前者は検者が探触子を対象に小刻みに押しあてる用手圧迫振動により（図1），後者は探触子から直接照射される振動エネルギーを利用して弾性率を測定する．腱鞘炎や手根管症候群においてはエラストグラフィを用いて，腱鞘や屈筋支帯（横手根靱帯）の硬さを評価することで，病態の把握や再発予測に用いることができる．皮下脂肪や音響カプラに対する弾性率の比［strain ratio：SR（高いほど硬い，SR＝皮下脂肪や音響カプラの弾性率/測定対象物の弾性率）］において，数値が高いほど硬いといえる．脂肪の硬さは個人差があ

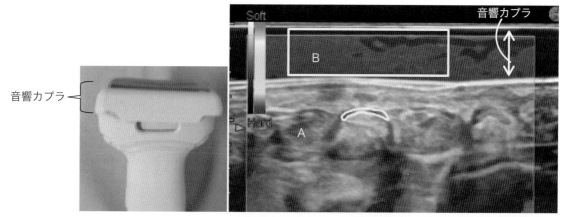

図1．エラストグラフィ．硬い組織は青，柔らかい組織は赤に描出される．カプラとの比較でSR（弾性率比）が計算され，硬さを定量的に測定できる．硬いものは弾性率が小さく，柔らかいものは弾性率が大きい．腱鞘が硬くなるとSRが増加する．SR＝音響カプラ（A）の弾性率/対象（B）の弾性率

Key words

elastography, color Doppler, ultrasonography, RVS, 3D ultrasonography

*Elastography, color Doppler, 3D, and real-time virtual sonography in musculoskeletal disorder
**K. Uehara：東京大学整形外科（Dept. of Orthop. Surg., The University of Tokyo, Tokyo）.
［利益相反：なし．］

るため，入手可能であれば対照は音響カプラとするのがのぞましい．われわれは静的エラストグラフィの手法で弾性率を測定し，音響カプラを対照としたSRを算出している．

われわれの検討で，腱鞘や屈筋支帯の硬さは年齢とともに上昇することがわかっている[1]．平均年齢69歳の32例の屈筋腱腱鞘から得られた結果では，SRは平均1.79（SD 0.83），疾患か否かのカットオフ値は2.0（感度60％，特異度60％），ばね指患者では平均3.5であった[2]．疾患群はステロイド注射で3週後にいったん平均2.3にまで改善するが，再発群では3ヵ月時点でのSRが再び高くなっていた（再発群平均4.5，非再発群1.9）．屈筋腱腱鞘のほかにも，伸筋区画や屈筋支帯の硬さも計測している．硬さ測定の検者内信頼性，検者間信頼性に関しては種々の報告がある．腱板（棘上筋腱）の4つの領域それぞれに対して剪断波エラストグラフィを用いて測定した研究では，検者内信頼性は0.95～0.97，検者間信頼性は0.88～0.95と高い信頼性が示された[3]．そのほかにも正中神経や種々の筋，腱において信頼性の高さが報告されている[4]．

軟部腫瘍の診断に補助的に用いることもできる．硬さの定性評価には，軟（脂肪と同程度），弾性軟（力を抜いたときの腓腹筋），弾性硬（つま先立ち時の腓腹筋），線維性硬，骨性硬の5段階法があるが，定量的評価法はなかった．われわれの29例の軟部腫瘍の検討からは，触診上，軟のSRは平均1.0，弾性軟は平均2.0，弾性硬は平均4.4，線維性硬は平均10.4であった（図2）．腫瘍別に硬さを算出すると，脂肪腫SR平均1.2，血管腫平均2.7，神経鞘腫平均3.0，腱滑膜巨細胞腫平均12.9であった．診察所見やMRI，パワードプラ超音波と組み合わせることで，術前の診断率が改善することが期待される．

そのほかに，腱断裂後に縫合した腱の硬さの推移やDupuytren拘縮の病的腱膜（初期は柔らかく，その時点でのコラゲナーゼ注射が好ましいかどうかには議論の余地がある）の硬さの評価，強皮症における末梢神経障害の際の予後予測（神経が硬くなっている場合，再発率が高いと報告されている），糖尿病患者や軟部組織の線維化が亢進する各種疾患の皮下組織の硬さの評価などに使用している．

II．パワードプラ

パワードプラは関節リウマチやその類縁疾患，感染症，軟部腫瘍，腱鞘炎などにおける滑膜炎の有無の評価に有用である．感染症の場合，術前に同モードの検査を行うことで，感染巣の局在や拡がりを知りえる．また，手根管症候群や腱鞘炎においては，滑膜炎がある場合，ステロイド注射が有効な可能性が高く，治療効果の予測にも役立ちうる．また，血流評価も可能であるため，Dupuytren拘縮の術前にcordのタイプを予測したり[5]，血管柄つき骨移植などの遊離組織移植後の血流評価にも有用である．

狭窄性屈筋腱腱鞘炎患者において，滑膜炎は腱間，腱鞘内，腱鞘周囲にみられることがある（図3）．Gueriniらはパワードプラ超音波による評価で，ばね指の91％に滑膜炎がみられたと報告している[6]．われわれの検討で

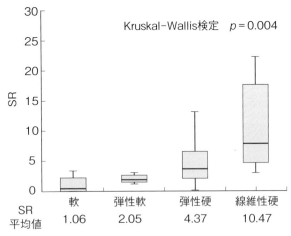

図2．触診上の硬さの定性評価とエラストグラフィを用いた定量評価の比較

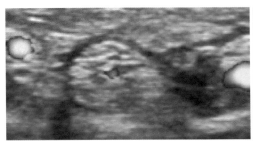
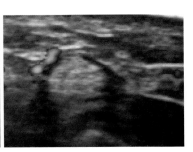

a．腱間　　　　b．腱鞘内　　　　c．腱鞘周囲
図3．パワードプラを用いた狭窄性屈筋腱腱鞘炎の滑膜炎の部位の同定．短軸像で評価

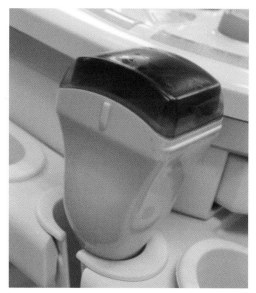

図 4. 3D エコー用プローブ（日立製作所）

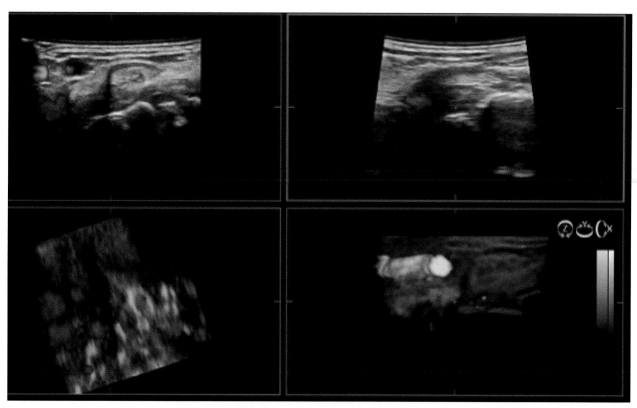

図 5. 3D パワードプラ超音波．左上：短軸像，右上：長軸像，右下：3D 超音波

は，滑膜炎は注射前では狭窄性屈筋腱腱鞘炎の 47％の症例にみられたが，注射後には 10％にみられるのみとなった．また，狭窄性屈筋腱腱鞘炎において，滑膜炎の有無は感度 75％，特異度 96％であった．

Ⅲ．3D 超音波

専用のプローブ（図 4）を用いれば三次元再構成された超音波画像，パワードプラ画像，エラストグラフィ画像を得ることができる．

3D 超音波の臨床応用に関しては，婦人科領域からの報告が多い．運動器領域においては，腫瘍や血管の走行など，一つの断面からのみでは評価が容易ではないときに有用となりうる（図 5）．

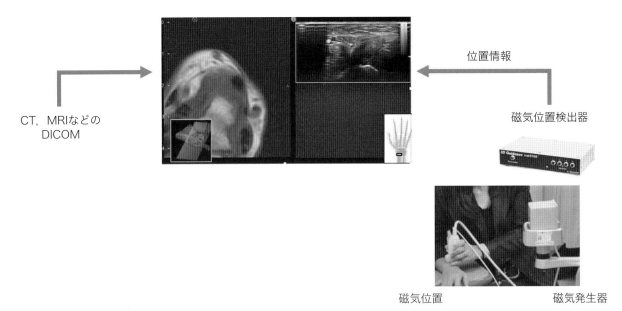

図6. RVSは，CTやMRIなどのDICOMデータと位置合わせを行うことで描出した断面の再構成画像をリアルタイムに構成し，参照することができる．磁気位置センサが，プローブの位置と角度を検出するセンサ情報から，断面の再構成画像をリアルタイムに構築する．

IV. Real-time virtual sonography (RVS)

RVSのシステムを用いることで，CTやMRIなどのDICOMデータと位置合わせを行うことで描出した断面の再構成画像をリアルタイムに構成し，参照することができる（図6）．

現在までに，乳腺外科，肝臓外科や泌尿器科領域を中心に報告が増えつつある．

超音波だけでは描出困難ではあるが，MRIやCTでは同定可能な病変［石灰化病変や三角線維軟骨複合体（TFCC）損傷，小さな病変など］の評価や侵襲を伴う手技を行う際のナビゲーションとして有用である可能性がある．

まとめ

整形外科領域の超音波検査において，エラストグラフィ，パワードプラ，3D超音波，RVSの有用性を述べた．今後さらに適用範囲は広がると予想され，知見の蓄積とともに運動器疾患の評価，診断における重要性はさらに増していくであろう．

文 献

1) Miyamoto H, Miura T, Isayama H et al：Stiffness of the first annular pulley in normal and trigger fingers. J Hand Surg **36-A**：1486-1491, 2011
2) 上原浩介：手指のエコー——腱・腱鞘を中心に．Bone Joint Nerve **4**：325-333, 2014
3) Hatta T, Giambini H, Uehara K et al：Quantitative assessment of rotator cuff muscle elasticity；reliability and feasibility of shear wave elastography. J Biomech **48**：3853-3858, 2015
4) Davis LC, Baumer TG, Bey MJ et al：Clinical utilization of shear wave elastography in the musculoskeletal system. Ultrasonography **38**：2-12, 2019
5) Uehara K, Miura T, Morizaki Y et al：Ultrasonographic evaluation of displaced neurovascular bundle in Dupuytren disease. J Hand Surg **38-A**：23-28, 2012
6) Guerini H, Pessis E, Theumann N et al：Sonographic appearance of trigger fingers. J Ultrasound Med **27**：1407-1413, 2008

* * *

整形外科領域における超音波剪断波エラストグラフィの有用性
― 肩腱板修復術の術前評価への応用*

糸魚川善昭　金子和夫**

はじめに

近年，整形外科領域における画像診断は急速な進歩をとげている．「骨」を中心としたX線画像診断から軟部組織の評価が可能な超音波やMRIが現在一般的に行われるようになった．しかし，これらは解剖学的破断の評価であり，実際の組織の質は評価できない．超音波剪断波エラストグラフィ（shear wave elastography：SWE）は通常のBモード超音波機器に搭載され，物質の「硬さ」を評価できる機器である（図1）．われわれは，このSWEを用いて整形外科領域における筋や腱の硬さを計測することが可能か否かを調べることにより，実際の臨床現場での術前評価や修復過程の評価にSWEの使用が可能であるという仮説をもとに研究を行っている．そのうちの一つとして，肩関節領域における鏡視下腱板修復術の術前評価にSWEが有用か否か評価することを目的とした研究について述べる．

I. 超音波剪断波エラストグラフィのメカニズム

SWEはプローブの先端から人がほとんど感じることのない程度の微弱な振動を発し，画像上その外側で振動を感知する．振動を発する部位から感知する部位の間の速度から，弾性率の指標であるYoung率を計算することで硬さを計測している．このように，機器の特性として横波の速度から硬さを測定しているため，硬さを計測するには超音波画像上ターゲットとする組織線維を平行に

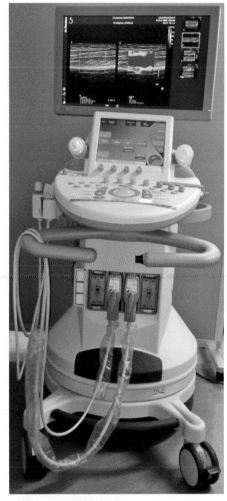

図1. 超音波剪断波エラストグラフィ
（Aixplorer system；Supersonic Imagine社）

Key words

SWE, muscle, ultrasound, orthopedics, rotator cuff, tendon

*Application of shear wave elastography for orthopaedic erea
**Y. Itoigawa（准教授）：順天堂大学附属浦安病院整形外科（Dept. of Orthop. Surg., Juntendo University Urayasu Hospital, Urayasu）；K. Kaneko（教授）：同大学整形外科．
［利益相反：なし．］

I．診断，評価 ◆ 1．新しい画像・機能診断

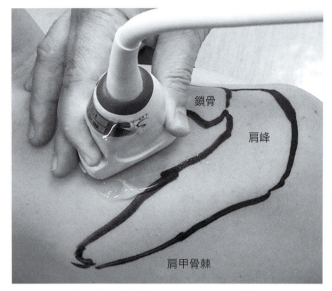

図2．右肩棘上筋（後深層）に対するSWE計測時のプローブ位置

描出させるような位置にプローブをおき計測することが重要である[1]．よって整形外科領域のどの筋や腱を計測するにしても，はじめにSWEでの計測方法について検討を行う必要がある．

II．鏡視下腱板修復術前に硬さを計測する臨床的意義

腱板断裂は外傷性に断裂することもあるが，多くは変性断裂で，いつ断裂したか不明であることがほとんどである．超音波やMRIでの腱板断裂の診断は比較的容易であり，近年の報告では超音波，MRIとも腱板完全断裂の診断精度は感度，特異度ともに0.9以上とされている[2]．一般的に腱板断裂はまずは保存的治療を行うが，それが無効な場合は手術的治療を行う．手術は通常，断裂した

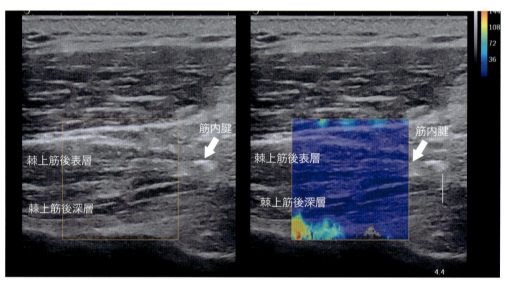

a．正常な棘上筋のBモード超音波画像（左）とエラストグラム画像（右）

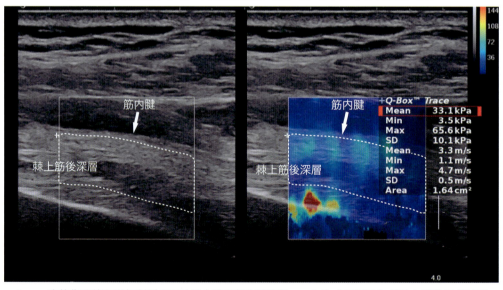

b．一次修復不能な腱板断裂のある棘上筋の超音波画像．aと比べエラストグラム画像において黄緑から黄色で表示され硬くなっていることが示されている（白点線：関心領域，赤枠：SWEから得られた弾性率の値）．

図3．超音波剪断波エラストグラフィの画像

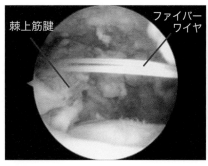
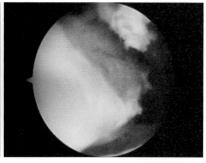

a. 腱板を引き出す前　　　b. 付着部まで引き出し後

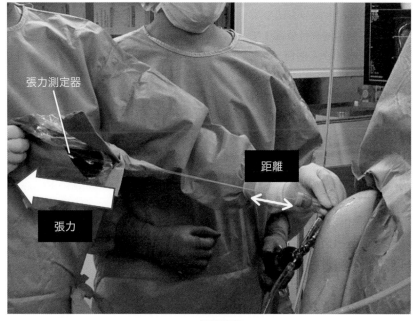

c. 外観所見

図4. 右肩に対する鏡視下腱板修復術中の腱板の剛性（硬さ）計測．a, bは関節鏡下にファイバーワイヤを棘上筋腱にかけ，腱板付着部まで引き出しているところ．下図はそのときの張力と引き出すまでの距離を計測している．最終的に剛性は張力/距離で計算した．

腱板を解剖学的な付着部である結節に修復するが，腱板が硬いと結節まで引き寄せることができないため，腱移植が必要となったり，また70歳以上で術前から自動挙上できない症例においてはリバース型人工肩関節置換術の適応となる．また結節への一次修復が可能であったとしても腱板が硬い症例では術後再断裂率が高いため，術前に腱板やその筋の硬さを評価することは，術式選択，手術の難易度，さらに術後成績を予測するうえできわめて重要である．一般的に術前の硬さを評価する方法として，MRI斜位矢状断における棘上筋筋腹の横断面における筋脂肪変性で脂肪の量から分類したGoutallier分類を用いることが多い．しかし術前のこの評価が，術中の硬さとしばしば相関しないことがある．このような背景をもとに，術前に計測するSWE値から術中の腱板の硬さを予測するか否かを調べることを目的として研究を行った．

Ⅲ．腱板筋に対するSWE計測方法の検討

腱板は棘上筋，棘下筋，肩甲下筋，小円筋の4つの筋から構成され，遠位では共同腱となり上腕骨結節部にそれぞれ付着している．腱板断裂は90％以上の症例において棘上筋腱が断裂しているため，まず棘上筋をターゲットにSWEを用いて検討を行った．新鮮屍体肩を用いて筋内腱や筋線維の走行を肉眼的に観察し，さらにBモード超音波画像で筋線維がどのようにみえるか検討した．その結果，プローブを内外側方向において肩甲骨棘中央，前後方向において鎖骨と肩甲骨棘の中央におき，Bモード超音波画像上でまず棘上筋の筋内腱を描出させ，筋内腱から骨に沿って走行する棘上筋線維を前表層，前深層，後表層，後深層の4つの区画に分けて，時計回りまたは反時計回りにプローブを，筋内腱を中心に回旋させることにより，それぞれの区画の筋線維を画像上平行

に描出させることができた（図2, 3）. さらに健常者に
おいて棘上筋の4つの区画でSWEを計測したところ,
SWEで弾性率の計測が可能であり, さらに検者間誤差
もほとんどなかった[3,4]. よって, この方法を用いて棘上
筋のSWE計測が可能であることが証明された.

Ⅳ. 術前SWE値と術中腱板剛性（硬さ）との相関の検討

次に棘上筋腱を含む腱板断裂に対して鏡視下腱板修復
術を行った患者を対象に, 術前に上記の方法を用いて
SWEを行い, 術中に腱板を大結節腱板付着部まで引っ
張ったときの腱板の移動距離と張力から剛性（硬さ：張
力/移動距離）を計測した[5,6]（図4）. さらにMRIの脂肪
変性はGoutallier分類を用いて評価し, 術中の剛性に対
する術前のそれぞれの区域のSWE値とGoutallier分類
でどれがもっとも術前に予測できるかを, ロジスティッ
ク解析を用いて調べた[6]. その結果, 後深層のSWE値が
もっとも術中の剛性を予測できることが示され, さらに
臨床上もっとも硬さの評価が必要な腱板大断裂だけの評
価においても同様の結果で, 術中剛性の高い症例では術
前の後深層のSWE値が高かった（図3）[6]. このことか
ら, SWEは鏡視下腱板修復術中の剛性を予測しMRIの
Goutallier分類より術前評価に使えることが示唆された.

今後は, 術後の棘上筋腱の修復過程や, 棘上筋以外の
筋腱疾患に対してSWEが術前評価や修復過程の評価に
使えるか, さらには腱板以外の部位でもSWEが臨床応
用可能であるか否かを検討していく予定である.

ま と め

SWEは棘上筋の硬さを計測することが可能であり,
腱板断裂に対する手術方法の選択や, 鏡視下腱板修復術
の術前評価として腱板の硬さをMRI筋脂肪変性より予
測することが可能であった. SWEは筋の硬さを評価す
るうえで臨床応用が可能である.

文 献

1) Eby SF, Song P, Chen S et al：Validation of shear wave elastography in skeletal muscle. J Biomech 46：2381-2387, 2013
2) Roy JS, Braen C, Leblond J et al：Diagnostic accuracy of ultrasonography, MRI and MR arthrography in the characterisation of rotator cuff disorders；a systematic review and meta-analysis. Br J Sports Med 49：1316-1328, 2015
3) Itoigawa Y, Sperling JW, Steinmann SP et al：Feasibility assessment of shear wave elastography to rotator cuff muscle. Clin Anat 28：213-218, 2015
4) Hatta T, Giambini H, Uehara K et al：Quantitative assessment of rotator cuff muscle elasticity；reliability and feasibility of shear wave elastography. J Biomech 48：3853-3858, 2015
5) Hatta T, Giambini H, Itoigawa Y et al：Quantifying extensibility of rotator cuff muscles with tendon rupture using shear wave elastography；a cadaveric study. J Biomech 16：131-136, 2017
6) Itoigawa Y, Maruyama Y, Kawasaki T et al：Shear wave elastography can predict passive stiffness of supraspinatus musculotendinous unit during arthroscopic rotator cuff repair for presurgical planning. Arthroscopy 34：2276-2284, 2018

＊　　　＊　　　＊

I. 診断, 評価 ◆ 1. 新しい画像・機能診断

超音波は pink pulseless hand の血管展開の判断に有用である*

村 岡 辰 彦　　井 上 三四郎**

[別冊整形外科 75：45〜48, 2019]

はじめに

小児上腕骨顆上骨折において，循環は保たれるも橈骨動脈触知不能な状態は pink pulseless hand（PPH）と呼ばれ，そのほとんどは Gartland type III などの転位の大きい骨折でみられる[1]．その治療のコンセンサスは得られておらず，治療方針は施設によって異なる．つまり，血行再建が日常的に行えている施設であれば最初から血管展開を行うことを躊躇しないであろう．一方，大多数を占めるそれ以外の施設では，徒手整復後に経皮鋼線刺入を行い，何事もないことを祈りながら経過観察するのが現状であると推測する[2〜4]．われわれは，超音波（US）が血管展開，再建の判断に有用であった2症例を経験し，それを基に US を使用した治療フローチャートを作成したので報告する．

I. 症 例 提 示

症例1．10歳，女．

遊具より転落し救急搬送された．上腕骨顆上開放骨折（Gartland type III，Gustilo type I）と診断した．Capillary refiling time（CRT）は2秒未満であり，明らかな麻痺所見もなかったが，橈骨動脈触知不可であった．PPH を疑い造影 CT を施行したところ，骨折部での上腕動脈の途絶と骨折部遠位での血流再開を認めた（図1）．手術は仰臥位で施行した．開放骨折に対し洗浄・デブリドマンを行い，開放創から皮切を伸ばして展開した．正中神経，上腕動脈を確認，保護したうえで，直視下に骨折部を整復し，Kirschner 鋼線を用いて骨接合を行った．

上腕動脈は直視下で明らかな閉塞帰転はなかったが，橈骨動脈は触知不良なままであった．US で上腕動脈を評価したところ（図2），血流は確認できなかったが，血栓などの閉塞機転もなかった．血管攣縮を考え塩酸パパベリンを局所散布すると，上腕動脈血流の再開が確認できたため閉創した．術後には橈骨動脈が触知可能となり，造影 CT でも血流を確認できた．術翌日も正中神経領域のしびれがあったが，橈骨動脈は左右差なく良好に触知可能であり，US で橈骨動脈の血流も確認できた．しびれは術後5日目には消失した．術後6ヵ月の抜釘時，骨癒合は得られ，運動，感覚障害はなく，US で橈骨から上腕動脈までの血流も左右差なく確認できた．

症例2．4歳，男．

椅子からの転落で受傷し，救急搬送された．上腕骨顆上骨折（Gartland type III）と診断した．明らかな麻痺所見はなく，CRT は2秒未満であった．しかし，橈骨動脈触知不能で，PPH を強く疑った．造影 CT で，骨折部での上腕動脈の途絶と骨折部遠位での血流再開を認めた（図3）．全身麻酔後，仰臥位で骨折を非観血的に整復し，US で評価した．上腕動脈血流は良好で，正中神経も骨部で途絶なく追えることを確認し，経皮鋼線刺入術を施行した．固定後，橈骨動脈は触知不良であったが，US で上腕動脈の血流は良好であった（図4）ため，動脈展開は行わなかった．術後には橈骨動脈が触知可能となった．術翌日も橈骨動脈は左右差なく良好に触知可能であったため US での評価は行わなかった．術後6ヵ月の抜釘時，症状はなく US で橈骨から上腕動脈までの血流が左右差なく確認できた．

■ Key words

PPH，US，blood vessel expansion，flowchart

---

*New treatment strategy of pink pulseless hand in pediatric supracondylar fractures using ultrasound sonography.
　要旨は第135回西日本整形・災害外科学会で発表した．
**T. Muraoka（副医長）：宮崎県立延岡病院整形外科（☎ 882-0835　延岡市新小路 2-1-10；Dept. of Orthop. Surg., Miyazaki Prefectural Nobeoka Hospital, Nobeoka）；S. Inoue：宮崎県立宮崎病院整形外科．
［利益相反：なし．］

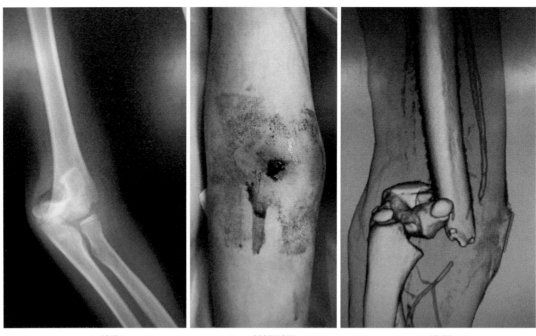

a. X線像　　　　　　　　b. 外観所見　　　　　　　　c. 造影CT
図1. 症例1. 10歳, 女. 上腕骨顆上開放骨折 (Gartland type Ⅲ, Gustilo type Ⅰ)

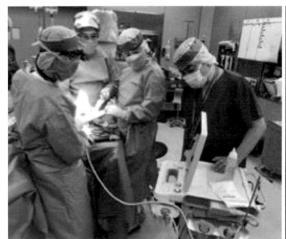
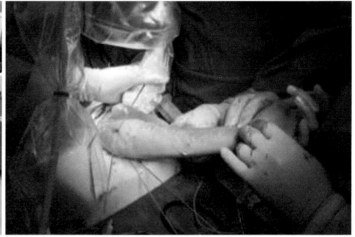

a. 術中所見　　　　　　　　b. 血管展開している場合, プローブは直接血管にあてないこと
図2. 症例1

Ⅱ. 考　察

1例目は血行再建の必要性, 2例目は血管展開の必要性の判断にUSが有用であった. PPHの治療コンセンサスは得られていないが, 2つの治療方針に大別される. 一つは, 徒手整復後に大きな問題がなければ経過観察を行うという方針である. しかし, PPHのまま放置した場合, 将来的にischaemic contractureを生じる症例が報告されていることは看過できない. この方針ではunder-diagnosisが問題となる. もう一つは, より積極的に, 直視下に神経, 血管を確認する治療方針である. この方針では, 本来必要のない症例にまで動脈展開が行われる可能性があり, overtreatmentが問題となる. この2つの治療戦略に横たわるジレンマを解決するツールとして, われわれはUSに注目した. 以下にわれわれが推奨するUSを使用したPPH治療フローチャートを述べる.

PPHが疑わしい場合は仰臥位で手術を行う. 徒手整復後, 骨折部にUSをあて, 血管, 神経が挟まり込んでいないことを確認し, 問題がなければ経皮鋼線刺入を行う. 再度USをあて, ドプラモードで血流評価を行う. 良好な血流が得られていれば手術は終了する. 血流が確認できなければ血管展開を行い, 再度動脈評価を行う.

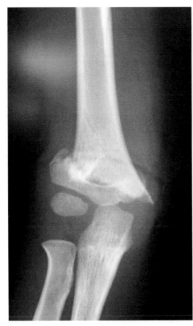 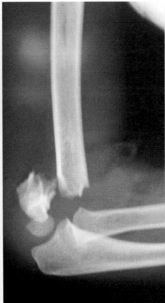 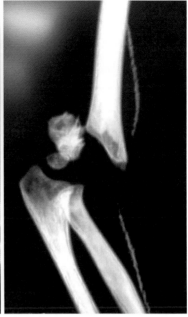

a．X線正面像　　　　　　b．X線側面像　　　　　　c．造影CT

図3．症例2．4歳，男．上腕骨顆上骨折（Gartland type Ⅲ）

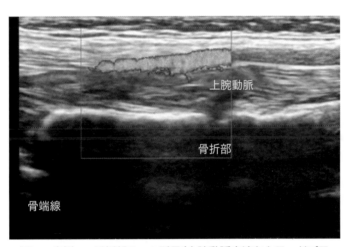

図4．症例2．骨折部のUS所見（上腕動脈血流をカラードプラで確認）

血栓がなければ血管攣縮の可能性が高いため，塩酸パパベリンを局所散布し再度USを用いて評価する．血流が確認できれば終了とし，確認できなければ血行再建を行う．全例翌日に動脈触知の左右差を評価し，問題があればUSでの上腕動脈の血流評価を行う（図5）．

PPHにUSを使用する利点は，容易に血管展開できない施設にこそある．このフローチャートでもっとも大事なことは，術翌日，橈骨動脈が触知不良であったときにUSで血管評価を行うことである．上肢は血流豊富であり，collateral arteryも多く存在する．collateral arteryに乏しい膝窩動脈閉塞の緊急性と異なり，PPHでは末梢血流がそれなりに保たれていることが多いため，white pulseless handのような明らかな虚血やコンパートメント症候群の合併などがなければ全例を緊急で専門施設に送る必要はない．術翌日のUSで血流障害を疑った場合に専門施設に相談すれば問題はない．PPHをそのまま放置した場合，切断などにはいたらないものの，将来的に成長障害や，虚血による症状を呈する例が報告されている[5]．術翌日のUSで血流障害を疑った症例は，専門施設への相談が望ましい．

今日，USはその機能向上により整形外科分野において有用性が多く報告されている．USでの血管評価は詳細に行うのであれば多少のスキルを要するが，血流の有無の評価のみであれば容易である．USをベッドサイド

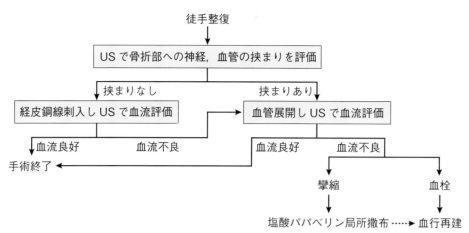

図5．USを用いたPPH治療フローチャート．全例，術翌日に橈骨動脈拍動がなければUSで上腕動脈血流評価

に運び，プローブをあてて，カラードプラのボタンを押すだけである．外傷整形外科医にとってUSは習得すべき必須のツールであるといえる．

まとめ

USは，PPHにおいて血管展開や血行再建を行うべきか否かの判断に有効である．

文献

1) Louaheme D, Cottalorda J：Acute ischemia and pink pulseless hand in 68 of 404 gartland type Ⅲ supracondylar humeral fractures in children；urgent management and therapeutic consensus. Injury 47：848-852, 2016
2) Badkoobehi H, Choi H, Bae DS et al：Management of the pulseless pediatric supracondylar humeral fracture. J Bone Joint Surg Am 97：937-943, 2015
3) White L, Mehilman C, Crawford T et al：Perfused, pulseless, and puzzling；a systematic review of vascular injury in pediatric supuracondylar humerus fractures and result of a POSNA questionnaire. J Pediatr Orthop 30：328-335, 2010
4) Apurva SS, Peter MW, Donald SB：Treatment of the "Pink pulseless hand" in pediatric supracondylar humerus fractures. J Hand Surg 38-A：1399-1404, 2013
5) Blakey CM, Biant LC, Birch R：Ischaemia and the pink, pulseless hand complicating supracondylar fractures of the humerus in childhood；long-term follow-up. J Bone Joint Surg 91：1487-1492, 2009

* * *

I．診断，評価 ◆ 1．新しい画像・機能診断

関節リウマチ診療におけるイメージング
バイオマーカーとしての PET の有用性*

岡邨興一**

はじめに

関節リウマチ（RA）は滑膜の増生を伴う関節炎を生じて骨・軟骨破壊を引き起こす全身性自己免疫疾患である．近年，RA 治療の領域では，新たな治療薬の登場により RA の疾患活動性を以前より厳格にコントロールすることが可能となっている．陽電子放出断層撮影（positron emission tomography：PET），特に^{18}F-fluorodeoxy glucose（FDG）-PET の画像を利用することによって，RA の関節炎をより正確に評価することが可能である．PET 画像は細胞の代謝の状態を画像として表現できる「機能・代謝画像」であり，疾患活動性を評価する必要のある RA においては，イメージングバイオマーカーとしてその有用性が発揮できるモダリティである．

I．PET 検査の概要

PET は核医学検査法の一つであり，陽電子放出断層撮影ともいわれる．^{11}C，^{13}C，^{15}O，^{18}F などの陽電子放出核種で標識された薬剤を被験者に投与し，薬剤の体内への分布を画像化する．投与された薬剤は体内の生理学的，生化学的な過程により臓器，組織へ分布するため，PET 画像は機能・代謝画像といわれる．

❶FDG-PET 検査

FDG-PET 検査は，グルコースのアナログであるFDGをトレーサーとしている．FDGは細胞膜のグルコーストランスポーター（GULT）を介して細胞内に取り込まれるが，解糖系の分解は受けずに細胞内にとどまる（メタボリックトラッピング）．FDG-PET 検査は，この細胞内に集積したFDGを画像化しており，通常のシンチグラ

フィに比べて感度がよく，解像力も高い．

❷FDG-PET 撮影法

5～6 時間の絶食後，FDG を静脈内投与し約 60 分間の安静ののちに撮影を行う．糖尿病患者などでは高血糖の場合があり，PET 検査前に血糖測定をすることが望ましい．また，筋肉への異常集積を避けるために，検査前日から検査前までの間，激しい運動は避ける必要がある．

近年利用されている一体型 PET/CT 装置では解剖学的な位置関係が容易に同定できるという利点のほかに，CT 撮影の際の X 線吸収値を用いて吸収補正ができる点が便利であるが，PET 単独の装置に比べて若干被曝量が増える点がデメリットである．

II．FDG-PET による RA 関節炎評価

❶RA 患者における FDG 集積

FDG-PET 検査は，PET 画像としては現在標準的な PET/CT 画像により，RA 患者の関節滑膜の有無および関節内の炎症部位の位置同定が可能になる．これは滑膜に集積した好中球やマクロファージの解糖活性の増加により，FDG が炎症部位に集積するためと考えられている[1]．TNF-α や低酸素が FDG 集積に関与しているとの報告もある[2]．

❷RA 患者の関節炎評価

RA 患者の関節内に増生している滑膜にはFDGの集積がみられ，PET 画像で滑膜を確認することができる[3~6]．後述するが，治療が奏効すると滑膜への FDG 集積が減少する（図 1）[5,7]．血清 CRP が陰性の場合でも RA 患者の関節内に滑膜炎が存在する場合，FDG-PET によ

▌Key words

FDG-PET，RA，imaging biomarker

---

*Usefulness of PET as an imaging biomarker for the treatment of patients with rheumatoid arthritis
**K. Okamura：群馬大学整形外科（Dept. of Orthop. Surg., Gunma University Graduate School of Medicine, Maebashi）.
［利益相反：なし.］

Ⅰ．診断，評価　◆　1．新しい画像・機能診断

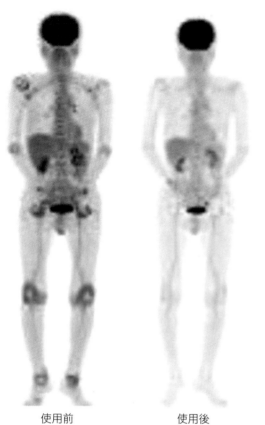

使用前　　　　　使用後

図1．生物学的製剤使用前後のFDG-PET画像．生物学的製剤使用により疾患活動性が低下した症例のFDG-PET画像である．各関節へのFDG集積が低下している（文献11より転載）．

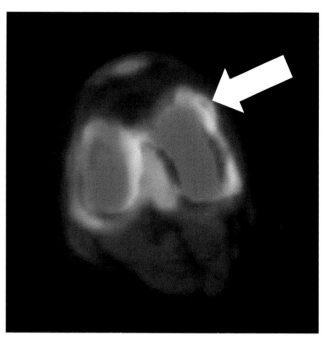

図2．膝関節FDG-PET/CT画像．抗IL-6受容体抗体製剤を使用中のRA患者の膝関節FDG-PET/CT画像である．血清CRP 0.01 mg/dlであるが，膝関節の滑膜へのFDG集積（矢印）を認める．

り画像的に滑膜炎を同定することが可能である．抗IL-6受容体抗体製剤を使用中の膝関節PET画像を示す（図2）．

❸SUVを利用した関節炎評価

Standardized uptake value（SUV）は半定量評価であり，単位組織あたりの放射能の，体重あたりの投与量に対する割合を示す．われわれは，RA患者の関節へのFDG集積量を，関節における最大SUV（SUVmax）を利用して評価している[7]．SUVmaxを用いることで各患者の関節炎の程度を客観的に評価可能であり，従来の視覚スコアによる評価方法[8]に比べ，検者間の測定誤差も生じにくい．SUVmaxを用いた評価法により単関節を評価した報告，および全身の関節を評価してRA疾患活動性と比較している報告があるが，全身の大関節のSUVmaxとRAの疾患活動性を比較すると相関関係にあることがわかっている[9~12]．

生物学的製剤使用前後にFDG-PETを施行したところ，生物学的製剤の種類にかかわらず，疾患活動性がコントロールできた症例では，全身の関節へのFDG集積が減少していた[7,12]．

各関節へのFDG集積が病理学的に何を反映しているのかを調べるために，RA患者に人工膝関節置換術を施行する前日にFDG-PET/CTを施行し，手術時の切除滑膜の病理組織像とFDG集積の関係を解析した．その結果，FDG集積は，①滑膜の過形成，および②リンパ球のびまん性の浸潤に有意に相関していた．

❹SUVを利用した関節破壊予測

FDG-PETを利用して関節破壊の予後予測が可能であろうか．この疑問に対して，われわれはいくつかの検討を行った．まず，関節破壊の進行の有無とFDG集積および臨床的なパラメータの関係を調べたところ，Larsen分類での関節破壊の進行の危険因子は，①関節へのFDG集積の程度と，②ステロイドの使用量が少ないことであった[13]．

生物学的製剤使用開始3年後の肩関節の関節破壊と生物学的製剤使用前後の肩関節へのFDG集積を調べたところ，治療開始前の肩関節へのFDG集積が多いほど関節破壊が進行し，もともとの関節破壊の程度は関節破壊

の進行とは関係しなかった[14].

その他の関節はどうであろうか．生物学的製剤を使用開始した患者の全身の関節を対象として2年間および3年間の経過をみた．2年後の関節破壊の進行に関与していた因子は，生物学的製剤使用開始前の関節へのFDGの集積と使用開始後6ヵ月のRAの疾患活動性であった[15].また3年後の関節破壊の危険因子は，使用開始前の関節へのFDG集積がSUVmax≧1.65であった[16].

❺腋窩リンパ節へのFDG集積

RA診療を行っていると胸部CTを撮影し評価する機会が数多くあるが，その際に腋窩リンパ節の腫大を読影医に指摘されることがたびたびある．通常，腋窩リンパ節の腫大を指摘されるのは，RAの疾患活動性が高く上肢の関節に滑膜炎が存在しているRA患者が多い．PET画像を評価すると，上肢の関節炎の程度と腋窩リンパ節へのFDG集積の程度が相関していた．

Ⅲ．RA患者に対する新たなアプローチ

これまで，関節へのFDG集積を中心に述べてきたが，心血管イベントに対する評価[17,18]や近年注目されているメトトレキサート関連リンパ増殖性疾患（MTX-LPD）を含むリンパ増殖性疾患の検索や診断にFDG-PETを利用する動きもある[19~21].一方で，マクロファージを標的としたトレーサーを利用したPET画像[22]やNaF PETを利用した骨評価[23]も行われている．

ま と め

PETを利用したRA患者の評価について，治療効果の評価や関節破壊予測を中心にまとめた．日常診療での利用は制限されるが，PET画像はRA患者の評価においてイメージングバイオマーカーとして有用なモダリティである．

文 献

1）荒武正人，齋藤知行，高橋 晃ほか：PETによる関節炎の評価．リウマチ科 **36**：381-385, 2006
2）Matsui T, Nakata N, Nagai S et al：Inflammatory cytokines and hypoxia contribute to ^{18}F-FDG uptake by cells involved in pannus formation in rheumatoid arthritis. J Nucl Med **50**：920-926, 2009
3）Beckers C, Jeukens X, Ribbens C et al：(18)F-FDG PET imaging of rheumatoid knee synovitis correlates with dynamic magnetic resonance and sonographic assessments as well as with the serum level of metalloproteinase-3. Eur J Nucl Med Mol Imag **33**：275-280, 2006
4）Palmer WE, Rosenthal DI, Schoenberg OI et al：Quantification of inflammation in the wrist with gadolinium-enhanced MR imaging and PET with 2-[F-18]-fluoro-2-deoxy-D-glucose. Radiology **196**：647-655, 1995
5）岡邨興一，米本由木夫，高岸憲二：関節リウマチ患者評価におけるFDG-PET/CTの応用．映像情報Medical **45**：415-420, 2013
6）Goerres GW, Forster A, Uebelhart D et al：F-18 FDG whole-body PET for the assessment of disease activity in patients with rheumatoid arthritis. Clin Nucl Med **31**：386-390, 2006
7）Okamura K, Yonemoto Y, Arisaka Y et al：The assessment of biological treatment in patients with rheumatoid arthritis using FDG-PET/CT. Rheumatology **51**：1484-1491, 2012
8）Kubota K, Ito K, Morooka M et al：Whole-body FDG-PET/CT on rheumatoid arthritis of large joints. Ann Nucl Med **23**：783-791, 2009
9）高木英希，土屋廣起，岩田 久ほか：関節リウマチ治療の効果判定におけるFDG-PETの応用．関節外科 **27**：73-78, 2008
10）Beckers C, Ribbens C, André B et al：Assessment of disease activity in rheumatoid arthritis with (18)F-FDG PET. J Nucl Med **45**：956-964, 2004
11）岡邨興一，米本由木夫，高岸憲二：リウマチ画像診断の進歩―関節リウマチ患者評価におけるFDG-PET/CTの応用．関節外科 **32**：368-373, 2013
12）Okamura K, Yonemoto Y, Okura C et al：Evaluation of tocilizumab therapy in patients with rheumatoid arthritis based on FDG-PET/CT. BMC Musculoskelet Disord 2014 Nov 22；15：393. doi：10.1186/1471-2474-15-393
13）Yonemoto Y, Okamura K, Takeuchi K et al：[18 F] fluorodeoxyglucose uptake as a predictor of large joint destruction in patients with rheumatoid arthritis. Rheumatol Int **36**：109-115, 2016
14）Yonemoto Y, Okamura K, Kobayashi T et al：Predictive factors related to shoulder joint destruction in rheumatoid arthritis patients treated with biologics；a prospective study. Mod Rheumatol **27**：587-592, 2017
15）Suto T, Okamura K, Yonemoto Y et al：Prediction of large joint destruction in patients with rheumatoid arthritis using 18 F-FDG PET/CT and disease activity score. Medicine **95**：e2841, 2016
16）Suto T, Yonemoto Y, Okamura K et al：Predictive factors associated with the progression of large-joint destruction in patients with rheumatoid arthritis after biologic therapy；a post-hoc analysis using FDG-PET/CT and the ARASHI (assessment of rheumatoid arthritis by scoring of large-joint destruction and healing in radiographic imaging) scoring method. Mod Rheumatol **27**：820-827, 2017
17）Amigues I, Tugcu A, Russo C et al：Myocardial inflammation, measured using 18-fluorodeoxyglucose positron emission tomography-computed tomography (FDG PET-CT) is associated with disease activity in rheumatoid arthritis. Arthritis Rheumatol 2018 Nov 8. doi：10.1002/art.40771.[Epub ahead of print] PubMed PMID：30407745
18）Morgenstern R, Amigues I, Giles JT et al：Coronary artery inflammation in rheumatoid arthritis using fluorine-18 fluorodeoxyglucose positron emission tomography. J Clin Rheumatol **23**：454-455, 2017

Ⅰ. 診断, 評価 ◆ 1. 新しい画像・機能診断

19) Takanashi S, Nakazato T, Aisa Y et al : The prognostic value of positron emission tomography/computed tomography in rheumatoid arthritis patients with methotrexate-associated lymphoproliferative disorders. Ann Hematol **97** : 1611-1618, 2018

20) Shimizu H, Nishioka H : (18) F-FDG PET-CT in a patient with methotrexate-associated lymphoproliferative disorder. J Gen Fam Med **19** : 34-35, 2017

21) Hatano T, Ohishi M, Yoshimoto G et al : Methotrexate-related lymphoproliferative disorder presenting with severe swelling of the elbow joint ; a case report. JBJS Case Connect **7** : e65, 2017

22) Chandrupatla DMSH, Molthoff CFM, Lammertsma AA et al : The folate receptor β as a macrophage-mediated imaging and therapeutic target in rheumatoid arthritis. Drug Deliv Transl Res **9** : 366-378, 2019

23) Jonnakuti VS, Raynor WY, Taratuta E et al : A novel method to assess subchondral bone formation using［18 F］NaF-PET in the evaluation of knee degeneration. Nucl Med Commun **39** : 451-456, 2018

*   *   *

I. 診断, 評価 ◆ 1. 新しい画像・機能診断

生体磁界計測による神経活動イメージング*

川端茂徳　　佐々木 亨　　渡部泰士　　関原謙介　　足立善昭
大川　淳**

[別冊整形外科 75：53〜58, 2019]

はじめに

　生体磁界計測は, 生体内の電流から発生する磁界を計測することで, 生体内の神経, 筋組織などの電気活動を高い空間分解能で把握できる優れた検査法である. 生体磁気計測の歴史は意外に古く, 1963 年に Baule らによって鉄芯に電線を 200 万回巻きつけた電磁誘導コイルを用いてヒトの心臓の磁場がはじめて記録された[1]. その後 1970 年に超伝導量子干渉素子（superconducting quantum interference device：SQUID）を用いた超高感度の磁束計が開発され[2], 脳磁界や心臓磁界などの測定が始まった. 1990 年ごろに多チャンネルの SQUID 磁束計が発売されると生体磁気計測の研究が急速に発展し, 2000 年ごろから脳と心臓については脳磁図, 心磁図として臨床応用された. 末梢神経[3〜5]や脊椎[6,7]の神経誘発磁界測定については, 1990〜2000 年代前半に多くの研究が行われたが, 神経電気活動の表示方法や, 障害部位診断法が確立していなかったために, 臨床応用にはいたらなかった.

　われわれは, 1999 年より脊髄, 末梢神経磁界測定用の磁束計の開発を開始し, 脊髄, 末梢神経に最適化したハードウェアおよび信号処理法を開発することで, ようやく臨床応用が可能になってきた. 現在では MRI, 単純 X 線像などの形態情報に, 神経電気活動の機能情報を重ね合わせて表示することができ, 次世代の神経機能診断法として期待される. 本稿では, 脊髄, 末梢神経磁界測定を可能にした最先端技術を紹介する. 磁界計測の応用については, 本誌 No.74[8]で報告したのでぜひ参照されたい.

I. 生体磁気計測の優位性

　現在, 神経の電気活動の検出には電位（電圧）測定が用いられ, 知覚神経活動電位検査や体性感覚誘発電位検査として臨床で使われている. 神経活動により発生する電流は周囲組織の導電率（電気の流れやすさ）の影響を強く受ける. たとえば, 髄液, 筋肉などの軟部組織では拡散し, 骨組織では減衰する. このため, 体表からの電位計測では空間的に歪みをもつ情報となってしまい, 高い空間分解能で体内電気活動を把握することはできない. 一方, 電流が流れると右ネジの法則に従って周囲に磁界が発生するが, 生体の透磁率（磁場の通りやすさ）は, どの組織でも真空の透磁率とほぼ同じであるため, 体表からの磁界測定により歪みのない体内電流情報を取得することができる（図 1）. 生体から発生する磁界を多くのセンサで測定することで, 生体内の電流分布を計算し, 推定された神経活動電流を単純 X 線像, MRI などの形態情報と融合することができる.

II. 測定装置[9,10]

　図 2 に生体が発生する磁界の大きさを示す. 心臓や筋肉の磁界は比較的大きいものの, 末梢神経や脊髄の磁界は非常に微弱で地磁気の 1〜10 億分の 1, 都市活動（電

▌Key words

magnetospinography, magnetoneurography, spinal cord function, brachial plexus, carpal tunnel

*Functional imaging of neural activities by biomagnetic measurement
**S. Kawabata（特任教授）：東京医科歯科大学先端技術医療応用学講座（Dept. of Advanced Technology in Medicine, Graduate School of Tokyo Medical and Dental University, Tokyo）；T. Sasaki, T. Watanabe：同大学整形外科；K. Sekihara（客員教授）：同大学先端技術医療応用学講座；Y. Adachi（教授）：金沢工業大学先端電子技術応用研究所；A. Okawa（教授）：東京医科歯科大学整形外科.
［利益相反：あり. 本研究に関する費用は株式会社リコー, TDK 株式会社が（一部）負担した. また, 文部科学省科学研究費, セコム科学技術振興財団の助成金を用いた.］

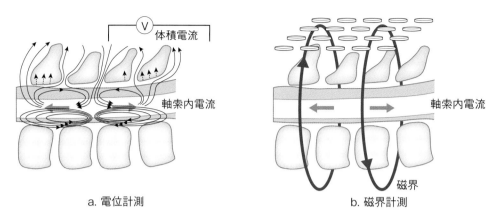

図1. 電流は骨組織で減弱し，髄液，軟部組織で拡散する．一方，右ねじの法則に従って電流の周囲に発生する磁界は，生体組織の影響をほとんど受けずに体表に到達する．

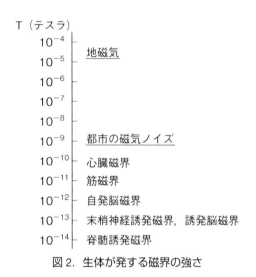

図2. 生体が発する磁界の強さ

車，車，エレベータ）に伴う磁気ノイズと比べても1万分の1である．このため，生体磁気測定のためには，高感度磁気センサと，都市磁気ノイズを低減する磁気シールドが必要となる．

❶磁気シールドルーム

磁界がとても流れやすい高透磁率金属で部屋を囲うと，外部からの磁場は部屋に入り込むことなく外側の金属を流れていく．このため，部屋の中は低磁場空間となる．避雷針が建物内部を守るのに似ている[9]．高透磁率材料には鉄とニッケルの合金であるパーマロイが主に用いられているが，高価であるため安価なシールドの開発が課題となっている．

❷超伝導量子干渉素子

磁気センサには，超伝導のJosephson効果と磁束量子化の性質を利用した超高感度のSQUIDが用いられる．生体磁気を実際に拾うピックアップコイルをSQUIDに接続することで，ピックアップコイルに入力した微弱な磁界を電圧に変換する．SQUIDは画期的な発明であるが，その原理については，われわれ整形外科医には難解なので他書[9]に譲る．

❸センサ構成とセンサアレイの形状

脳磁計は主に脳のシナプス活動を測定するのに対し，脊髄や末梢神経では複雑で高速で伝搬する軸索活動（図3）も測定するため，脳磁計のセンサシステムを改良している．脳磁計では体表面に垂直な成分の磁界のみを測定しているが，われわれのシステムでは，すべての方向の磁界を検出できるベクトルセンサを採用した．ベクトルセンサは，X方向，Y方向，Z方向のピックアップコイルとそれに接続されたSQUIDが一体化しており（図4左上），いろいろな方向に流れる電流の検出と，センサ密度の増加に有利である．このベクトルセンサを図4左下のように縦横に配置してアレイにしてあるが，センサアレイ面は頸椎，腰椎の前弯に合わせて軽度弯曲させている．この弯曲によりセンサと脊柱管の距離が近づき，より大きな磁界信号が検出可能になった．弯曲は軽度であるので，四肢の末梢神経や胸椎も支障なく測定することができる．

❹単純X線撮影による骨格の位置取得

生体磁気計測の利点は，高い空間分解能かつ形態画像との融合である．このため，測定時の骨格の位置情報の取得のために，測定姿位で単純X線の正面像と側面像を撮影できるシステムを開発した（図4右）．将来的にはMRIでの位置取得を目指している．

❺ヘリウム循環システム

SQUIDは超伝導で使用するため液体ヘリウムでの冷

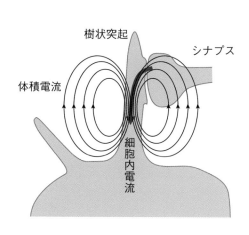
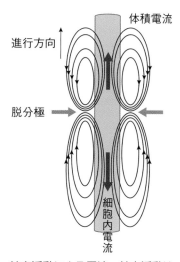

a．シナプス活動による電流．シナプス電流による細胞内電流とその周囲の体積電流からなる．シナプス活動は持続時間が 10 ms と長く，静止している．

b．軸索活動による電流．軸索活動は，脱分極部で神経軸索内に流入する内向き電流，脱分極部より進行方向とその反対方向に流れる軸索内電流，その周囲の体積電流からなり，複雑である．さらに，持続時間が 1 ms と短く，高速で伝搬する．

図 3．シナプス活動による電流と軸索活動による電流

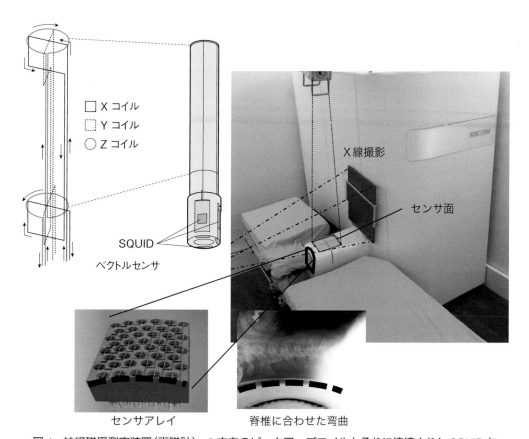

図 4．神経磁界測定装置（脊磁計）．3 方向のピックアップコイルとそれに接続された SQUID からなるベクトルセンサ（左上）をアレイ状に配列（左下）．センサアレイ面は脊柱管のカーブに合わせて軽度弯曲している．測定時の姿位で単純 X 線撮影することで，生体磁気情報と骨格の位置をマッチングさせる．

Ⅰ. 診断, 評価 ◆ 1. 新しい画像・機能診断

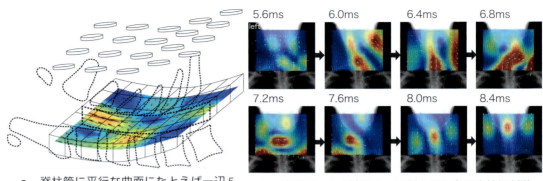

a. 脊柱管に平行な曲面にたとえば一辺5mmのボクセルを縦横に配置し, 磁場データから各ボクセルに流れる電流の向きと強さを計算する.

b. 空間フィルタ法によって得られた右正中神経刺激後の頚部の電流分布の時間経過

図5. 空間フィルタ法

却が必要で, 年間1,000万円以上のランニングコストがかかり普及の妨げになっていた. われわれはヘリウムを再冷却, 循環させ, 再利用するシステムを開発した[10]. これにより電力費用のみでの稼働が可能となり, 普及への課題を一つ解決した.

Ⅲ. 信号処理

❶電流源推定法

各センサから磁場波形が計測されると, センサアレイが広がる曲面での磁場の空間分布が取得される. この磁場分布をもっともよく説明するような電流の位置と向きと大きさをコンピュータで求めることを電流源推定という. 計算された電流源から体内の神経, 筋活動の位置や活動の程度を評価するのが, 脳, 脊髄, 神経, 筋などの生体磁界計測の原理である.

脳磁図では, 脳のシナプス活動の評価が目的であったこと, 脳が球に近い形状をしていることから, ダイポール推定法が用いられてきた. 脳を球体と仮定した場合, Sarvasの式[11]を用いることで周囲の体積電流（細胞外電流）を考慮せずに, シナプス部分の細胞内電流だけを点電流源であるダイポールとして計算することができる[9]. ダイポール推定法はシナプス活動を1点の点電流として代表できる点で有用である. 一方, 脊髄や末梢神経の軸索活動は, 軸索内電流が5cm以上の長さをもつこと, 脱分極部に流入する体積電流も神経機能評価に重要であることから, 神経電気活動を点電流で代表させるダイポール推定法は適していなかった.

空間フィルタ法[12]は, 神経活動電流が流れるであろう部位をいくつかの領域（ボクセル）に分割し, 各ボクセルを流れる電流を推定する方法で, 体積電流を含む電流の分布とその時間経過を把握することができるため, 軸索活動を全体的に可視化することができる（図5）. 10年

前の導入当初は計算に丸1日を費やしたが, コンピュータの進化により最近では15分程度で結果が出るようになり実用的になった.

❷仮想電極

空間フィルタ法は, 神経活動による電流分布を可視化できる優れた手法であるが, 脱分極部の電流や軸索内電流, シナプス電流など神経生理学的に重要な電流と, それらの間を受動的に流れる体積電流を同等に表示してしまうため, 空間フィルタ法で得られた電流分布が複雑になりすぎてしまい神経生理学的な情報を直感的に得ることがむずかしい. また, 神経活動の経時的変化を把握するには, 電流分布図の動画などで時系列でみなくてはいけないため, 電流分布図による神経機能診断はむずかしかった.

われわれは, 磁界測定と同時に取得した単純X線像もしくはそれと位置を合わせたMRI画像から神経走行を取得し, 神経走行に沿って仮想的に電極を設定し, 神経走行に平行な電流（すなわち軸索内電流）および神経に垂直に流入する電流（すなわち脱分極の膜電流に電流を供給する内向き電流）の波形表示する方法[13,14]を考案した. 仮想電極の波形表示により, 脱分極電流や軸索内電流の時間経過が波形として明示できるようになり, 神経機能の評価が非常に容易になった（図6）.

❸刺激アーチファクト除去

磁界計測の空間分解能の高さ以上に有用な点として, 電気刺激によるアーチファクトの除去が可能な点がある. 神経活動の誘発のために神経を電気刺激するが, 刺激後数msは電気刺激による大きなノイズが混入するため, 従来は潜時の早い電気活動はアーチファクトに埋もれ評価は困難であった. 磁界計測では, 離れた場所で発

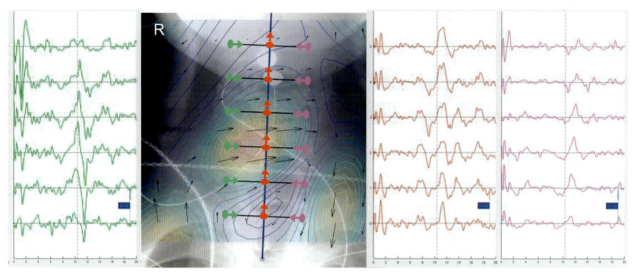

図6. 仮想電極による電流波形表示（右正中神経刺激後頚椎）．緑波形は，椎間孔に設定した仮想電極（緑丸）での電流波形．基線より上は脊柱管に流入する方向（緑矢印）の電流を示す．神経根の軸索内電流を反映するものと考える．赤波形は，脊柱管内に設定した仮想電極（赤丸）での電流波形．基線より上は頭側に向かう（緑矢印）の電流を示す．正中神経刺激後の脊磁図の場合は，脊髄の軸索内電流と体積電流が混合しているため解釈がむずかしい．紫波形は，脊髄（脊柱管）に垂直に流入する電流波形．基線より上は脊髄に流入する方向（紫矢印）の電流を示す．脊髄軸索に流入する脱分極部の内向き電流を示す．脊髄伝導の評価にはこの波形が有用である．

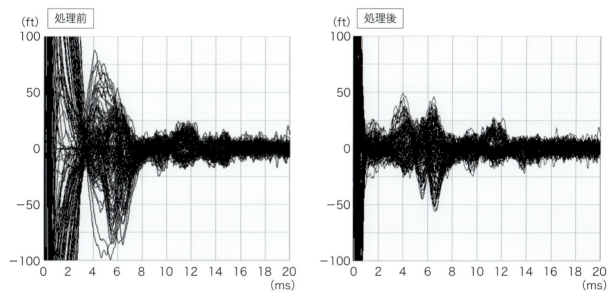

図7. Dual signal subspace projection（DSSP）法によるアーチファクト除去．アーチファクト除去処理により，刺激後8msまであった刺激アーチファクトが除去され，早い潜時の神経活動の磁界シグナルが明瞭になった．

生した電気刺激による磁気ノイズと，センサ近傍の神経活動の信号を分別することができるので，電気刺激によるアーチファクトを除去し，潜時の早い神経活動も評価することができる[15]（図7）．このアーチファクト除去法の開発により神経電気生理診断の適応範囲が飛躍的に広がった．現在ではほぼすべての測定で，アーチファクト除去処理をしてから電流源の計算を行っている．

まとめ

われわれが脊髄，末梢神経磁界計測装置の開発を始めて約20年，当初は内心無理だと思っていたが，ハードウェアや信号処理技術の進歩とすばらしい開発チームのおかげで，幸運にも臨床応用の目処がついた．SQUIDセンサの発明から50年も経っているが，周辺の最先端技術が脊髄，末梢神経磁界計測を臨床応用に導いたといえる．神経磁界計測は，①測定部位にセンサをあてるだけ

でよく，手技に熟練を要さない，②体表から深い神経の活動を評価できる，③神経の電気活動を形態情報に重ね合わせて評価できるなど，これまでの電気生理学的検査にない，優れた特徴がある．MRIなどの形態学的診断と神経磁界計測の組み合わせは合理的で理想的な診断法であり，神経疾患の医療を革新的に進歩させると確信している．

文　献

1) Baule G, McFee R：Detection of the magnetic field of the heart. Am Heart J **66**：95–96, 1963
2) Cohen D, Edelsack EA, Zimmerman JE：Magnetocardiograms taken inside a shielded room with a superconducting point-contact magnetometer. Applied Physics Letters **16**：278–280, 1970
3) Trahms L, Erne SN, Trontelj Z et al：Biomagnetic functional localization of a peripheral nerve in man. Biophys J **55**：1145–1153, 1989
4) Nakanishi K, Mashiko T, Fujimoto Y et al：Wide-range visualization of compound nerve action magnetic fields in the human median and ulnar nerves from the forearm to Erb's point（vol 356, pg 151, 2004）. Neuroscience Letters **359**：198–198, 2004
5) Hashimoto I, Mashiko T, Mizuta T et al：Visualization of a moving quadrupole with magnetic measurements of peripheral nerve action fields. Electroencephalogr Clin Neurophysiol **93**：459–467, 1994
6) Mackert BM, Curio G, Burghoff M et al：Magnetoneurographic 3D localization of conduction blocks in patients with unilateral S1 root compression. Electroencephalogr Clinical Neurophysiology **109**：315–320, 1998
7) Curio G, Erne SN, Sandfort J et al：Exploratory mapping of evoked neuromagnetic activity from human peripheral nerve, brachial plexus and spinal cord. Electroencephalogr Clin Neurophysiol **81**：450–453, 1991
8) 川端茂徳，佐々木　亨，渡部泰士ほか：神経磁界計測による脊髄から末梢神経までの機能診断．別冊整形外科 **74**：206–211，2018
9) 上原　弦：脳磁計システムの開発と現状．臨床検査 **53**：973–980，2009
10) Adachi Y, Kawabata S, Fujihira J et al：Multi-channel SQUID magnetospinogram system with closed-cycle helium recondensing. IEEE Trans Appl Supercond 27, 2017
11) Sarvas J：Basic mathematical and electromagnetic concepts of the biomagnetic inverse problem. Phys Med Biol **32**：11–22, 1987
12) Sato T, Adachi Y, Tomori M et al：Functional imaging of spinal cord electrical activity from its evoked magnetic field. IEEE Trans Biomed Engineer **56**：2452–2460, 2009
13) Ushio S, Hoshino Y, Kawabata S et al：Visualization of the electrical activity of the cauda equina using a magnetospinography system in healthy subjects. Clin Neurophysiol **130**：1–11, 2018
14) Sumiya S, Kawabata S, Hoshino Y et al：Magnetospinography visualizes electrophysiological activity in the cervical spinal cord. Sci Rep **7**：2192, 2017
15) Sekihara K, Kawabata Y, Ushio S et al：Dual signal subspace projection（DSSP）：a novel algorithm for removing large interference in biomagnetic measurements. J Neural Eng **13**：036007, 2016

＊　　　＊　　　＊

画像診断領域における深層学習

中原 龍一

はじめに

米国食品医薬品局（FDA）は，2018年に人工知能を用いた糖尿病性網膜症の自動診断を承認した．国内でも大腸内視鏡検査のポリープ検出人工知能が開発されている．これらはすべて深層学習と呼ばれる人工知能の一種によってもたらされた．

われわれも深層学習を用いて単純X線像と関節超音波の深層学習研究を行ってきた．研究の初期には多くの労力を必要とした．しかし，この数年間で深層学習のプラットフォームが開発され無料公開されたことで，誰でも人工知能の研究が可能となるという大きな変化があった．本稿ではそれらの開発環境も含めて深層学習を用いた画像解析について概説する．

I．深層学習とは

CTやMRIの3D画像処理などに医療用ワークステーションが用いられており，操作がしやすいようにさまざまな自動処理システムが搭載されている．これらの自動処理システムは深層学習以前に発達していた機械学習という方法を用いて開発されている．医学的知識を用いて画像に含まれている特徴を見つけ出し（特徴量抽出），抽出した特徴量の中から有効なものを調べる（特徴選択）という手順が必要である．経験と勘が必要な非常に根気のいる作業であるため，開発には膨大な労力と時間が必要であった．

しかし，近年注目されている深層学習は，開発のネックであった特徴量抽出や特徴選択を行う必要がない．画像と診断の組み合わせ画像（教師画像）があれば自動的

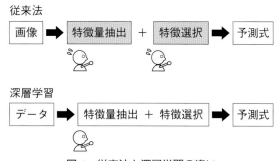

図1．従来法と深層学習の違い

に予測式を得ることができる（図1）．さらに従来法よりも高い性能を発揮する場合があることが判明したため，急速に研究が進み臨床利用もはじまった．

II．深層学習の歴史

深層学習の源流はニューラルネットワークにある．ニューラルネットワークは人間の脳神経回路をまねて作られたシステムで，ニューロンと呼ばれる単位を組み合わせて作られたシステムである．1960年ごろより研究がはじまり，1980年代ごろには手書き文字認識などに有効であることが判明した．また層を深くすれば深くするほど性能が上がることがわかり，さらなる実用化が期待された．しかし層が深くなるほど計算量が増大するため，当時のコンピュータの性能では実用的ではないとみなされ研究者が減っていた．

Hinton教授率いるトロント大学のチームはニューラルネットワークの研究を続け，層が深くても学習可能な仕組みを開発しそれが深層学習の源流となった．トロント大学のチームは2012年に世界的な画像認識のコンペ

Key words

deep learning, AI, image

*Deep Learning in imaging
**R. Nakahara：岡山大学大学院運動器知能化システム開発講座（Dept. of Intelligent Orthopaedic System Development, Okayama University Graduate School of Medicine, Dentistry and Pharmaceutical Sciences, Okayama）.
［利益相反：執筆者の寄附講座所属あり（帝人ナカシマメディカル株式会社）．］

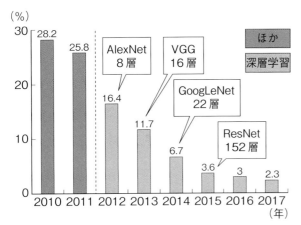

図2. ILSVRC優勝チームの誤認識率の変遷とネットワーク

ティションであるImageNet Large Scale Visual Recognition Challenge（ILSVRC）で初参加であるにもかかわらず深層学習を用いて圧倒的な性能で優勝した（図2）．深層学習の研究が世界中に広まり画像認識の研究は深層学習一色に変わった．

また，深層学習は画像だけでなく，他の分野でも性能を発揮した．Googleは深層学習を用い，大量の英語と日本語の対訳だけから高性能な翻訳システムを開発した．人工知能が人間に勝つには10年以上かかるといわれていた囲碁では，大量の対戦データをもとに深層学習で開発されたDeepMind社のAlphaGoが囲碁のトッププロ棋士に勝利した．これらの成果から，大量の教師データがあれば深層学習を用いて実用的な人工知能を開発できるのではないかという機運が生まれ，現在のデータ重視の世情につながっている．

III．深層学習開発の現状

❶プラットフォーム開発

研究の初期段階では深層学習研究者はすべてのプログラムを書いていた．しかしシステムが複雑になるにつれ開発が困難になり，共通の開発プラットフォームが求められるようになった．

さまざまなプラットフォームが出現したが，現在はGoogleのTensorFlowとFacebookのPyTorchが2強ではある．さらに日本初のプラットフォームであるPreferred NetworksのChainerも頑張っている．これらのプラットフォームの特徴は，オープンソースであるため誰でも無料利用可能であり，人工知能研究者が世界的に増えている要因となっている．

❷基礎開発

深層学習のプログラムはパラメータの集合であるため，ネットワークとも呼ばれている（以下，ネットワーク）．2012年にILSVRCで優勝したトロント大学のネットワークはAlexNetという名前で公開された．その後もILSVRCの上位入賞チームのネットワークは毎年公開されており，GitHub（https://github.co.jp/）などの公開サーバに保管されている．

さらに人工知能の論文もarXiv（https://arxiv.org/）などの誰でも投稿できるプレプリントサーバに投稿されることが多いため，世界中の研究者が無料で最先端の情報を取得できる環境が生まれており，世界的な規模で深層学習の研究は進んでいる．一例をあげると，深層学習のネットワークの層を深くしても10層から20層あたりで性能が頭打ちになる現象が発見され，深層学習の限界であると騒がれた．しかしresidual構造と呼ばれる層を深くしても性能が保てる方法がすぐに発見され[1]，その構造を組み込んだネットワークがILSVRCで優勝し，さらにそのネットワークがGitHubで公開されて次の研究につながっている．

よいことばかりではない．arXivは誰でも投稿できるシステムであり査読もないため，優れた論文をみつけるのがむずかしくなっているという問題もある．

❸臨床応用研究

ILSVRCは猫や犬などの写真画像を認識するコンペティションであり，医療画像は含まれていない．そのため初期の研究では医療画像の深層学習研究には独自ネットワークが利用されていた．しかし学習したネットワークを別の画像問題に適応させる転移学習と呼ばれる手法が開発され，ジャンル違いであってもILSVRCで優勝するような高性能なネットワークを転移学習で転用すれば独自ネットワークを開発するよりも高い性能が出せるという報告が相次いだ[2]．その結果，基礎研究チームがネットワークを開発し臨床研究チームは教師データをまとめて他チームが開発したネットワークを転用するという分業体制が生まれた．われわれも最初は独自ネットワークの開発を行っていたが，超音波画像の深層学習研究に転移学習を用いたところ，独自ネットワークよりも圧倒的に高い性能を示すことができたため（図3），転移学習主体で研究を行うようになった．

このように深層学習研究は世界的規模での分業体制が進んでいる（図4）．Googleなどの巨大企業も参戦してきたため，現状を知れば知るほどわれわれ整形外科医には出番がないように思えてくるのだが，教師画像作成の分野では出番があるように思われる．教師画像が同じ枚数であっても，教師画像を変えると性能が大きく変化することをたびたび経験する．深層学習にとってよい画像

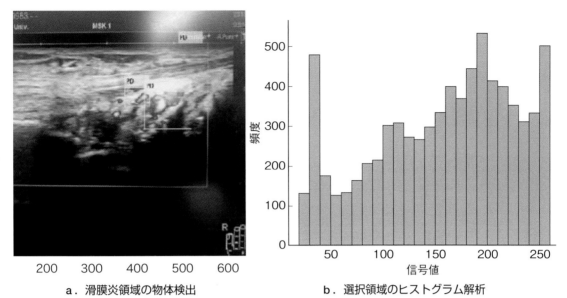

a．滑膜炎領域の物体検出　　　　　　　　b．選択領域のヒストグラム解析

図3．転移学習を用いた超音波画像解析（webカメラで撮影）

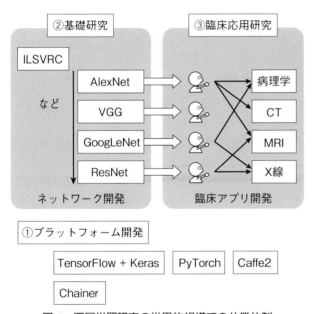

図4．深層学習研究の世界的規模での分業体制

図5．深層学習の主な三つのタスク

とわるい画像があると思われる．深層学習にとって何がよい教師画像であるかがわかれば，単純労働作業になりがちな教師画像作成は深層学習という生徒の特性に合った教材を作るという専門の知識をもった医師にしかできない仕事になる可能性がある．

医師と人工知能の関係は仕事を取り合う関係ではなく，人工知能というアシスタントに仕事を教える関係となるであろう．

IV．深層学習研究の実際

深層学習の研究のためには，開発プラットフォームとネットワークを決定し，教師画像を作成する必要がある．

❶ネットワークの決定

深層学習は大きく分けて三つのタスクがある（図5）．
① 画像を見てそれが何かと判断するクラス分類．
② 画像の中の特定の物体を探索する物体探索．
③ 画像を画素レベルで分類するセマンティックセグメンテーション

の3種類である．研究にあたっては，自分の目標がどのタスクにあたるかを考える必要がある．

タスクごとにネットワークが公開されているため，最初は公開されたネットワークを使い，問題があれば独自ネットワークの開発という流れになる．

二次元の画像を扱うネットワークだけでなく，三次元

データを扱うネットワークも公開されている. しかし三次元のネットワークの学習は非常に時間がかかる. 問題によっては3D画像として全体を学ぶのではなく, スライスごとに前後画像を用いて逐次的に解析したほうが性能を出せることがある. ほかにもさまざまなテクニックが公開されているため, 関連論文を探ることが重要となる.

❷教師画像作成

教師画像作成は医師がもっとも独自性を発揮できる分野である. ただし果てしのない単純労働作業になるため, 診療と連携した教師画像作成が可能な仕組みが待ち望まれている.

❸学習環境

意外と問題となるのが学習時間である. AlexNetなどの古典的ネットワークは層が浅いため短時間で学習が収束するが, 近年のネットワークは層が深いため学習時間が長い. ひどいときには1週間経過しても学習が終わらないことがあるため, 深層学習の計算が得意なgraphics processing unit（GPU）を搭載した特殊なPCを購入するか, Googleなどの深層学習に特化したクラウドサーバで計算力を購入すれば短時間で計算を終わらせることができる.

Ⅴ. 深層学習の問題点

❶誤認識問題

深層学習は, 人が絶対に犯さないような間違いを犯すことがある. 特殊なノイズを追加することで人間の目にはどう見てもパンダにしか見えない画像を, 深層学習が手長猿として誤認識してしまう画像を作れることが報告された[3]. Adversarial exampleと呼ばれる現象で, 深層学習が高い性能を発揮したとしても人間が犯さない間違いを犯す実例がその後も次々に発見された[4].

これに類似した研究として, 自動運転のAIを混乱させるために, 標識に特定のパターンを追加することでAIを誤認識させる研究が発展し, この問題は意外と解決がむずかしいことも判明した. 他にもさまざまな誤認識問題があるため, 深層学習が数値上人間よりも高い性能を発揮したとしても, 深層学習特有の間違いを犯す可能性があることは知っておくべきである.

❷乱　　数

深層学習は学習時に乱数を用いるため, 同じ教師データに同じネットワークであったとしても学習後に性能が大きく異なるネットワークが生まれることがある. その特性を利用して何百回も学習を行い優秀なネットワークだけを集めて複合的なネットワークを作る方法も研究されている.

ま と め

薬理学という基礎学問を学ぶことで, 医師は薬の予期せぬ副作用に立ち向かってきた. 人工知能も薬と同様に利益だけでなく予期せぬ副作用をもたらすであろう. それに気づいて対策を行うために医師として人工知能の基礎を学ぶことは必要であると考える.

文　献
1) He K, Zhang X, Ren S et al：Deep residual learning for image recognition. arXiv, 2015. 1512.03385
2) Xu Y, Ai Y, Zhang F：Large scale tissue histopathology image classification, segmentation, and visualization via deep convolutional activation features. BMC Bioinformatics **18**：281, 2017
3) Goodfellow IJ, Shlens J, Szegedy C：Explaining and harnessing adversarial examples. arXiv, 2014. 1412.6572
4) Szegedy C, Zaremba W, Sutskever I et al：Intriguing properties of neural networks. arXiv, 2014. 1312.6199

＊　　　＊　　　＊

Ⅰ. 診断, 評価 ◆ 2. 人工知能

人工知能による骨折の画像診断*

浦 川 貴 朗　　田 中 裕 貴　　後 藤 真 一　　松 澤　　等　　渡 辺　　慶
遠 藤 直 人**

[別冊整形外科 75：63～66, 2019]

はじめに

　人工知能による医療画像の診断は, 畳み込みニューラルネットワーク（convolutional neural network：CNN）という手法が用いられている[1]. 骨折の診断は, 2017年にOlczakらによって初めて報告された[2]. 彼らは, 足関節および手関節のX線像を読影させ, 83％の正診率を得たと報告している. その後, 2018年に手関節骨折[3], 上腕骨近位端骨折の報告がなされ[4], 後者においては96％の正診率にまで達した. われわれは, 大腿骨転子部骨折のX線像をVisual Geometry Group 16-layer（VGG16）モデルを用いて読影させ, 95.5％の正診率を達成した[5]. この正診率は, 整形外科医による正診率92.2％に匹敵する値であった. 本稿では, VGG19モデルにおいても解析を加え[6], 人工知能による骨折診断の概観を論述することを目的とした.

Ⅰ. 対象および方法

❶対　　象
　2007年1月～2016年12月に当院で骨接合術を行った1,546例を対象とした. 対象の平均年齢は85（29～104）歳, 男性243例, 女性1,303例であった.

❷画像の前処理
　Digital Imaging and Communications in Medicine（DICOM）サーバより股関節正面のX線像を取り出した. 続いて, 骨折側と非骨折側の股関節を切り出した.

それらの画像のうち大腿骨頚部骨折後偽関節を認めた非骨折側1股とスクリューや人工骨頭などのインプラントが挿入されていた非骨折側179股を除外し, 最終的に骨折画像1,546枚と非骨折画像1,366枚を解析対象とした. これらの2,912枚の画像を無作為にトレーニング画像データセット（骨折側1,252枚, 非骨折側1,078枚, 合計2,330枚）, バリデーション画像データセット（骨折側148枚, 非骨折側143枚, 合計291枚）, テスト画像データセット（骨折側146枚, 非骨折側145枚, 合計291枚）に3分割した.

❸深層学習のフレームワークとモデル
　フレームワークにはTensorFlowを用いた[7]. また, 転移学習を行うためImageNetで事前学習ずみのVGG16とVGG19モデルを使用した[8].

❹学習と評価
　より精度の高い人工知能を構築するため, トレーニング画像データセットの枚数をデータ拡張という手法を用いて人工的に増やし, 合計で115,000枚の画像を学習させた（図1）. 学習と同時にバリデーション画像データセットにて学習精度を評価し, もっとも精度が上がった時点でのネットワークパラメータをテスト画像データセットでの最終評価に用いた. 最終評価では, 正診率, 感度, 特異度, receiver operating characteristic 曲線（ROC）のarea under an ROC curve（AUC）を求めた.

Key words
AI, CNN, fracture, Grad-CAM, object detection

*Detection of fractures on plain radiographs using artificial intelligence
**T. Urakawa（副主任医長）, Y. Tanaka（医長）, S. Goto（主任医長）：鶴岡市立荘内病院整形外科（☎997-8515　鶴岡市泉町4-20；Dept. of Orthop. Surg., Tsuruoka Municipal Shonai Hospital, Tsuruoka）；H. Matsuzawa（准教授）：新潟大学脳研究所統合脳機能研究センター；K. Watanabe（講師）, N. Endo（教授）：同大学整形外科.
[利益相反：なし.]

Ⅰ. 診断, 評価 ◆ 2. 人工知能

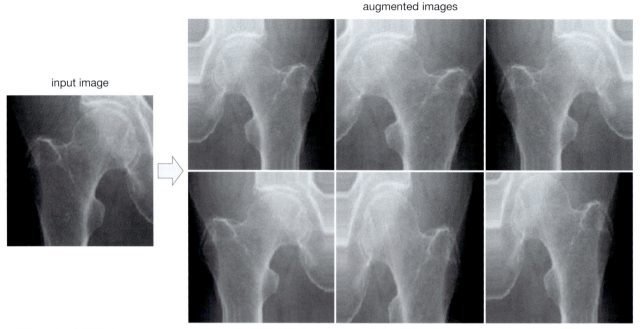

図1. データ拡張（data augmentation）. 1枚の股関節画像から回転, 移動, 拡大・縮小, 水平反転などを行い人工的に画像を生成する方法

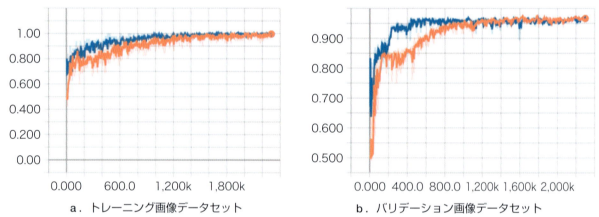

a. トレーニング画像データセット　　　　　b. バリデーション画像データセット

図2. 学習過程. VGG16（青線）およびVGG19（赤線）モデルともにバリデーション画像データセットでは96%前後の正診率を示している. 縦軸は正診率, 横軸はイテレーションをあらわしている.

❺整形外科専門医による評価

参考として, 整形外科専門医によるテスト画像データセットの診断を行った. 正診率, 感度, 特異度を求めた.

Ⅱ. 結　　果

トレーニング画像データセットおよびバリデーション画像データセットでの学習過程を図2に示した. テスト画像データセットでの結果は表1に示した.

Ⅲ. 考　　察

VGG16およびVGG19モデルともに整形外科専門医と同等の正診率で診断を行うことが可能であった. Chungらの上腕骨近位端骨折の診断精度もあわせて考えると[4], 人工知能による骨折診断は実用化に耐えうるレベルにまで到達するものと推察される. しかしながら, われわれの大腿骨転子部骨折での評価にしてもChungらの上腕骨近位端骨折での評価にしても[4,5], 比較的骨折頻度が高く大量の画像を収集しやすい骨折であることには注意が必要である. より頻度の低い骨折に対しては, 十分なトレーニング画像を収集するため多施設での協力を行うことや頻度の高い骨折で学習したモデルからの転移学習を行うことが必要になってくるものと思われる.

人工知能がどこをみて骨折と判断しているかわからないまま, 診断結果を鵜呑みにしてしまうのは危険であると思われる. その懸念を払拭する方法の一つとしてCNNの可視化という方法がある[9]. たとえば, 本研究の

表 1. テスト画像データセットの評価結果

	VGG16	VGG19	整形外科医
正診率（%）[95% CI]	279/291（95.9）[93.8〜98.3]	280/291（96.2）[94.2〜98.6]	279/291（95.9）[93.5〜97.9]
感度（%）[95% CI]	139/146（95.2）[92.4〜98.7]	141/146（96.6）[94.3〜99.4]	139/146（95.2）[91.4〜98.4]
特異度（%）[95% CI]	140/145（96.6）[93.3〜99.3]	139/145（95.9）[92.4〜98.7]	140/145（96.6）[93.4〜99.3]
ROC曲線のAUC [95% CI]	0.990 [0.974〜0.999]	0.990 [0.974〜0.999]	

VGG16：Visual Geometry Group 16-layer, VGG19：Visual Geometry Group 19-layer, CI：信頼区間

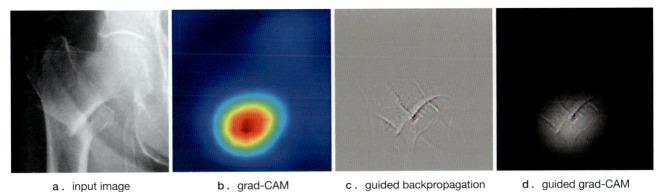

a．input image　　b．grad-CAM　　c．guided backpropagation　　d．guided grad-CAM

図3．代表的な骨折画像を用いた畳み込みニューラルネットワークの可視化．骨折部内側下縁に特徴箇所を描出している．
grad-CAM：gradient-weighted class activation mapping

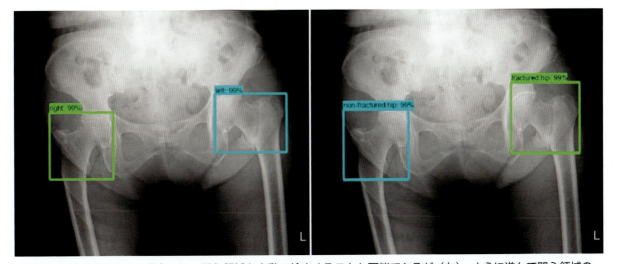

図4．物体検出の応用．現在では，関心領域を自動で検出することも可能であるが（左），さらに進んで関心領域の検出と同時に診断までも可能となっている（右）．

骨折診断で用いたCNNにおいて可視化を行ったところ，骨折部内側下縁に特徴箇所を描出していた（図3）．CNNの可視化の結果もふまえつつ人工知能による診断結果を利用することが臨床上は安心であると思われる．

われわれの研究でもChungらの研究でも，画像の前処理として，X線像から人の手で関心領域を切り取る操作が行われた[4,5]．この方法の長所は，人工知能が関心領域と関係のない部位まで解析する必要がなくなるため，正診率の向上に寄与している可能性があることである．しかしながら，切り取るという操作は非常に煩雑である．現在では，図4に示すとおり，関心領域を自動で切り取ることも，さらに進んで関心領域の検出と同時に診断ま

でも可能な技術が実用化されている[10,11]. 人の手で関心領域を切り取るという煩雑さの解消法として役立つことが期待される.

ま と め

本研究ではVGG16およびVGG19モデルを用いて大腿骨転子部骨折の診断を行った. 両者とも整形外科専門医と同等の診断精度にまで達することが可能であった. 人工知能による骨折診断の実用化には, 多施設のX線像を利用可能な環境整備や企業も含めた共同研究が必要と思われる.

文　献

1) LeCun Y, Bottou L, Bengio Y et al：Gradient-based learning applied to document recognition. Proc IEEE **86**：2278-2324, 1998
2) Olczak J, Fahlberg N, Maki A et al：Artificial intelligence for analyzing orthopedic trauma radiography. Acta Orthop **88**：581-586, 2017
3) Kim DH, MacKinnon T：Artificial intelligence in fracture detection；transfer learning from deep convolutional neural networks. Clin Radiol **73**：439-445, 2018
4) Chung SW, Han SS, Lee JW et al：Automated detection and classification of the proximal humerus fracture by using deep learning algorithm. Acta Orthop **89**：468-473, 2018
5) Urakawa T, Tanaka Y, Goto S et al：Detecting intertrochanteric fractures with orthopedist-level accuracy using a deep convolutional neural network. Skeletal Radiol **48**：239-244, 2019
6) Simonyan K, Zisserman A：Very deep convolutional networks for large-scale image recognition. arXiv technical report, 2015 ［Accessed 23 Oct 2018］
7) TensorFlow＜https://www.tensorflow.org＞［Accessed 23 Oct 2018］
8) TensorFlow-Slim image classification model library ＜https://github.com/tensorflow/models/tree/master/research/slim＞［Accessed 23 Oct 2018］
9) Selvaraju RR, Cogswell M, Das A et al：Visual explanations from deep networks via gradient-based localization. arXiv technical report, 2017 ［Accessed 23 Oct 2018］
10) Huang J, Rathod V, Sun C et al：Speed/accuracy trade-offs for modern convolutional object detectors. arXiv technical report, 2017 ［Accessed 23 Oct 2018］
11) TensorFlow object detection API＜https://github.com/tensorflow/models/tree/master/research/object_detection＞［Accessed 23 Oct 2018］

＊　　　＊　　　＊

腰椎疾患患者の病態ならびに治療効果の新しい評価法
―― ウェアラブル端末を用いた客観的次世代解析

井上雅寛　折田純久　稲毛一秀　志賀康浩　大鳥精司

はじめに

腰痛は国民愁訴の最多を占める愁訴であり，その病態を正確に把握，解析していくことは重要である．腰椎疾患患者の状態や治療効果の評価として，現在 Japanese Orthopaedic Association Back Pain Evaluation Questionnaire（JOABPEQ）などの患者立脚型アウトカム評価が広く用いられているが，主観的評価では腰痛が患者の日常生活動作（ADL）に及ぼす影響や，治療前後のADLの推移を評価することには限界がある[1]．このような背景から，われわれは腰痛疾患の病態を把握解析するために日常生活動作を客観的に収集蓄積できる腕時計型ウェアラブル端末装置を用いて評価を行ってきた．本項では，ウェアラブル端末の特徴ならびに，ウェアラブル端末を応用した腰痛患者における体動量評価について報告する．

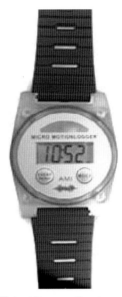

図1．Micro-motion logger（アクチグラフ）

I．腕時計型ウェアラブル端末

腕時計型ウェアラブル端末は，以前より睡眠評価，リハビリテーションの領域で使用されており，その検出データは睡眠時無呼吸症候群の診断に用いられる睡眠ポリソムノグラフィに対し，約90％の相関を示すものもある[2]．本研究には腕時計型小型高感度加速度センサである micro-motion logger（アクチグラフ；Ambulatory Monitoring社）を用いた（図1）．本品は腕に装着することで 0.01 G/rad/s 以上の動き（加速度）を 0〜10 Hz の周波数帯で検出し，専用の解析アルゴリズムを用いることで1日の体動の推移が数値化される（図2）[3]．このデータを元に1分間に何回体動が発生したか（平均体動数），1分間に動いた大きさ（平均体動量）などを算出することが可能である[4]．

本研究ではアクチグラフから得られた平均体動量を患者ADL改善の指標として，治療経過の評価に用いた．

II．腰椎疾患への応用（疼痛との関連）

まず，実際にウェアラブル端末を用いて評価した腰椎疾患患者の体動量と痛みの経時的変化を以下に示す．患者は新規発症の椎間板ヘルニア患者2例である．初診時よりアクチグラフを装着し，初診，1週，4週時にJOAB-

Key words

low back pain, wearable terminal, objective measurement, physical activity, lumbar spinal surgery

---

*New evaluation method of pathology and therapeutic effect of patients with lumbar spine disease ; objective next-generation analysis using wearable trackers
**M. Inoue, S. Orita（特任准教授），K. Inage, Y. Shiga, S. Ohtori（教授）：千葉大学大学院整形外科（Dept. of Orthop. Surg., Graduate School of Medicine, Chiba University, Chiba）．
［利益相反：なし．］

I. 診断, 評価 ◆ 3. ウェアラブルデバイスを用いた評価

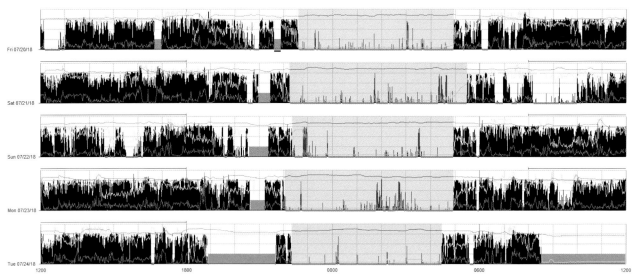

図2. アクチグラフの解析データ. 単位時間あたりに計測した電位の大きさが示される. 横1列が1日の体動の推移を, 枠で囲まれた部分は睡眠時間を示す.

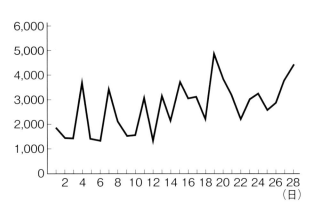

図3. 体動量の推移. 体動量の変動はあるが, 2週経過以降に体動量の上昇を認める.

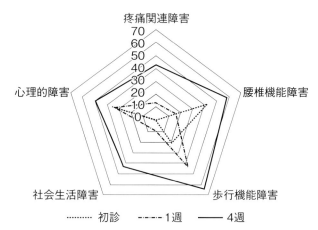

図4. JOABPEQの変化. 初診時と比較し, 1週時では歩行機能, 疼痛関連に軽度の改善を認め, 4週時においてすべての項目で改善を認める.

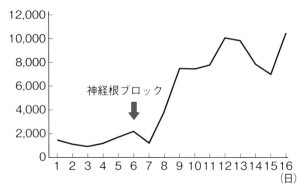

図5. 体動量の推移. 神経根ブロック直後より著明に体動量の上昇を認める.

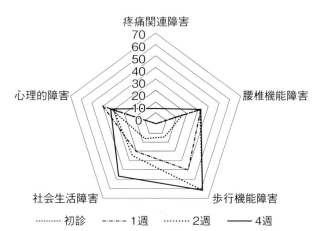

図6. JOABPEQの変化. 初診時と比較し, 1, 2, 4週の経過で腰椎機能, 歩行機能, 社会生活の改善を認める.

表 1. 術前体動量と患者立脚型アウトカムの関係. 単回帰分析において腰痛 VAS, JOABPEQ の腰椎機能, 社会生活, RDQ に体動量との関連を認める.

		p 値
VAS	腰痛	0.005
	下肢痛	0.138
	下肢しびれ	0.054
JOABPEQ	疼痛	0.335
	腰椎機能	<0.001
	歩行機能	0.500
	社会生活	0.015
	心理	0.269
RDQ		0.005

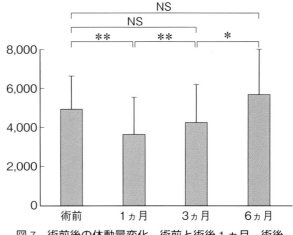

図 7. 術前後の体動量変化. 術前と術後 1 ヵ月, 術後 1 ヵ月と術後 3, 6 ヵ月時に有意に体動量の上昇を認める. *p＜0.05, **p＜0.01, Steel-Dwass テスト

PEQ を測定し, 痛みの改善に伴う体動量の変化, JOABPEQ と体動量の関係について評価した.

症例 1. 24 歳, 男.

L5/S 椎間板ヘルニアで受診した. 内服治療により徐々に体動量が増加し, JOABPEQ の各項目も改善した (図 3, 4).

症例 2. 23 歳, 男.

L4/L5 椎間板ヘルニアで受診した. 下肢痛に対し初診 6 日後に神経根ブロックを施行した. 施行後より疼痛が軽減し, 以後の再発は認めなかった. 経過中の体動量はブロック 2 日目より著明に改善した. JOABPEQ においても歩行距離の改善がみられている (図 5, 6).

上記 2 例の結果から, 体動量は患者の疼痛により増減し, 測定結果は患者の ADL を鋭敏に反映することが示唆された.

III. 治療効果評価への応用

次に実臨床における治療効果評価に用いることが可能か否か, 当院で腰椎固定術を施行した 32 例（男性 17 例, 女性 15 例, 平均年齢 68.7 歳）を対象とし検討した. 観察期間は術直前, 術後 1, 3, 6 ヵ月時である. 腰椎疾患と患者立脚型アウトカムの関係を評価するため, 手術前の体動量と JOABPEQ, Roland-Morris Disability Questionnaire (RDQ), visual analogue scale (VAS) との関係を, また手術前後の評価として平均体動量の変化を評価した.

その結果, 手術前の体動量は JOABPEQ の腰椎機能および社会生活, RDQ, 腰痛 VAS と関連を認めた (p＜0.05, 表 1). また, 日中活動における平均体動量は術前と比較し, 術後 1 ヵ月で低下し (p＜0.01), 術後 3 ヵ月以降において改善を認めた (図 7).

本検討から, 腰椎固定手術では, 手術により術早期より疼痛は改善するものの, 手術侵襲, 臥床による体力低下から術直後の体動量は低下するため, ADL 改善には時間を要することが示唆された.

ま と め

近年, 腰痛治療における治療効果評価として客観的評価が求められている. 本研究において, 腰椎疾患患者の体動量は疼痛と密接にかかわっており, 治療効果を反映していた. 腕時計型ウェアラブル端末による体動量の客観的評価は有用であり, 今後新しい ADL 評価法の一つとなりうる.

文 献

1) Fukui M, Chiba K, Kawakami M et al : JOA Back Pain Evaluation Questionnaire (JOABPEQ)/JOA Cervical Myelopathy Evaluation Questionnaire (JOACMEQ). The report on the development of revised versions. April 16, 2007. The Subcommittee of the Clinical Outcome Committee of the Japanese Orthopaedic Association on Low Back Pain and Cervical Myelopathy Evaluation. J Orthop Sci 14 : 348-365, 2009
2) Girardin JL, Kripke DF, Cole RJ et al : Sleep detection with an accelerometer actigraph ; comparisons with polysomnography. Physiol Behav 72 : 21-28, 2001
3) Cole RJ, Kripke DF, Gruen W et al : Automatic sleep/wake identification from wrist activity. Sleep 15 : 461-469, 1992
4) サニタ商事株式会社 HP<http://www.sanita.co.jp/actigraph/acti04.html> [Accessed 14 Mar 2019]

スマートウォッチを用いた振り子運動の定量的解析とその可能性

安井謙二　堀瀬友貴　内山英昭　正宗　賢　岡崎　賢

はじめに

振り子運動はCodmanのstooping exercise[1]を応用する方法として知られる（図1）．自然な前傾姿勢で患側上肢は下垂させたまま体幹と下肢を前後，左右に回旋させると，患肢は自然と振り子様に動かされるため，肩峰下への負荷を避けながら肩関節周囲の軟部組織へのストレッチ効果を生むと考えられる．すなわち肩関節に痛みと筋緊張を生じるむやみな運動は慎まねばならない[2]．

しかし，振り子運動の正確性の判断は各自の主観や経験に左右され，また著名かつ手軽であることから安易に紹介され，本来の原理からはずれた感覚的，主観的，恣意的な努力性の運動模倣も散見される．

そこで，一般外来現場で行われる振り子運動の指導方法で，実際に振り子運動が実践できているか否かを定量的に解析するため，動体の位置と姿勢の速度変化を計測可能な慣性センサ（図2）の内蔵されたスマートウォッチ（図3）を利用した簡易な運動計測法を開発し，振り子運動と力学上の振り子の原理との差異解析を行った．

I．対象および方法

健常者ボランティア男性8例［右肩利き手側，平均年齢23（22～24）歳］を対象とした．

はじめに，一般的な振り子運動の患者向けパンフレットを読ませた．その概要は，前傾姿勢で患側上肢は自然下垂させたまま体幹と下肢を前後，左右に回旋させることで，患肢には力を入れずに振り子様に動かすとするも

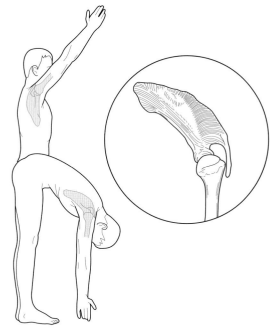

図1．Stooping exercise

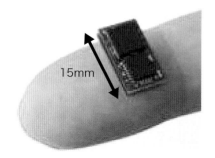

図2．慣性センサ．動体の位置と姿勢の速度変化を計測する．

Key words

smartwatch, pendulum exercise, quantitative analysis

*Possibility of quantitative motion analysis with a smartwatch as an example of the pendulum exercise
　要旨は第14回肩の運動機能研究会において発表した．
**K. Yasui：東京女子医科大学整形外科（Dept. of Orthop. Surg., Tokyo Women's Medical University, Tokyo）；Y. Horise：同大学先端生命医科学研究所；H. Uchiyama（准教授）：九州大学附属図書館；K. Masamune（教授）：東京女子医科大学先端生命医科学研究所；K. Okazaki（教授・講座主任）：同大学整形外科．
［利益相反：なし．］

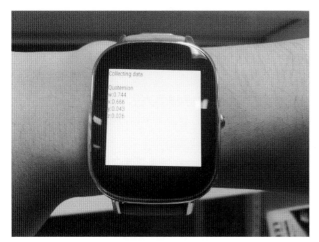

図3. スマートウォッチ

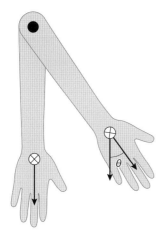

図5. 重力方向の傾斜角

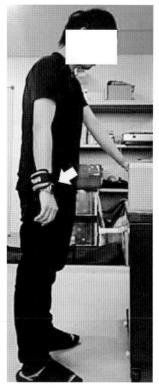

図4. 右手関節にスマートウォッチとリストバンドを装着させ、矢状面、前額面の振り子運動を行わせた.

のである．次に右手関節に50gのスマートウォッチ（ZenWatch2, ASUS社）と500gのリストバンドを装着させ，矢状面，前額面の振り子運動を各10回行わせた（図4）．慣性センサからは重力方向に対するスマートウォッチの傾斜角を得ることができる（図5）．そこで，運動周期の実測値はスマートウォッチの傾斜角の最高点の時間間隔から算出した（図6）．

振り子運動は，その原理から力学上の単振り子の運動方程式によって近似的に表されると考えられ，その単振り子の運動周期Tは，被験者の上肢長l (m)，重力加速度g，円周率πを用いて $T=2\pi\sqrt{l/g}$ で算出される[3]．両上肢の矢状面，前額面の運動周期の実測結果について，理論的な振り子の周期との有意差をSteel-Dwass法で検定し，振り子運動の正確性を定量的に評価した．

II. 結　果

実測した矢状面の運動周期は1.36 ± 0.10（SD）秒，前額面は1.33 ± 0.006（SD）秒となった（表1）．一方，上

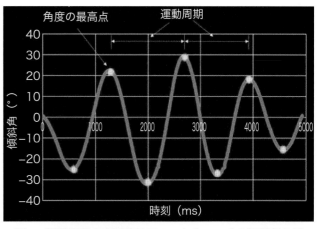

図6. 運動周期の実測値はスマートウォッチの傾斜角の最高点の時間間隔から算出した．

肢長は平均54.00 ± 0.01（SD）cmであり，力学上の単振り子の運動方程式では，振り子のヒモの長さを54 cmとした場合の周期は1.47秒である．よって各運動において標準偏差が0.1秒以下であり，各2群に有意差がなかっ

I. 診断，評価 ◆ 3. ウェアラブルデバイスを用いた評価

表1. 矢状面の運動周期は1.36±0.10（SD）秒，前額面は1.33±0.006（SD）秒となった．

利き腕	上肢長（m）	理論値（秒）	矢状面	前額面
右	0.54	1.47	1.24	1.23
右	0.55	1.49	1.31	1.32
右	0.55	1.49	1.33	1.38
右	0.53	1.46	1.37	1.37
右	0.53	1.46	1.25	1.24
右	0.55	1.49	1.48	1.38
右	0.52	1.45	1.32	1.31
右	0.52	1.46	1.56	1.44

た．

　以上より，健常者の振り子運動の周期は個人によって差異が少なく，理論的な単振り子に近いことが示された．

Ⅲ. 考　察

　時間，場所，人的，経済的資源が限られる一般整形外科外来現場では，パンフレットの手渡しと自主練習指示で運動処方をすまさざるをえないことは多い．

　しかしセルフエクササイズが指導箋どおりに正しく実行されているかについては疑問が残り，かつ振り子運動の良し悪しの判断も主観に左右されているのが現状である．医療技術だけでなく，その評価方法も evidence based medicine が重要視される現在，正確な運動か否かの判定のために簡易的で定量的な指標に基づく運動解析法の確立が望ましい．

　本研究の結果，パンフレット指示だけでも十分振り子運動は単振り子の原理に沿って実践可能と確認された．本法を応用して，加速度，角速度データを高速に処理できる慣性センサを用いた独自のソフトウェアを開発し，安価で手軽なスマートウォッチに搭載することで，臨床現場で主観的，定性的評価をせざるをえず，定量化するにも汎用性に乏しかったさまざまな運動解析を容易にし，再現性の高い運動療法の実践を可視的に行える可能性が示唆された．

ま　と　め

　振り子運動の患者向けパンフレットによる指示でも，振り子運動の原理を再現可能であった．本法を応用することで，これまで主観的・定性的評価をせざるをえず，定量化するにも汎用性に乏しかった運動解析を容易にし，再現性が高い運動療法の実践を可視化的に行える可能性が示唆された．

文　献

1) Codman EA：Calcified in the supraspinatus tendon. The Shoulder, Thomas Todd, Boston, p201-204, 1934
2) 山口光圀：コッドマン体操の再考. 理学療法 18：670-674, 2001
3) 原島　鮮：単振り子の運動と惑星の運動. 力学, 第3版, 裳華房, 東京, 1985

＊　　　　＊　　　　＊

I. 診断，評価 ◆ 3. ウェアラブルデバイスを用いた評価

メガネ型ウェアラブルセンサの開発と
整形外科領域への応用*

橋本健史**

［別冊整形外科 75：73〜76, 2019］

はじめに

動作解析は，これまで，反射マーカーを身体に貼付して用いるモーションキャプチャシステム（motion capture：MC）や床反力計が主に用いられてきた．MC や床反力計は，非常に正確な測定ができる反面，多数のカメラと一定の歩行路が必要で，固定された測定場所において行わざるをえず，携帯性はなく，どこでも測定できるわけではない．また，操作やデータ解析が非常にむずかしく，さらに高価で，だれでも気軽に利用できるわけではない．

最近，ランニングフォームとスポーツ障害の関係について調べたいくつかの報告がなされている．股関節に関しては，過大な peak hip adduction などがスポーツ障害に関係すると報告された[1]．膝関節に関しては，過大な peak knee adduction[2]，peak knee internal rotation[1] などがスポーツ障害に関係すると報告された．足関節に関しては，過大な peak ankle eversion などが報告された[3,4]．これらのランニングフォームの解析は，ランニング障害予防につながる可能性をもつことが予想され，きわめて重要なことと認識されてきている．

最近，一般的に，ロコモティブシンドロームやメタボリックシンドローム予防のためのウォーキングが盛んとなってきている．ただ，歩行時において異常な歩行フォームが存在することがわかっており，この歩行パターンがさまざまな障害を引き起こす可能性がある[5]．

もし，だれでも簡単に使用でき，データ解析も自動でできるような携帯型の安価なセンサを利用できれば，アスリートにとってはスポーツ障害を引き起こすような危険なフォームを早期発見し，フォームを矯正することによってスポーツ障害を予防できる可能性がある．また，一般の人々にとっても，安全なウォーキングを行い，健康寿命の延伸につながる可能性があるといえる．

われわれは，この目的を達成するために，新しいウェアラブルセンサ（wearable sensor：WS）を企業（JINS 社）と共同開発した．本稿では，歩行時の異常ウォーキングフォームをリアルタイムで認識する試みについて述べる．

I. われわれの WS

われわれが開発したメガネ型 WS（JINS MEME；JINS 社）は，メガネの耳かけの内部に 3 軸加速度計（MPU 6500, InvenSense 社）が装着されている．それらのデータを，100 Hz の頻度で Bluetooth 4.0 smart の無線通信によって PC やスマートフォンに送信できる．重量は 0.036 kg で，通常のメガネと同様に装着できる（図 1）．鼻パッドには眼電位計を装着し，眼球の動きを測定することができる．

II. 本 WS の妥当性と信頼性

本 WS の妥当性と信頼性については，ランニング中における本 WS と MC システムとの同時計測により検証されている[6]．

▍Key words

wearable sensor, accelerometer, running, biomechanics, gyroscope

*Development of eyeglass-type wearable sensor and application to orthopaedics area
**T. Hashimoto（副所長）：慶應義塾大学スポーツ医学研究センター（Sports Medicine Research Center, Keio University, Yokohama）．
本研究は慶應義塾大学スポーツ医学研究センター倫理委員会の承認を得た．
［利益相反：あり．本研究に関する費用は JINS 株式会社が一部負担した（HH14301，HH153031）.］

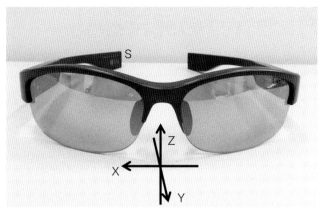

図1. メガネ型WS. 耳かけのS部に3軸加速度計, 3軸角速度計が内蔵されている. X, Y, Zの空間座標系を図のように設定した. 視力矯正のレンズも使用でき, 通常のメガネと同様に使用できる.

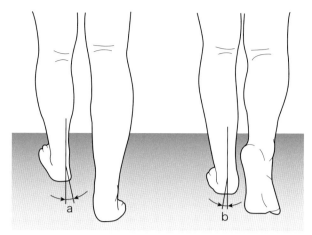

a. 踵接地前の足関節最大内返し角度
b. 踵接地後の足関節最大外返し角度

図2. MC検討項目における注目点. MAI=a+b

III. 異常ウォーキングフォームをリアルタイムで認識する試み

❶目　的

本研究の目的は, 陳旧性足関節外側靱帯損傷(足関節不安定症)を有するアスリートを対象とし, ウォーキング中に彼らの歩行フォームについてWSを用いて評価できるかどうかを調べることである.

❷対象および方法

a. 対　象

片側のみに足関節不安定性をもつアスリートの大学生であり, かつ最近6ヵ月以内に歩行に影響を及ぼすような外傷を経験していないボランティア10例を対象とした. 年齢は平均24.6(19〜47)歳, 男性2例, 女性8例であった. 身長は平均162.2(154.1〜174.0)cm, 体重は平均57.9(39〜79)kgであった. 除外基準としては, body mass index(BMI)が35以上および最近6ヵ月以内に足関節捻挫など走行に影響を与える下肢の外傷を受傷した者とした.

b. 実験方法

被験者に本WSを装着させ, 同時に皮膚に貼付したマーカーを利用したMC(ProReflex, Qualisys Oqus 3 AB；Qualisys社)による動作解析を行った. 5台のCCDカメラでマーカーの三次元座標を100 Hzで計測した. 被験者を裸足でトレッドミル(TREAD-MILL；Nishikawa iron works社)上を1.33 m/sの速度で歩行させた. 歩行は60秒間歩行を3回行わせ, 開始後25〜35秒の10秒間を記録した.

c. データ解析

検討項目は, 踵接地前後に注目した. MCにおいて, 踵接地前の足関節最大内返し角度と踵接地後の最大外返し角度の和をmaximum ankle inversion/eversion angle(MAI)とした(図2, 3). WSにおいては, 踵接地時に生じる垂直方向加速度の極小値に注目して, 極小加速度, minimum value of vertical acceleration(MVA)とした(図4). Low-pass filteringのカットオフ周波数は12 Hzであった. Karantonisらの方法を用いて, 重力成分を除去した[7].

2群間の比較にはWilcoxon検定を行った. 有意水準は$p < 0.05$とした.

❸結　果

WSのデータを解析した結果は, 歩行時の踵接地時におけるMVAが受傷側では6.3 ± 2.6 m/sec^{2}と健常側における8.3 ± 3.0 m/sec^{2}に対して有意に小さかった. MCのデータを解析した結果は, 歩行時に踵接地時におけるMAIが受傷側では$16.3 \pm 1.6°$と健常側における$11.8 \pm 1.3°$に対して有意に大きかった(図5).

❹考　察

WSは, 体のさまざまな部位に装着, 使用された研究が報告されている. われわれは, WSは日常生活において普通に用いるものであって, しかも簡単に装着でき, 毎日同じものを使用することが重要であると考えた. メガネは, 通常の生活で使用し, 基本的には毎日同じものを装着する. もともと, このメガネ型WSはIMUセンサとしてだけではなく, メガネの鼻パッドに装着した電極から計測された信号を用いる眼電位計としても開発されており, 眼球の動きと頭部加速度の同時計測を目指している[8]. そこで, われわれはIMUをメガネに埋め込み, WSとして使用する試みを行った.

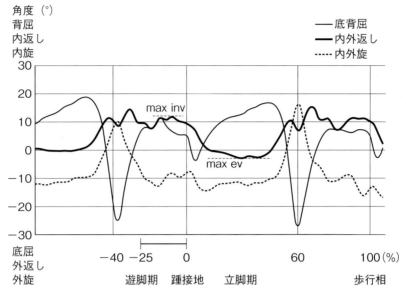

図3. MC検討項目における注目点. 踵接地（歩行相0%）時の前である, swing phaseの−25%から0%までの期間における足部の下腿に対する最大内返し角度（max inv）と stance phaseにおける最大外返し角度（max ev）の差を MAI とした.

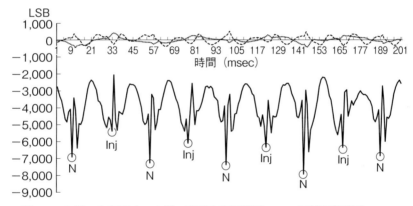

図4. WSデータを示す. 太線：垂直方向加速度, ---：冠状面角速度, ……：水平方向角速度, N：正常足の垂直方向加速度, Inj：足関節不安定症を持つ足の垂直方向加速度, ○：MVA

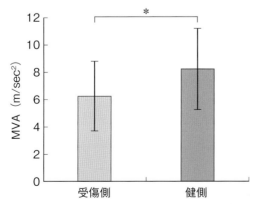

a. 踵接地時における垂直方向加速度. 足関節不安定症の足（injured side）と正常足（normal side）

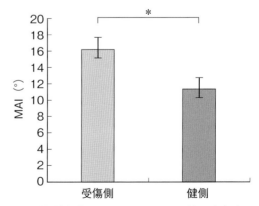

b. 踵接地前後における MAI. 足関節不安定症の足（injured side）と正常足（normal side）

図5. 歩行時における踵接地前後における足関節の動態と加速度

ではなぜ，頭部に装着した WS のデータが MC で測定したデータと相関したのであろうか．ヒトは，歩行時に頭部の安定性を保つために，胸郭軸が傾くとその角度に応じてそれとは反対の方向へ頭部軸が傾き，頭部を空間において安定化していると報告されている[9,10]．すなわち，胸郭軸が前後方向へ傾くとき，その大きさに比例して頭部軸は反対方向へと傾く．それゆえ，両者が正の相関関係を示したと考えられた．内外側方向でも同様のことが生じ，そのため，両者が正の相関関係を示したと考えられた．

足関節不安定症を有する群では，WS データから，踵接地時における垂直方向加速度が小さく，MC データでは，内外返し角度が大きかった．WS における MVA の低下の理由として，MC データでの MAC の増大により，内返しから外返しへと足関節の接地形態が変化することにより荷重が分散されるためではないかと考えられた．ただ，MAI が大きいことが実際に下肢の障害を引き起こすのかどうかについては，今後前向き研究が必要である．

❺結　　論

本 WS を装着してウォーキングをすることにより，MVA の低下が MAI 増大という危険な歩行フォームにつながる可能性がある．これをリアルタイムに認識して矯正したり，また，それを改良すべく筋力トレーニングなどに励んだりすることにより，ウォーキングによる足底腱膜炎やアキレス腱障害といった障害の予防につながる可能性がある．

ま　と　め

われわれは，この WS の応用として，ボート競技漕ぎ手の動作解析，バレーボールのレシーブの動作解析，柔道選手の受け身動作の解析，靴底厚の異なるスニーカーによる歩行解析などを行っている．今後，本 WS をさらに改良していくことと，応用範囲をいろいろなフィールドへ広げていきたいと考えている．

文　献

1) Ferber R, Hreljac A, Kendall KD：Suspected mechanisms in the cause of overuse running injuries；a clinical review. Sports Health **1**：242-246, 2009
2) Noehren B, Abraham A, Curry M et al：Evaluation of proximal joint kinematics and muscle strength following ACL reconstruction surgery in female athletes. J Orthop Res **32**：1305-1310, 2014
3) Messier SP, Pittala KA：Etiologic factors associated with selected running injuries. Med Sci Sports Exerc **20**：501-505, 1988
4) Willems TM, Witvrouw E, Delbaere K et al：Relationship between gait biomechanics and inversion sprains：a prospective study of risk factors. Gait and Posture **21**：379-387, 2005
5) Hashimoto T, Inokuchi S：The kinematic study of the ankle joint instability during gait due to the rupture of lateral ligaments. Foot Ankle Int **18**：729-734, 1997
6) 木畑実麻，橋本健史，勝川史憲：加速度計を内蔵したメガネ型ウェアラブルセンサーとモーションキャプチャーによるデータとの相関性について―ランニングフォーム異常の早期発見にむけて．日臨スポーツ医会誌 **26**：423-429，2018
7) Karantonis DM, Narayanan MR, Mathie M et al：Implementation of a real-time human movement classifier using a triaxial accelerometer for ambulatory monitoring. IEEE Trans Inf Technol Biomed **10**：156-167, 2006
8) Kanoh S, Ichi-nohe S, Shioya S et al：Development of an eyewear to measure eye and body movements. Conf Proc IEEE Eng Med Biol Soc **2015**：2267-2270, 2015
9) Nashner LM：Strategies for Organization of Human Posture；Vestibular and Visual Control of Posture and Locomotor Equilibrium, ed by Igarashi M, Black FO, Karger, Basel, p1-8, 1985
10) Assaiante C, Amblard B：Ontogenesis of head stabilization in space during locomotion in children；influence of visual cues. Exp Brain Res **93**：499-515, 1993

*　　　　*　　　　*

I. 診断, 評価 ◆ 4. 形態評価

EOS を用いた変形性股関節症患者に対する 三次元的な脊椎, 骨盤, 下肢アライメントの評価*

崔　賢民　小林大悟　渡辺慎太郎　稲葉　裕**

[別冊整形外科 75：77〜82, 2019]

はじめに─EOS について

医学の発展において, 画像診断装置の進歩は欠かせない要因の一つである. 1895 年に発見された X 線は, さまざまな医療分野に革命的な進歩をもたらすとともに, 今日でももっとも汎用される医療診断技術であり, 整形外科医療において X 線像は, 骨折や腫瘍の診断のみでなく, 骨の変形や関節のアライメントの評価に欠かせない存在である. その後の CT や MRI 装置の開発は, 体内深部の複雑な解剖の三次元的な評価を可能とした. しかし, X 線撮影は管球から離れた位置では等尺が変化することや三次元的な評価が困難であること, CT や MRI は基本的に臥位での撮影となるため立位での機能的な評価が困難であるという欠点が存在する. また X 線被曝は合理的にできるだけ低く抑える必要があり, 被曝量を低減できる医療診断装置が望まれる.

SterEOS イメージングシステム (EOS imaging 社) は, 荷重時や坐位における脊椎, 骨盤, 下肢アライメントの三次元的評価が可能な低被曝画像診断装置であり, 患者の骨形態だけでなく機能的なアライメントの正確な評価が可能である (図 1). 1992 年にノーベル物理学賞を受賞した粒子検出器 (多線式比例計数管) を応用しており, 散乱 X 線を抑制しつつ高感度で画像が獲得できるため, 全身の鮮明な撮影画像を拡大などの歪みが少なく評価できる点 (図 1), 荷重下における全身アライメントの三次元的な正確な評価が高い再現性をもって可能である点[1~5], また低被曝線量での撮影が可能であるため, 経時的な全身の三次元的な評価が被曝による健康被害を最小限にしながら可能である点[6,7] が大きな特徴である.

EOS で撮影した二方向全身 X 線像は, 専用のソフトウェアである sterEOS ワークステーション (EOS imaging 社) を使用して全身の脊椎, 骨盤, 大腿骨, 下腿の 3D 再構成画像を作成し, 100 以上のさまざまなパラメータを計測することが可能であり (表 1, 図 2), さらに, これらのパラメータは計測の基準面を解剖学的および機能的基準面にわけて設定し計測することが可能である (図 2). また変形性股関節症 (変股症) 患者における EOS の利点は, 前述した特徴に加えて, 金属ハレーションの影響を受けずに姿勢の評価やインプラント設置角の評価を正確に行えることである.

現在われわれは, 変股症患者に対して, 人工股関節全置換術 (THA) 術前後に sterEOS イメージングシステムを用いた立位と坐位での脊椎, 骨盤, 下肢アライメントの三次元的評価を行っており, その有用性に関して報告する.

I. 変股症患者の THA 術前後の立位および臥位時の下肢回旋アライメントの計測

まずわれわれは, 立位と臥位における大腿骨の回旋アライメントを比較した. 当院で THA を施行予定であった片側変股症患者 50 例を対象とし, 術前後の EOS および CT を用いて, 立位と臥位における大腿骨回旋角の変化を調査した. 大腿骨面は ISB 座標系を, 機能的骨盤面は両側大腿骨頭を通る地面との垂直面 (EOS) または水平面 (CT) と定義した. 評価項目として, 大腿骨の回旋角 (femoral torsion：大腿骨面と機能的骨盤面との角度と定義) を調査した (図 2, 表 1). その結果, 術前立位では大腿骨回旋角は平均 −5.2°（大腿骨の外旋を正の値

▌Key words

EOS, spinal alignment, pelvic alignment, lower limbs alignment

*Three-dimensional evaluation of spinal, pelvic, lower limbs alignment in total hip arthroplasty patients using EOS system
**H. Choe, D. Kobayashi, S. Watanabe, Y. Inaba（教授）：横浜市立大学整形外科（Dept. of Orthop. Surg., Yokohama City University, Yokohama）.
［利益相反：なし.］

Ⅰ. 診断，評価 ◆ 4. 形態評価

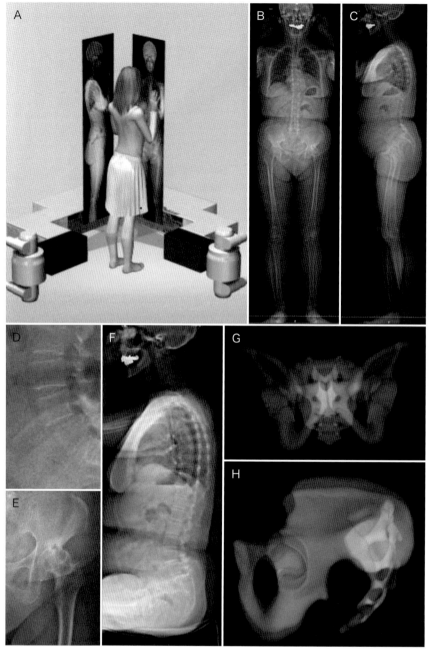

図1．EOSの撮影とsterEOSによる計測の実際．EOSでは立位や坐位を保持した状態で，X線チューブと検出器（多線式比例計数管）が正面と側面から同時に頭尾側方向に移動しながら撮影を行い（A），正面と側面のデジタルX線像を取得する（B, C）．撮影画像は拡大などの歪みが少なく評価できる（D, E）．またEOSでは坐位などのさまざまな姿勢で撮影を行うことで（F），その姿勢における三次元モデルの作成と各種パラメータの自動計測が可能である（G, H）．モデル作成と各種パラメータの計測は専用のワークステーションを使用して行い，骨盤の計測は1症例で約5〜10分を要する．

と定義）と大腿骨は内旋を認め，臥位では平均1.1°と立位と臥位では大腿骨の回旋角に有意差を認めた．さらに立位大腿骨回旋角は術前−5.2°から術後−11.2°へ有意に減少し（$p<0.05$），臥位でも術前1.1°から術後0.7°へ変化した．この結果から，大腿骨はTHA術後に内旋する傾向にあることが示唆された．一方で，50例中8例（16％）では大腿骨は術後の外旋を認めており，大腿骨の回旋角の変化量は症例によるばらつきが多いことが示唆された．

Ⅱ．変股症患者のTHA術前後の立位および坐位時の骨盤，脊椎アライメントの計測

次に立位と坐位における脊椎，骨盤アライメントを評価した．評価項目として，anterior pelvic plane（APP），

78

表1. SterEOS ワークステーションで計測できるパラメータの一例

骨盤パラメータ	矢状面バランス
pelvic incidence（°）	後弯角（°）
sacral slope（°）	前弯角（°）
pelvic tilt（°）	sagittal vertical axis（mm）
pelvic obliquity（mm）	CAM plumb line（mm）
pelvis axial rotation（°）	脊椎仙骨角（°）
anterior pelvic plane inclination（°）	Th1 傾斜（°）
下肢長	Th9 傾斜（°）
大腿骨長（cm）	冠状バランス
脛骨長（cm）	C7-CSL（mm）
機能的下肢長（cm）	脊柱側弯パラメータ
解剖学的下肢長（cm）	2D Cobb 角（°）
大腿骨	3D Cobb 角（°）
大腿骨捻転角（°）	頂椎回旋角（°）
大腿骨頭径（mm）	矢状面バランス
大腿骨オフセット（mm）	Th1/Th12 3D 後弯角（°）
大腿骨頚長（mm）	Th4/T12 3D 後弯角（°）
大腿骨頚体角（°）	L1/L5 3D 前弯角（°）
膝	L1/S1 3D 前弯角（°）
外反/内反（°）	椎体方向（前方，側方，軸方向）
屈曲/伸展（°）	胸椎 Th1-Th12（°）
大腿骨機能角（°）	腰椎 L1-L5（°）
脛骨機能角（°）	椎間捻転
HKS（°）	胸椎 Th1-Th12（°）
脛骨捻転（°）	腰椎 L1-L5（°）
大腿脛骨捻転角（°）	ステム前捻角（°）
THA	
CUP 傾斜角（radiographic angle 表記[19]）［°］	
CUP 前方開角（anatomical angle 表記[19]）［°］	

pelvic tilt（PT），sacral slope（SS），thoracic kyphosis（TK：Th1/Th12 角），lumbar lordosis（LL：L1/S1 角），sagittal vertical axis（SVA）を計測した（表1）．TK，LL，SVA は術前後で有意な変化を認めず，立位時におけるAPP，SS，PTおよび坐位時におけるPTは術後に有意に変化した．また立位から坐位への姿勢変化時のPT 変化量（ΔPT）は術前 24.6°から術後 20.4°へ有意に変化し（$p < 0.05$），これは立位，坐位での骨盤変化量はTHA後に減少することを示唆した．特に，術前に立位，坐位での骨盤変化量が大きい症例は，術後に有意な減少を認めており，術前の股関節可動域の不良例において，THA による股関節可動域の改善が，立位，坐位での骨盤変化量を減少させることが示唆された．一方で，術前に立位・坐位での骨盤変化量が少ない症例では，術後に有意な骨盤変化量の増加を認めた．THA 後の股関節可動域の改善は，股関節機能の獲得に重要であるが，過剰な股関節の可動性を獲得する症例では，股関節屈曲時の前方でのインプラントまたは骨性インピンジメントを引き起こす可能性が増加するため，注意が必要であること

が示唆された．

Ⅲ．THA 患者における骨盤，下肢アライメントの変化による機能的インプラント設置角の変化

　立位において骨盤が後傾する症例や，坐位において骨盤の後傾が少ない症例では，インピンジメントのリスクが増加し，脱臼に注意が必要であることが報告されている[8,9]．さらに，立位骨盤後傾例で，かつ大腿骨の外旋を認めるような症例では，カップとステムの機能的 combined anteversion[10]の増大による前方脱臼に注意が必要であることが推測できる．骨盤傾斜角の変化はカップの機能的前方開角に[11~13]，大腿骨の回旋はステムの機能的な前捻角に影響するため，THA 症例では患者個人の脊椎，骨盤，下肢アライメントがインプラント設置角に与える影響に注意する必要があるが，EOS ではこれらの影響が加味された機能的なインプラントの設置角の計測が可能であることが利点の一つとしてあげられる（図3）．

Ⅰ．診断，評価 ● 4．形態評価

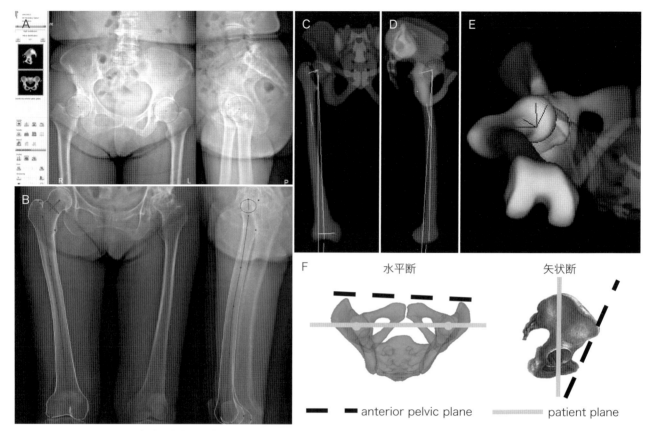

図2．SterEOSによる計測の実際．骨盤や大腿骨の三次元モデルの作成は，X線像上のランドマークに骨盤や大腿骨のモデルを重ね合わせる形で行う（A：骨盤，B：下肢）．三次元モデルを作成すると冠状面（C），矢状面（D），水平面（E）それぞれにおけるパラメータの計測を自動で行うことが可能である．骨盤におけるワークフローでは解剖学的基準面（anterior pelvic plane：両側上前腸骨棘と恥骨を通る面）と機能的基準面（patient plane：両側大腿骨頭中心を通り地面に垂直な面）のそれぞれに対する計測値が自動で算出されるが，EOSでの機能的基準面（patient plane）の定義は骨盤座標系で用いる通常の定義と異なることに注意する必要がある（F）［文献20より引用］．

Ⅳ．今後の変形性関節症患者におけるEOSの展望

本邦における変股症患者は，大半が寛骨臼形成不全症（DDH）を有するが，DDHでは腰椎過前弯や大腿骨過大前捻を認めることが多い．単純X線像でのアライメントの評価は，水平面における回旋アライメントの評価が困難であること，CTやMRI撮影は立位や坐位における機能的なアライメント評価は困難であることや，インプラントの挿入された患者では金属ハレーションが正確な評価を邪魔することが問題としてあげられる．さらに本邦ではCTが汎用される傾向にあり，放射線被曝が看過できない問題としてあげられる．THA患者において術前後の骨盤，下肢の三次元的な評価は必須であり，低被曝で正確な三次元での評価が可能であることはEOSの大きな利点であるといえる．放射線被曝は，癌の発症率に強く影響することが報告されているが[14]，EOSはX線撮影やCTと比較して大幅にX線被曝量の低減が可能であり[14,15]，最近では，マイクロドーズプロトコルを用いる

ことで，より少ない放射線量で全身の評価が可能となっている[16]．またEOSの三次元的評価における再現性は，CTと同等の高い再現性を有することが報告されている[1,2,4,5]．さらに近年ではEOSを用いたTHAの三次元的術前計画も可能となっており，今後のさらなる普及が期待される[17]．一方で，欠点として，EOSは本邦へ導入後の日が浅く，装置を有する施設が少ないことから汎用性に欠けること，また四肢の変形性関節症に対する有用性に関する報告はまだ少ないこと，パラメータ算出に用いる基準面や計測値の表記に改良の余地があることなどがあげられる（図2，表1）．

THA患者では術後に骨盤傾斜や大腿骨回旋角に変化が生じ，それらのアライメント変化は，機能的なインプラント設置角に影響を与え，立位時の前方脱臼や坐位時の後方脱臼のリスクに関与することが示唆されている[9,11,18]．つまりTHA患者では，個々のもつ姿勢や肢位から脱臼のリスクを予測し，より適切なインプラントの設置を計画することが必要とされる．EOSを用いて，THA患者における脊椎，骨盤，下肢アライメントの変

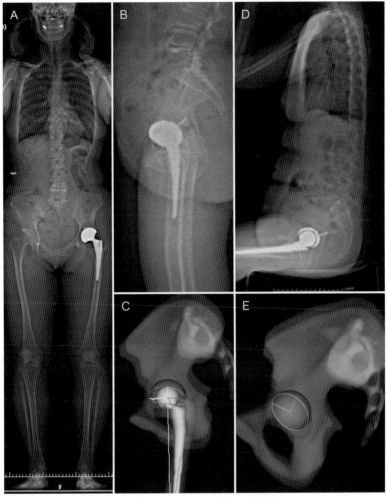

図3. EOSを用いた機能的インプラント設置角の計測. 51歳, 女. THA後3ヵ月時に撮影した立位および坐位でのEOSの画像を示す. カップの設置角はAPPに対して外転角/前方開角が44.1°/18.5°であるが, 立位での骨盤前傾に伴い鉛直面に対するカップの外転角/前方開角は41.2°/13.1°に変化し（A〜C）. ステム前捻角は大腿骨の両顆軸に対しては35.2°であるが, 立位時の大腿骨の内旋により, 骨盤の機能的基準面に対するステム前捻角は30.5°に変化する（C）. 坐位時は骨盤が後傾し（鉛直面に対してAPPが20.6°後傾), 鉛直面に対するカップの外転角/前方開角は51.5°/31.4°に変化する（B, D〜F）.（カップ設置角はradiographic angleで表記[19]）

化やそれに伴う機能的インプラント設置角の変化を経時的に評価していくことで, 今後の変股症患者のさらなる病態の解明と治療への応用が期待できると考える.

まとめ

EOSの革新性と有用性は, 荷重下における全身アライメントの三次元的な正確な評価が高い再現性をもって可能であること, 低被曝線量での撮影が可能であり経時的な全身の三次元的評価が被曝による健康被害を最小限にしながら可能であること, インプラントによるハレーションの影響を受けないことである. 一方で, 欠点として, 本邦では汎用性に欠けること, 変形性関節症に用いるワークフローや基準面の設定にはさらなる改善の余地があることがあげられる. 今後は脊椎疾患のみでなく, 変形性関節症を含めた四肢の関節疾患の機能的アライメント計測や術前計画, 経時的な術後経過観察など, さまざまな領域での活躍ができる画像診断装置であると考える.

文献

1) Thelen T, Thelen P, Demezon H et al：Normative 3D acetabular orientation measurements by the low-dose EOS imaging system in 102 asymptomatic subjects in standing position；analyses by side, gender, pelvic incidence and reproducibility. Orthop Traumatol Surg Res

103：209-215, 2017

2）Guenoun B, Zadegan F, Aim F et al：Reliability of a new method for lower-extremity measurements based on stereoradiographic three-dimensional reconstruction. Orthop Traumatol Surg Res 98：506-513, 2012

3）Okamoto M, Jabour F, Sakai K et al：Sagittal balance measures are more reproducible when measured in 3D vs in 2D using full-body EOS（R）images. Eur Radiol, 2018, doi：10.1007/s00330-018-5485-0.

4）Buck FM, Guggenberger R, Koch PP et al：Femoral and tibial torsion measurements with 3D models based on low-dose biplanar radiographs in comparison with standard CT measurements. AJR 199：W607-612, 2012

5）Folinais D, Thelen P, Delin C et al：Measuring femoral and rotational alignment；EOS system versus computed tomography. Orthop Traumatol Surg Res 99：509-516, 2013

6）Dietrich TJ, Pfirrmann CW, Schwab A et al：Comparison of radiation dose, workflow, patient comfort and financial break-even of standard digital radiography and a novel biplanar low-dose X-ray system for upright full-length lower limb and whole spine radiography. Skeletal Radiol 42：959-967, 2013

7）Ilharreborde B, Ferrero E, Alison M et al：EOS microdose protocol for the radiological follow-up of adolescent idiopathic scoliosis. Eur Spine J 25：526-531, 2016

8）Heckmann N, McKnight B, Stefl M et al：Late dislocation following total hip arthroplasty；spinopelvic imbalance as a causative factor. J Bone Joint Surg Am 100：1845-1853, 2018

9）Stefl M, Lundergan W, Heckmann N et al：Spinopelvic mobility and acetabular component position for total hip arthroplasty. Bone Joint J 99-B（1 Supple A）：37-45, 2017

10）Nakashima Y, Hirata M, Akiyama M et al：Combined anteversion technique reduced the dislocation in cementless total hip arthroplasty. Int Orthop 38：27-32, 2014

11）Suzuki H, Inaba Y, Kobayashi N et al：Postural and chronological change in pelvic tilt five years after total hip arthroplasty in patients with developmental dysplasia of the hip；a three-dimensional analysis. J Arthro-plasty 31：317-322, 2016

12）Ishida T, Inaba Y, Kobayashi N et al：Changes in pelvic tilt following total hip arthroplasty. J Orthop Sci 16：682-688, 2011

13）Inaba Y, Kobayashi N, Suzuki H et al：Preoperative planning for implant placement with consideration of pelvic tilt in total hip arthroplasty；postoperative efficacy evaluation. BMC Musculoskelet Disord 17：280, 2016

14）Dietrich TJ, Pfirmann CW, Schwab A et al：Comparison of radiation dose, workflow, patient comfort and financial break-even of standard digital radiography and a novel biplanar low-dose X-ray system for upright full-length lower limb and whole spine radiography. Skeletal Radiol 42：959-967, 2013

15）Deschenes S, Charron G, Beaudoin G et al：Diagnostic imaging of spinal deformities；reducing patients radiation dose with a new slot-scanning X-ray imager. Spine 35：989-994, 2010

16）Ilharreborde B, Ferrero E, Alison M et al：EOS microdose protocol for the radiological follow-up of adolescent idiopathic scoliosis. Eur Spine J 25：526-531, 2016

17）Morvan A, Moreau S, Combourieu B et al：Standing radiological analysis with a low-dose biplanar imaging system（EOS system）of the position of the components in total hip arthroplasty using an anterior approach；a cohort study of 102 patients. Bone Joint J 98-B：326-333, 2016

18）Vincent S, Czuzoj-Shulman N, Spence AR et al：Effect of pre-pregnancy body mass index on respiratory-related neonatal outcomes in women undergoing elective cesarean prior to 39 weeks. J Perinat Med 46：905-912, 2018

19）Murray DW：The definition and measurement of acetabular orientation. J Bone Joint Surg Br 75-B：228-232, 1993

20）Takao M ST, Hamada H, Sugano N：Pelvic and femoral coordinates and implant alignment representations in THA. Computer Assisted Orthopaedic Surgery for Hip and Knee, ed by Sugano N et al, Springer, Singapore, 2018

＊　　　＊　　　＊

トモシンセシスの原理と整形外科領域への応用

佐々木　源　　渡部欣忍　　豊岡青海　　安井洋一　　増田裕也
河野博隆

はじめに

　トモシンセシスの原理は1930年代に報告されていたが，技術的な困難が多くほとんど普及しなかった．その後，フラットパネル検出器（flat panel detector：FPD）の登場と画像再構成技術の進歩によりトモシンセシスは発展し，現在はデジタルトモシンセシスとして各専門科において多様な部位の画像検査に応用されている[1]．トモシンセシスは，短い撮影時間と低い被曝線量で高精細な多断層画像を得ることが可能である．それに加えて金属アーチファクトを低減でき，なおかつ立位や荷重位など任意の姿勢での撮影ができるので，整形外科領域において正確な評価のために有用なツールである．

　当大学では，2009年にX線像のフィルムレス化とともに，17×17インチの直接変換方式FPD搭載のX線TVシステム（SONIALVISION safire，島津製作所）を導入した．以後，当科では難治骨折領域を中心にトモシンセシスによる画像評価を行ってきた．本稿では，トモシンセシスの撮影原理と整形外科領域での具体的活用例を示す．

I．トモシンセシスの原理[2]

　以前の断層撮影はフィルムまたはcomputed radiographyで撮影され，1回の撮影につき1断面の画像しか得られなかったため，必要な多断層画像を得るために時間と手間がかかっていた．また，断層撮影は管球軌道上に発生する「流れ像」といわれる障害陰影のために見づらい画像となっていた．トモシンセシスは，1回の走査で

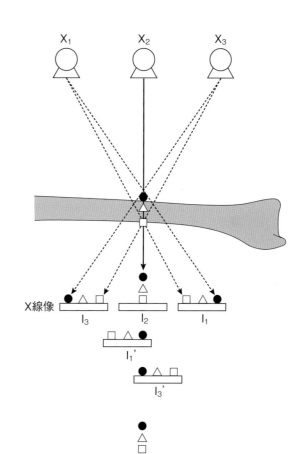

図1．トモシンセシスの原理．X_1～X_3のように入射角度を変えながら撮影されたX線画像（I_1～I_3）に対して，それぞれの画像を適量ずらした I_1', I_2, I_3' の画像を重ね合わせることで，特定の裁断面（この図では●）に焦点を合わせた画像が得られる（文献2より転載）．

Key words

tomosynthesis，FPD，FBP

*Tomosynthesis ; the operating principle and clinical application to orthopedic practice
**G. Sasaki：帝京大学整形外科（Dept. of Orthop. Surg., Teikyo University School of Medicine, Tokyo）; Y. Watanabe（教授/外傷センター長）：同大学整形外科/同大学附属病院外傷センター；S. Toyooka, Y. Yasui（講師），H. Masuda（講師），H. Kawano（主任教授）：同大学整形外科.
［利益相反：なし．］

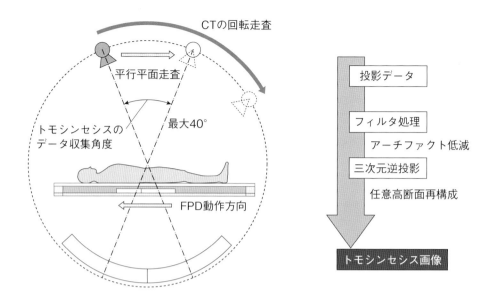

図2. 断層再構成原理（FBP法）．断層撮影とCTとの類似性に着目し，平行平面式断層走査がCT走査の一部であると考える．平行平面式断層走査により得られた一連の投影画像について，幾何学的変換を施してCT走査の投影データに変換後，トモシンセシス画像を再構成する．X線入射角度は最大40°，撮影時間は17インチ視野で5秒である（島津製作所より提供）．

任意の複数の断層面を再構成することが可能であり，画像処理を行うことで「流れ像」を低減することもできる．トモシンセシスには，断層撮影の原理に基づくシフト加算法と，CT再構成の代表的手法であるフィルタ補正逆投影（filtered back projection：FBP）法を応用した再構成手法がある．

トモシンセシスの基本となる断層撮影の原理を，X線源を移動させる面内の二次元で簡略化して説明する（図1)[2]．線源X_2からまっすぐに長管骨のX線像を撮影した場合を想定する．線源X_2に近い側から骨の断面に●，△，□の組織があるとしておく．一般的な単純X線像では，I_2の画像が得られる．これは線源X_2から照射されたX線が被写体内にある●，△，□の三つの組織でX線減弱が加算された像として，●，△，□の三つの組織が重なった画像として描出される．次に，X線源を左右にずらして撮影すると，●，△，□の三つの組織もずれて撮影され（I_1およびI_3），並び方も逆向きになる．この三つの画像（I_1〜I_3）を●の位置が重なるように移動させ（画像I_1'，I_2，I_3'），さらにこれらの画像を加算すると，●の影が3倍となり，他の影よりも鮮明に表示される．ずらし方により，△や□の断面像を鮮明に表示させることが可能になる．この原理を面内に広げたものがトモシンセシスの原理であり，厚みを有する被写体を複数方向から撮影した画像を重ねること（単純加算）で特定の断面の像を強調する画像技術である．実際にはX線入射角度を変えながら撮影された一連の画像に対して，画像ごとに走査方向のシフト量を調整することにより，任意の裁断面の断層像が得られる（シフト加算法）．

FBP法はCT再構成の代表的手法であるが，断層撮影の直線的な走査をCTの回転する走査の一部であると考え，トモシンセシスの画像再構成に応用したものである（図2）．平行平面式断層走査によって得られた一連の投影画像を，CT走査の投影データに幾何学的に変換し，任意の断層画像を再構成する．この方法によって，従来の直線断層写真でみられた障害陰影である「流れ像」が軽減される．しかし，FBP法においてもインプラントなどの金属周辺ではメタルアーチファクトが多少なりとも残存するため，さらなるアーチファクトの低減のために，投影画像上で金属分離を行い，逐次近似法を併用する方法（tomosynthesis-Shimadzu metal artifact reduction technology：T-Smart）も開発されている[3]．

II．トモシンセシスの特徴と臨床応用

❶ 短時間で低被曝の検査

トモシンセシスの撮影時間は，1回の撮影につき2.5〜5秒間である．そのため，CTやMRIのように予約の必要がなく，単純X線撮影と同じように随時撮影することが可能で，1回の撮影で多数の再構成断層画像を得るこ

表1. 単純X線像とトモシンセシスの被曝線量の比較

	単純X線像の入射表面線量 (mGy)[4]	トモシンセシスの入射表面線量 (mGy)[5]	トモシンセシスの撮影条件 (kV, mAs)
頭部（正面）	3.0	3.2	90, 0.9
頸椎（正側面）	2.0	2.0	80, 0.9
股関節（正面）	4.0	4.5	85, 1.4
膝関節	0.4	0.8	110, 3.2
手指部	0.1	0.2	90, 1.6

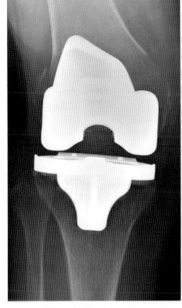

a. 単純X線像. インプラントに重なった部分の評価はできない.

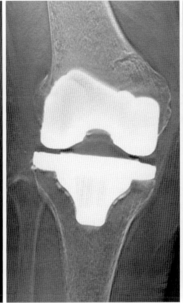

b. トモシンセシス（T-Smart）. アーチファクトの影響をほとんど受けず, 骨梁を含めた骨の精細な描出が可能で, 外側の顆上部の骨折線も明瞭に描出できている. また, 冠状断, 矢状断ともに任意の断面像の再構成が可能であり, インプラントに隠れた部分も含めて三次元的な骨折の評価が可能である.

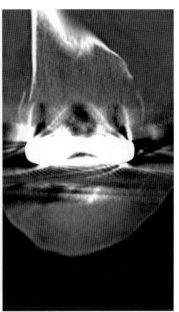

c. 単純CT. 骨折線はわかるものの, アーチファクトの影響を受けて詳細な評価がむずかしい.

図3. 症例1. 77歳, 女. 人工膝関節置換術後のインプラント周囲骨折症例. 大腿骨コンポーネントレベルで骨折している.

とができる. 胸部での被曝線量を比較すると, 単純X線撮影 0.06 mGy, CT 20 mGy に対してトモシンセシスは 0.19 mGy であり, 他の部位で比べてもトモシンセシスの被曝量は単純X線とほぼ同じ～数倍程度, 単純CTの約 1/10 程度であり, 非常に低被曝での撮影が可能である（表1）.

❷高精細で三次元的な画像評価が可能──

空間分解能を決定する検出器素子のサイズはトモシンセシスでは 0.15 mm, CT では最小で 0.5 mm であり, トモシンセシス用の検出器はCTよりもずっと優れている. それゆえトモシンセシスでは高精細断層像が得られるので, 皮質骨や骨梁の微細な評価が可能である. したがって, 高齢者の脆弱性骨折や, 転位のほとんどないような手舟状骨などの骨折の評価に優れている[6,7]. また,

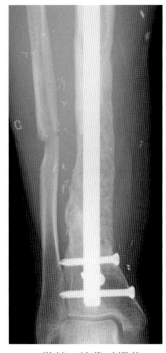
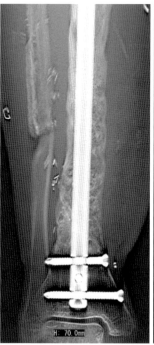
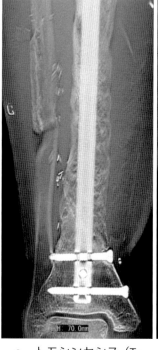
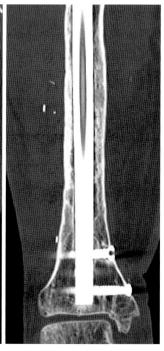

a. 単純X線像（術後1年）．人工骨が吸収されて患者自身の骨に置換されているのがわかるが，骨形成の三次元的な評価はむずかしい．

b. トモシンセシス（FBP法）[術後1年]．断面像の再構成をすることで，より詳細な骨の状態の評価が可能となっている．FBP法では，金属アーチファクトの影響を多少受けてしまう．

c. トモシンセシス（T-Smart）[術後1年]．FBP法よりも金属アーチファクトを低減でき，横止めスクリュー付近でも詳細に描出できる．CTと比較しても遜色ない画像である．

d. 単純CT（術後2年）．骨癒合を確認できるが，骨梁の描出はトモシンセシスのほうが精細である．

図4．症例2．19歳，男．右下腿感染性偽関節の術後症例．当科では，骨移植に自家海綿骨と人工骨を混合して使用している．

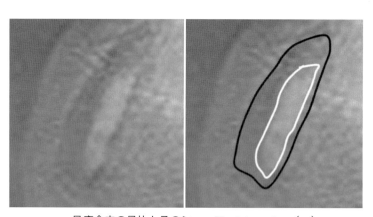

a. 骨癒合未の骨片とそのシェーマ．integration（－）

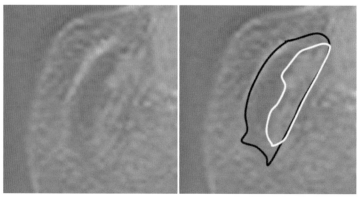

b. 骨癒合した骨片とそのシェーマ．integration（＋）

図5．ACL再建術におけるbone-patellar tendon-bone graftの骨片癒合の評価．移植骨片の形状，癒合の状態を評価できる（文献8より転載）．

整形外科の手術では人工関節置換術や骨折観血的整復固定術で金属インプラントが多く使われるため，画像評価の際にインプラントの影響を受ける．単純X線像では骨折線がインプラントで隠れてしまったり，CTではメタルアーチファクトのために画像が見づらくなってしまったりと，術後の画像評価がむずかしいことが多い．一方，トモシンセシスでは任意の断層面が得られるため，骨折線の断層に合わせた画像を再構成すれば，術前の骨折の形状や，術後の骨形成の詳細な評価が十分可能である（図3；症例1，図4；症例2）．人工関節術後の弛みや感染などの合併症の診断においても，金属アーチファクトの少ない断層画像が得られるため，トモシンセシスの有用性は高い．われわれは，膝関節ACL再建術で用いるbone-patellar tendon-bone graftの術後骨癒合の評価にトモシンセシスを利用している（図5）[8]．

関節の機能評価においてもトモシンセシスの有用性が注目されている．たとえば膝関節の骨棘や変形性変化の評価には，単純X線撮影ではRosenberg viewなどの撮影肢位を変えての撮影が必要となるが，トモシンセシスでは立位や荷重位などの任意の肢位での撮影が可能で，一度の撮影で関節面の各断層の詳細な評価が可能である[9,10]．

また，関節リウマチにおける手関節，手指病変の評価に，トモシンセシスは単純X線像よりも優れ，MRIと比較しても遜色ないという報告がある[11]．関節や脊髄腔の造影検査においては，トモシンセシスを用いた画像評価が優れているだけでなく，造影処置をトモシンセシス搭載の透視で行ったのち，患者が撮影室を移動することなく同一の装置で病態の動的評価ができる利点があげられている[12,13]．

Ⅲ. トモシンセシスの限界

現時点でのトモシンセシスの欠点は，再構成できる断面は患者テーブルに平行な面のみに限定され，再構成された画像の中心部は鮮明だが辺縁がぼやけてしまうことである．最大の欠点は，三次元再構成やmulti-planar reconstruction（MPR）の作成ができないため，立体的な全体像の把握には向いていないことがあげられる．

まとめ

トモシンセシスの原理と臨床での活用法を説明し，代表症例を提示した．トモシンセシスは，短時間，低被曝線量，任意の肢位で撮影可能で，かつ金属アーチファクトの少ない高精細多断面像が得られる特徴を有する．整形外科では，変形性関節症や骨折後，手術後の経過観察のために定期的な画像評価が必要であり，また小児の患者も多いことから，上記の特徴を有するトモシンセシスは，CTやMRIよりも優先して選択されるべきである．

文 献

1) Machida H, Yuhara T, Tamura M et al：Whole-body clinical applications of digital tomosynthesis. Radiographics 36：735-750, 2016

2) 渡部欣忍，佐々木源，岡本孝英ほか：トモシンセシスとdigital slit scanogramの原理と運動器外傷領域への活用．整形外科 67：462-468, 2016

3) 馬場新悟：X線テレビシステムSONIALVISION safireシリーズにおけるトモシンセシスとT-smartの技術について．INNERVISION 28：12-13, 2013

4) 公益社団法人日本診療放射線技師会：医療被ばくガイドライン（DRLs2015の公表を受けて）＜http://www.jart.jp/activity/hibaku_guideline.html＞［Accessed 11 Dec 2018］

5) 佐藤行雄：トモシンセシスの技術と特徴. X線撮影装置，マンモグラフィ，X線TVシステム「SONIALVISION safire」におけるトモシンセシスについて（島津製作所）．INNERVISION 26：8-9, 2011

6) 奥野一真，西本和人，森川丞二ほか：仙骨脆弱性骨折に対するトモシンセシスの有用性．中部整災誌 56：1211-1212, 2013

7) Ottenin MA, Jacquot A, Grospretre O et al：Evaluation of the diagnostic performance of tomosynthesis in fractures of the wrist. AJR 198：180-186, 2012

8) Masuda H, Taketomi S, Inui H et al：Bone-to-bone integrations were complete within 5 months after anatomical rectangular tunnel anterior cruciate ligament reconstruction using a bone-patellar tendon-bone graft. Knee Surg Sports Traumatol Arthrosc 26：3660-3666, 2018

9) Hayashi D, Xu L, Roemer FW et al：Detection of osteophytes and subchondral cysts in the knee with use of tomosynthesis. Radiology 263：206-215, 2012

10) Kalinosky B, Sabol JM, Piacsek K et al：Quantifying the tibiofemoral joint space using X-ray tomosynthesis. Med Phys 38：6672-6682, 2011

11) Aoki T, Fujii M, Yamashita Y et al：Tomosynthesis of the wrist and hand in patients with rheumatoid arthritis；comparison with radiography and MRI. AJR 202：386-390, 2014

12) 藤田俊史，山本博史：トモシンセシスを用いた腱板断裂の評価（単純関節造影との比較）．中部整災誌 57：841-842, 2014

13) 有泉光子，崎元芳大，成田賢一ほか：骨・関節疾患におけるトモシンセシスの臨床応用．臨床画像 29：98-107, 2013

* * *

I. 診断，評価 ◆ 4. 形態評価

3D デプスセンサを用いた脊柱側弯症に対する自動診断支援技術の開発*

須藤英毅　小甲晃史　安倍雄一郎　岩田　玲　岩崎倫政
金井　理**

［別冊整形外科 75：88〜90，2019］

はじめに

　脊柱側弯症は思春期女児の発症頻度が高く，進行すると手術治療を要する．このため日本では，学校保健安全法に基づく学校検診における運動器検診の筆頭項目として側弯症検診が実施されている．一方で，発見率の地域差や学校医の負担が課題となっている．われわれは，市販の三次元（3D）デプスセンサで背表面を計測し左右非対称形状を評価することで脊柱側弯症の徴候を短時間，高感度に検出できる診断支援システムを開発したので紹介する．

Ⅰ. 脊柱側弯症検診に対する現況と課題

　脊柱側弯症は思春期女児に好発し，発症頻度が 1〜2/100 人と非常に高く，進行すると心身に重大な影響を及ぼす．骨成熟前で Cobb 角 25°〜30°以上の経時的な進行症例では，装具治療が重症化を予防しうる唯一の保存的治療法である[1]．

　日本国内では，2016 年度から文部科学省の省令改正により「運動器検診」の筆頭項目となっているが，側弯症検診については家庭に事前配布された調査票における回答（異常）の有無にかかわらず全例で検診を実施することになっている．

　しかし，耳鼻科用オージオメータのような数値化される測定機器がないために，発見率の地域差や，限られた時間内での検診に対する学校医の負担が大きいなど多くの課題が指摘されている．さらに，整形外科を紹介され受診した場合に，正常例や軽症例であっても全例で X 線撮影が行われることから被曝に対する被検者負担も大きい．

　検診にモアレ法などを使用する地域もあるが，特殊な機材と検査技師が必要であり，光軸を背部に垂直に投影する必要があるために機材の設置に時間がかかる．また，測定結果が数値化されず，専門医が画像中のモアレ縞模様をみて自己判断しているため広く普及していない．モアレ検査器も医療機器ではなくすでに製造中止となっている．

　そこでわれわれは，検出精度，普及の面で課題がある従来技術から，安価かつ測定結果が数値化できる高精度な側弯症簡易自動検出システムを開発した[2,3]．市販の 3D デプスセンサとパーソナルコンピュータ（PC）の安価な組み合わせにより背表面を撮影し，側弯の徴候を「非対称性指数」として短時間，定量的に検出できる診断支援システムである．

Ⅱ. システム構成と特長[2]

　システムの機器構成は，市販の 3D センサ（Xtion Pro Live；ASUS 社）と，開発したアルゴリズムをもとに作成したプログラムをインストールずみのノート PC で構成される（図 1）．撮影時には側弯症検診におけるもっとも重要な姿位である前屈位を指示するが，撮影自体は 1/30 秒で完了し，また非対称性指数と偏差カラーマップの表示には市販品のノート PC（Core-i7，7200 U-16 GB）であれば平均 1.5 秒しか要しない．

▌Key words

idiopathic scoliosis, automated noninvasive detection, 3D depth sensor

*Automated noninvasive detection of idiopathic scoliosis using a three-dimensional depth sensor
　要旨は第 32 回日本整形外科学会基礎学術集会および第 91 回日本整形外科学会学術集会において発表した．
**H. Sudo（特任准教授）：北海道大学大学院脊椎・脊髄先端医学分野；T. Kokabu, Y. Abe：えにわ病院整形外科；A. Iwata, N. Iwasaki（教授）：北海道大学整形外科；S. Kanai（教授）：同大学大学院情報科学研究科.
［利益相反：あり．本研究に関する費用は日本医療研究開発機構（AMED）が一部負担した（18he1302026h0003）．また，プログラム作成にあたり株式会社ノアの協力を得た．］

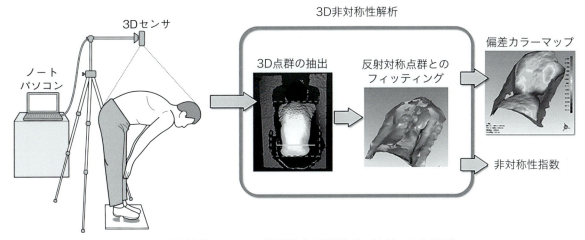

図1. 側弯検診システムの機器構成と撮影姿位（文献2より引用）

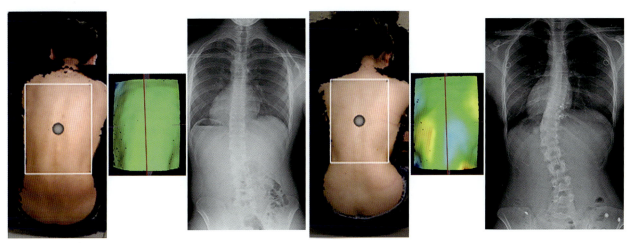

a. Cobb角 10°, 非対称性指数 1.11　　　　　　　b. Cobb角 35°, 非対称性指数 4.09

図2. 偏差カラーマップ出力とX線像

Ⅲ. 非対称性解析アルゴリズム[2,3]

得られた点群データから，背面を含む部分点群のみの抽出と姿勢の正規化を行う．次いで解析に不要な頭部，殿部領域の推定と頭部，殿部点群除去を行い，解析対称点群を抽出する．

側弯に伴い背表面は正中矢状面を基準とする左右対称形状から逸脱するが，この非対称性を定量化するため，解析対象点群にその反射対称点群をベストフィットし，両者の偏差を評価する．近似矢状面に対して iterative closest point 法[4] を適用する．この偏差分布をカラーマップとして表示し，同時に非対称性指数を算出する．非対称性指数は背表面が正中矢状面に対し完全対称であれば0となり，非対称となるほど大きな値となる．以上の解析は全自動化して処理される．

Ⅳ. 非対称性指数とX線診断との関係[2,3]

側弯症疑いで来院した外来受診者76例を対象に，その前屈位背部を本システムで計測し得られた非対称性指数とX線撮影より求めた Cobb 角とを比較した．弯曲が複数のカーブを有する場合は，主カーブを比較対象とした．

図2に本システムで計測した際の偏差マップとX線像を示す．Cobb角が大きくなるほど，側弯領域近辺のマップ上に背面の非対称性を原因とする偏差が正しくあらわれていることがわかる．

本原理検証試験における非対称性指数とCobb角との相関係数は0.88であった．また，Cobb角15°以上の側弯について，非対称性指数の感度，特異度，area under the curve (AUC) はおのおの，0.79, 0.92, 0.92 であり，25°以上では，0.97, 0.88, 0.96 であった．

また，装具採型時の陽性モデルをファントムモデルとして採用して解析したところ，±5°の回旋姿位は自動補

正されることを確認した.

さらに，同一被検者に対する解析の再現性についても評価した．外来受診者（30例）の前屈位背部を撮影し解析した．撮影後に立位姿勢に戻り，再度前屈位で撮影した．非対称性指数を算出し，2回撮影における非対称性指数の級内相関係数を検討した．またX線撮影による主カーブCobb角との相関係数を算出し，FisherのZ変換を行い相関係数同士の比較を行った.

その結果，1回目と2回目の非対称性指数は3.4±2.4，3.3±2.3（平均±標準偏差）であった．非対称性指数の級内相関係数は0.995であり，95%信頼区間は0.989〜0.997であった．非対称性指数とCobb角との相関係数について両群間に差はなく（$p=0.81$），本システムに対する高い再現性についても確認された.

V. 今後の展望

発明の新規性が認められ，科学技術振興機構（Japan Science and Technology Agency：JST）の外国特許出願支援と海外移行国支援に採択されて日本と米国における早期審査請求を実施している．また，医薬品医療機器総合機構（Pharmaceuticals and Medical Devices Agency：PMDA）レギュレタリーサイエンス戦略相談（対面助言）を行い，医療機器として世界初の薬事承認を目指した性能試験も実施している．さらに，日本医療研究開発機構（Japan Agency for Medical Research and Development：AMED）の医工連携事業化推進事業の支援により躯体の製品開発も行っており，2019年度中の上市を予定している.

ま と め

市販の3DセンサとPCのみを用いて数秒で側弯症の徴候を非対称性指数として自動算出できるシステム開発を行った．現在，世界初の薬事承認品を目指して医療機器開発を行っている.

文 献

1) Weinstein SL, Dolan LA, Wright JG et al：Effects of bracing in adolescents with idiopathic scoliosis. N Engl J Med **369**：1512-1521, 2013
2) Sudo H, Kokabu T, Abe Y et al：Automated noninvasive detection of idiopathic scoliosis in children and adolescents；a principle validation stud. Sci Rep **8**：17714, 2018
3) 須藤英毅，小甲晃史，安倍雄一郎ほか：側弯検診システムの研究開発．臨整外 **54**：306-310，2019
4) Chen Y, Medioni G：Object modeling by registration of multiple range images. Proc IEEE Int Conf Robot Autom：2724-2729, 1992

＊　　　　＊　　　　＊

I. 診断，評価　◆　5. 動的評価

Model-based image-matching 法を用いた
運動解析*

古賀英之**

［別冊整形外科 75：91〜95, 2019］

はじめに

　近年，スポーツ傷害の予防の重要性が認識されはじめ，スポーツ傷害予防研究への注目は年々高まっている．前十字靱帯（anterior cruciate ligament：ACL）損傷は手術を要する膝関節スポーツ傷害の中でもっとも多い．近年の ACL 再建術の進歩に伴い短期的には手術により良好な結果が得られるようになったが，スポーツ復帰にはいまだに長期間を要し，また長期的には ACL 再建術は変形性膝関節症への進行を予防できないとの報告もある．そのため，ACL 損傷，特に介入可能である非接触性損傷に対する予防法の確立が望まれており，その受傷メカニズムの解明は予防法を考えるうえで欠かせない大事なステップである．

　受傷メカニズムの研究方法にはさまざまなアプローチがある．その中でも，受傷シーンのビデオ解析は実際の受傷時のバイオメカニカルな情報を得ることができる唯一の方法であるが，これまでその方法は単純な視覚的分析（ビデオをコマ送りしながら受傷シーンの状況の分析や関節角度の推定を行う方法）に限られていた．しかし，視覚的分析による関節角度の推定はもっとも容易と思われる膝関節の屈曲角度においてさえかなりの誤差があることが示されており，また損傷のタイミングの推定は困難であること，低画質のビデオでは分析がさらに制限されることから，より精度の高いビデオ解析方法の開発が必要とされていた[1]．

　そこでわれわれは，単純な視覚的分析にかわる新たなビデオ解析のアプローチとして，コンピュータグラフィックソフトウェアである Poser（Curious Labs 社）を用いた model-based image-matching（MBIM）法を開発した．この方法は，複数のビデオカメラから撮影された実際の受傷シーンのビデオを背景として用い，背景のビデオに三次元モデルをマッチさせることにより三次元的なキネマティクスを推定する，というものである．表面マーカーを用いた動作解析をゴールドスタンダードとしてこの方法の妥当性を検討したところ，2 方向以上の撮影で行った解析における root mean square difference は膝屈曲/伸展で 10°以下，膝内外反で 6°以下，膝内外旋で 11°以下，質量中心速度で 0.3 m/s 以下と，単純な視覚的分析よりもはるかに正確な三次元情報を得ることができた[2]．そこでわれわれは，MBIM 法を実際の非接触性 ACL 損傷の受傷シーンのビデオ解析に応用し，受傷メカニズムの詳細な解析を試みた．

I. 非接触性 ACL 損傷の運動解析

　われわれは，MBIM 法を用い，非接触性 ACL 損傷の受傷シーンのビデオ解析を試みた．ハンドボール，バスケットボールにおける 2 方向以上から撮影された非接触性 ACL 損傷の受傷シーン 10 例のビデオ解析を行った[3]．全例が通常のテレビ放映（アナログ放映）で撮影されていた．症例は全例女性で，ハンドボール 7 例，バスケットボール 3 例であった．全例がゲーム中の受傷であり，7 例がカッティング動作，3 例がジャンプ後の片足着地であった．また脛骨前方移動に注目して high definition（HD）放映されたサッカーにおける非接触性 ACL 損傷の受傷シーンの 1 例についても解析を行った[4]（図 1）．

Key words

motion analysis, ACL injury, injury mechanism, MBIM

*Motion analysis using model-based image-matching technique
**H. Koga（准教授）：東京医科歯科大学大学院運動器外科学（Dept. of Joint Surgery and Sports Medicine, Graduate School of Medical and Dental Sciences, Tokyo Medical and Dental University, Tokyo）
［利益相反：なし．]

Ⅰ．診断，評価　◆　5．動的評価

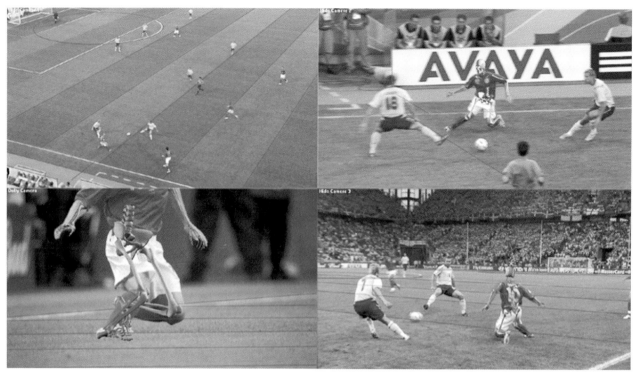

図1．サッカーにおけるACL損傷ビデオのMBIM法を用いた解析

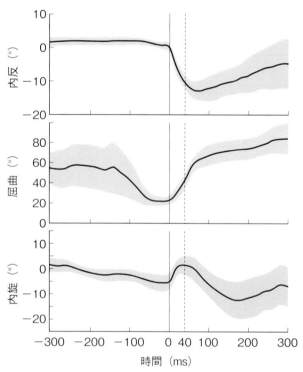

図2．ACL損傷10例における膝関節のキネマティクス．接地時を0msとする．実線は平均，灰色の範囲は95％信頼区間をあらわす．

❶膝関節のキネマティクス

膝関節のキネマティクスは全例で驚くほど一致していた（図2）．膝屈曲角度は接地時は軽度屈曲位をとり，その後経時的に増加していた．接地時の膝外反角度はほぼ中間位であったが，すべての症例で急激な膝外反変化が接地後40ms以内に生じていた．一方，膝回旋角度は接地時には軽度外旋位であったが，接地後40msの間に急激な内旋を認め，その後200msの間に逆に外旋が生じていた．また垂直床反力のピークは接地後平均40msで生じていた．

またHD放映されたサッカーの1例においても膝関節のキネマティクスははじめの10例と一致していた．すなわち接地後30msまでに急激な外反および内旋が生じており，その後外旋に転じていた．また脛骨前方移動は接地後30msまでに9mmに達していた．

❷非接触性ACL損傷の受傷のタイミング

今まで行われてきた受傷シーンのビデオ解析において，受傷の正確なタイミングは単純な視覚的分析では予測が不可能であると考えられてきた[5]．しかしMBIM法による解析では，以下のcriteriaを用いることにより受傷のタイミングの推定が可能となった．

①関節角度の変化が正常でなくなるとき．
②急激な関節角度の変化がみられたとき．
③床反力の評価．

われわれの研究においては，急激な膝外反＋内旋が接地後40msまでに生じており，垂直床反力のピークは接地後40msで生じていた．またサッカーの1例では急激

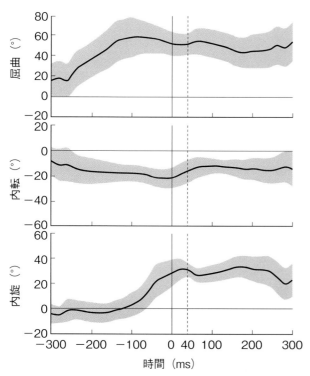

図3. ACL損傷10例における股関節のキネマティクス．接地時を0 msとする．実線は平均，灰色の範囲は95%信頼区間をあらわす．

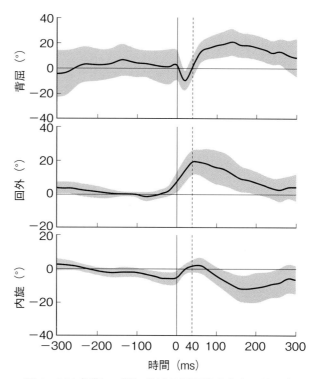

図4. ACL損傷10例における足関節のキネマティクス．接地時を0 msとする．実線は平均，灰色の範囲は95%信頼区間をあらわす．

な脛骨の前方移動が接地後30 msには健常者の最大前方引き出し量とほぼ一致する9 mmに達していた．以上の結果から，ACL損傷は接地後40 ms付近で生じていると考えられた．

❸股関節と足関節のキネマティクス

われわれは，前述の10例について，股関節と足関節のキネマティクスについても解析を行った[6]．すると膝関節のキネマティクスとは対照的に，接地時および接地後40 msの股関節肢位は屈曲，外転，および強い内旋位でほぼ一定であった（図3）．一方，足関節のキネマティクスをみると，全例で接地時は背屈位で踵接地し，20 ms後には全足底が床に接地，40 ms後には全足底が接地したまま再び背屈位となった．足関節回外角度は接地時から40 msの間に有意に増加した．足関節回旋角度は接地時の軽度外旋位から40 ms後は内旋方向へ有意に増加した（図4）．

❹非受傷シーンの解析

一方で，競技中にACL損傷のリスクと考えられる動作を行っても，ほとんどの場合実際にはACL損傷を生じない．たとえばサッカーにおいては，片脚支持でボール奪取を試みる減速動作は体幹後傾，股関節の相対的伸展位をとるためACL損傷のリスク動作と考えられるが，実際に損傷をきたすことはごくわずかである．そこでわれわれは，サッカーにおけるこのリスク動作の非受傷シーンの5例についても同様に解析を行った[7]．すると，これらの症例における接地直後のキネマティクスは，膝関節は緩やかに屈曲していく一方で内外反，回旋の変化はごくわずかであった．また股関節においては外旋位で接地し，緩やかに屈曲，内旋していくという傾向がみられた．

❺非接触性ACL損傷のメカニズム

われわれの結果では，急激な外反が接地後40 msまでに生じていた一方で，接地後40 msは内旋が生じ，その後急激に外旋に転じていた．また脛骨前方移動は膝最大伸展位になると同時に生じはじめ，断裂の瞬間まで急激に増加していた．以上よりわれわれは，ACL損傷の瞬間には膝外反による外側コンパートメントへの圧迫力により内旋と前方移動が生じているのではないかと考えた．また膝外旋はACL断裂後に生じており，いわゆるknee in, toe outはACL損傷の後に生じた単なる結果にすぎないと思われた．以上の結果をふまえた非接触性ACL損傷のメカニズムは以下のとおりである（図5）．

①膝に外反力が加わると，それによってMCLが緊張し外側コンパートメントに圧迫力が生じる．

②この圧迫力により，脛骨の骨形態（脛骨外側高原の

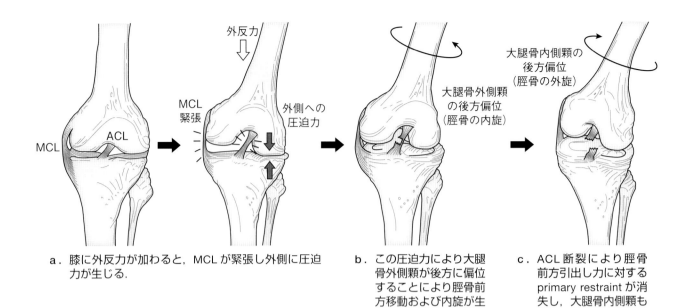

図5. ACL損傷メカニズム

a. 膝に外反力が加わると，MCLが緊張し外側に圧迫力が生じる．

b. この圧迫力により大腿骨外側顆が後方に偏位することにより脛骨前方移動および内旋が生じ，ACLが断裂する．

c. ACL断裂により脛骨前方引出し力に対するprimary restraintが消失し，大腿骨内側顆も後方に偏位することにより，ACLの断裂後に脛骨外旋が生じる．

後傾）によって大腿骨外側顆が後方に偏位することにより脛骨前方移動および内旋が生じ，ACLが断裂する．

③ACL断裂により脛骨前方引出し力に対するprimary restraintが消失し，また足部が地面に固定されていることも相まって大腿骨内側顆も後方に偏位することにより，ACLの断裂後に脛骨外旋が生じる．

一方で，ACL損傷における股関節の重要性は以前より指摘されているが，われわれの研究でも股関節角度は接地時から接地後40 msまで屈曲，外転，内旋位で固定されており，そのことがACL損傷の発症に大きな役割を果たしていると考えられた．すなわち正常な状態では着地の際に膝，股関節は協調して動き，股関節でエネルギー吸収することにより膝関節への負荷を軽減させる．しかしACL損傷の受傷シーンでは膝，股関節の協調した動きがなく，相対的に膝関節への負荷が増大しACL損傷のリスクが増す，と考えられた．

一方，足関節のキネマティクスについては，全例が踵接地しており，それに伴い大きな膝外反モーメントが生じていることが示唆された．また接地後急激に全足底が床に接地した後は足底と地面の間に動きがみられなかったことから，足底と地面の間には高い摩擦力が生じており，足底が地面に固定されることも股関節ほどではないがACL損傷に関与していることが示唆された．

これらの理由から，受傷時に股関節および足部によるエネルギー吸収が不十分となることから膝関節により大きな負荷がかかり，そのことがACL損傷に寄与していると考えられる．

II．MBIM法の他の動作解析への応用

ここまでMBIM法はグラウンドスポーツにおけるACL損傷の解析に有用であることが示された．一方，この手法は他の傷害や動作の解析にも応用することが可能である．われわれは，国際スキー連盟の依頼により，ワールドカップアルペンスキーのACL損傷メカニズムを明らかにするために，7ヵ国の研究者が共同して20例のビデオ解析を行った[8]．その結果，slip-catch, dynamic snowplow, landing back-weightedという3つの主要なメカニズムを同定した．視覚的分析ではそのうちslip-catch 10例，dynamic snowplow 3例の計13例が内旋＋外反で生じていると推定された．そこで2方向から撮影されていたslip-catchの2例をMBIM法を用いて解析したところ，やはり受傷の瞬間と思われるタイミングで急激な外反および内旋が生じていた[9]．この結果および並行して行ったさまざまなタイプのスキーにおける床反力の比較研究から，近年のカービングスキーの導入がACL損傷の増加の一因であるという結論にいたり，2012-2013シーズンよりスキーサイズに関するルール変更が行われることとなった．

MBIM法を用いて足関節捻挫の動作解析も行われており，北京オリンピックにおいて生じた足関節捻挫の2例の解析によりそのキネマティクスの詳細が明らかになっている[10]．

MBIM法は傷害のメカニズムの解析だけでなく，スポーツパフォーマンスの評価などにも応用が可能であ

り，われわれはサッカーにおけるディフェンス動作の解析を行うことによってその客観的な評価を行い，パフォーマンスの向上に役立てている[11].

ま と め

　MBIM法は，従来視覚的分析に限られていたビデオ分析を詳細に解析することを可能にした．この手法を用いて非接触性ACL損傷のメカニズムを解析し，新たなメカニズムを提唱した．すなわち膝外反に伴う外側コンパートメントの圧迫力によって膝内旋および脛骨前方移動が生じることによりACLが断裂することが示唆された．この方法はACL損傷のみならず他の外傷メカニズムの解析や外傷以外の動作解析にも応用が可能であり，マーカーを用いた解析などの他の解析方法が適応できない場合には特に有用な方法である．

文　献

1）Krosshaug T, Nakamae A, Boden B et al：Estimating 3 D joint kinematics from video sequences of running and cutting maneuvers；assessing the accuracy of simple visual inspection. Gait Posture **26**：378-385, 2007

2）Krosshaug T, Bahr R：A model-based image-matching technique for three-dimensional reconstruction of human motion from uncalibrated video sequences. J Biomech **38**：919-929, 2005

3）Koga H, Nakamae A, Shima Y et al：Mechanisms for noncontact anterior cruciate ligament injuries；knee joint kinematics in 10 injury situations from female team handball and basketball. Am J Sports Med **38**：2218-2225, 2010

4）Koga H, Bahr R, Myklebust G et al：Estimating anterior tibial translation from model-based image-matching of a noncontact anterior cruciate ligament injury in professional football；a case report. Clin J Sport Med **21**：271-274, 2011

5）Krosshaug T, Nakamae A, Boden BP et al：Mechanisms of anterior cruciate ligament injury in basketball；video analysis of 39 cases. Am J Sports Med **35**：359-367, 2007

6）Koga H, Nakamae A, Shima Y et al：Hip and ankle kinematics in noncontact anterior cruciate ligament injury situations；video analysis using model-based image matching. Am J Sports Med **46**：333-340, 2018

7）Sasaki S, Koga H, Krosshaug T et al：Kinematic analysis of pressing situations in female collegiate football games；new insight into ACL injury causation. Scand J Med Sci Sports **28**：1263-1271, 2018

8）Bere T, Florenes TW, Krosshaug T et al：Mechanisms of anterior cruciate ligament injury in World Cup alpine skiing；a systematic video analysis of 20 cases. Am J Sports Med **39**：1421-1429, 2011

9）Bere T, Mok KM, Koga H et al：Kinematics of anterior cruciate ligament ruptures in World Cup alpine skiing；2 case reports of the slip-catch mechanism. Am J Sports Med **41**：1067-1073, 2013

10）Mok KM, Fong DT, Krosshaug T et al：Kinematics analysis of ankle inversion ligamentous sprain injuries in sports；2 cases during the 2008 Beijing Olympics. Am J Sports Med **39**：1548-1552, 2011

11）Sasaki S, Koga H, Krosshaug T et al：Biomechanical analysis of defensive cutting actions during game situations；six cases in collegiate soccer competitions. J Hum Kinet **46**：9-18, 2015

*　　　*　　　*

I. 診断，評価 ◆ 5. 動的評価

三次元動作解析装置を用いた
point cluster technique とその臨床応用*

大見武弘　相澤純也　山田拓実　大川　淳　柳下和慶**

[別冊整形外科 75：96～99，2019]

はじめに

　動作解析は，整形外科やリハビリテーションの領域における主要な評価，研究法の一つである．動作解析には，運動の変化を推定する運動学的解析と，運動に伴う力の変化を推定する運動力学的解析がある．さまざまな動作における運動や力の計測，分析は，メカニカルストレス推定による外傷，障害リスク分析や，リハビリテーションの効果判定およびゴール設定に役立ち，さまざまな臨床的意義がある．

　動作解析の手法の一つとして，体表マーカーを用いるものがあげられる．体表マーカーの中でも反射マーカーを用いた動作解析法は，焦点の長い赤外線カメラを複数台用いることで，広い計測スペースを設けられる．歩行では複数の歩行周期の解析が可能であり，ランニングやジャンプ着地などの移動範囲が比較的大きいスポーツ動作の解析にも適している．反射マーカーを用いた三次元動作解析のデメリットは，赤外線カメラが高価であることと，骨指標上に貼付したマーカーの皮膚や着衣のずれによる誤差が生じうることである．本稿では，マーカーのずれによる計測誤差を解決する方法の一つであるpoint cluster technique（PCT）の原理をまとめたうえで，研究例を提示しながら臨床応用について述べる．

I．PCT の原理とこれを用いた解析法

　PCT は，1998 年に Andriacchi らにより開発された反射マーカーによる計測をベースとした関節の三次元運動

計測法である[1]．PCT は大腿部と下腿部のマーカー群（クラスターポイント）の三次元データを基に，それぞれの体節の運動を算出する．PCT では自然立位で大転子，大腿骨内側顆，大腿骨外側顆，脛骨内側顆，脛骨外側顆，脛骨内果，腓骨外果に貼付したマーカー位置をもとに大腿骨，下腿骨の解剖学的座標軸が定義される．大腿骨軸の原点は大腿骨内側顆と外側顆の中点，下腿骨軸の原点は脛骨内側顆，外側顆の中点とされる．関節角度は 2 つのセグメントの相対的位置関係から算出される．

　PCT の計測誤差は創外固定器を用いて検討されている．創外固定器により計測された骨の動きと PCT マーカーにより算出された大腿骨−脛骨の三次元位置の差は，回転（屈曲−伸展，内反−外反および内旋−外旋）で最大3°，並進（前後，左右および上下）で最大 3 mm であった[2]．従来法（plug-in-gait，Vicon 社）と比較して PCT は実測値に近い角度の算出が可能であり，アーチファクトの影響を補正することが可能であった[3]．各マーカーの計測誤差は物理量を用いて軽減されている．すなわち，より大きくずれたマーカーは座標系を決定する際重みづけが小さくなり，ずれが小さかったマーカーほど重みづけが大きくなる．

　PCT を用いた計測は，骨盤と両下肢に 56 個，そのうち片側大腿部に 9 個，片側下腿部に 6 個の反射マーカーをそれぞれ貼付する必要がある（図 1）．このマーカーセットを用いた PCT は，脛骨の回旋運動や並進運動を計測できる．マーカー貼付位置のばらつきや，皮下組織および着衣の厚み，動きにより計測誤差が生じるため，

Key words

PCT，motion analysis，tibial rotation，tibial translation

*Point cluster technique using three-dimensional devices and the clinical application
**T. Ohmi（理学療法士），J. Aizawa（理学療法技師長）：東京医科歯科大学スポーツ医歯学診療センター（Clinical Center for Sports Medicine and Sports Dentistry, Tokyo Medical and Dental University, Tokyo）；T. Yamada（教授）：首都大学東京大学院人間健康科学研究科理学療法科学域；A. Okawa（教授）：東京医科歯科大学整形外科；K. Yagishita（准教授）：同大学スポーツ医歯学診療センター．
[利益相反：あり．自検例に関する費用は Zimmer-Biomet 社から補助を受けた．]

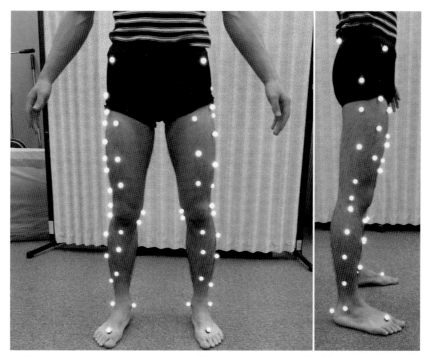

図1. point cluster technique（PCT）におけるマーカー貼付位置．骨盤と両下肢に56個（左右の上前腸骨棘，上後腸骨棘，大転子，大腿部，大腿骨外側顆，大腿骨内側顆，脛骨外側顆，脛骨内側顆，下腿部，踵骨，腓骨外果，脛骨内果，第二中足骨頭）貼付し，片側大腿部に9個，片側下腿部に6個の反射マーカーをそれぞれ貼付する．

注意が必要である．PCTによる解析は，前十字靱帯（anterior cruciate ligament：ACL）損傷・再建術後患者や人工膝関節全置換術（TKA）後患者の膝関節を対象とした動作解析に用いられることが多い．

II．PCTを用いた最新の研究動向

本稿では，日常生活においてもっとも頻回に繰り返される動作の一つである歩行の解析に注目し，最近の研究動向を紹介する．

❶脛骨（膝関節）回旋

膝関節は，屈曲-伸展・内反-外反・内旋-外旋運動と，近遠位・内外側・前後方向の3自由度を有する．脛骨の回旋はACLと後十字靱帯（posterior cruciate ligament：PCL）により制御されている．三次元動作解析で多く用いられているplug-in-gaitモデルは水平面の運動学・運動力学的解析での信頼性が低いといわれている[4]．一方，PCTは回旋の信頼性は高い[3,5]．

歩行の脛骨回旋パターンは，PCTを用いてACL損傷，再建術後患者を対象に解析されている．9例のACL損傷患者の歩行では，遊脚期から接地にかけて，非受傷側の脛骨に比べACL損傷側の脛骨が内旋していた[6]．一方，ACL再建術後患者の歩行では，非術側と比較して術側の脛骨外旋が増加していた[7〜9]．健常者やACL再建術後患者の非術側と比較して，ACL再建術後患者の術側の歩行中における脛骨回旋量は有意に大きかった[10]．歩行時の脛骨回旋の変化が変形性膝関節症（osteoarthritis，以下，膝OA）に進展する一因となりうると推測されている．

脛骨回旋は，TKA後患者の歩行でも検討されている．TKA後患者を対象にした歩行解析の結果，立脚相で脛骨は内旋し，遊脚相の膝屈曲に伴い脛骨は外旋していた[11]．また，TKA患者の歩行立脚相と遊脚相での脛骨回旋量は，それぞれ$6.3±0.7°$と$17.3±1.6°$であったと報告された[11]．脛骨回旋の解析は，人工膝関節の新機種開発につながるであろう．

❷脛骨の並進運動

ACL損傷，再建術後患者を対象に，歩行時の脛骨並進量が算出されている．ACL損傷患者の非損傷側と比較して，損傷側の脛骨は立脚初期で前方並進が大きく[6]，荷重応答期では荷重による後方並進がみられた[12]．遊脚終期での脛骨並進量は，ACL損傷患者と健常者の間で有意差はなかった[6]．Wangらは，PCTを用いて41例のACL再建術後患者の歩行を解析した．その結果，脛骨の並進運動は非術側と比較して有意差はなかった[8]．脛骨並進量は前述した脛骨回旋の解析とともに，ACLやPCLの張力解析の参考となるであろう．

❸膝関節軸性回旋中心位置

新しい人工膝関節の機種の開発には膝関節軸性回旋中心位置（center of rotation：COR）のデータが用いられている．脛骨前後軸を基準としたCORの位置が報告されている．Kooらは，23人の健常成人を対象にPCTを用いて歩行を解析した．その結果，歩行立脚期の75％以上においてCORが外側に認められた[13]．CORが外側に認められた割合は立脚初期では90.2％，立脚後期から遊脚初期では81.0％であった[14]．井野らは術後1年以上経過したTKA後患者44例と健常成人21例を対象にPCTを用いて歩行を解析した．その結果，TKA後患者のCORは健常成人と同様であった[15]．PCTによるCORの解析は，健常者の膝のメカニズムを人工膝関節で再現することにつながる．

Ⅲ. 自 験 例

われわれは，PCTと筋骨格モデル（SIMM, Musculo-Graphics社）を併用し，TKA後患者の動作解析を進めている．PCTを用いて三次元情報を取得し，その情報を基に筋骨格モデルを用いてメカニカルストレスを検討している．本稿ではその一部を紹介する．

❶TKA後の縦断的歩行解析[16]

対象は，膝OAによりローテーティングヒンジ型人工膝関節（rotating hinge knee：RHK）を用いたTKAを施行された女性患者1例であった．PCTとSIMMを用いて，この対象の術前，術後6ヵ月，12ヵ月の時点での歩行を解析した．歩行立脚相での脛骨回旋角度変化量は，術前，術後6ヵ月，12ヵ月のそれぞれで5.7°，1.0°，3.4°であった．屈伸運動と回旋運動の関係は，いずれの時期においても屈曲運動に伴い脛骨は外旋し，伸展運動に伴い脛骨は内旋した．これは術前からの脛骨回旋運動の残存が示唆された．

膝関節において側方への力を制御する組織への負荷を反映した膝関節側方剪断力は，術前，術後6ヵ月，12ヵ月のそれぞれで1.08，3.03，5.13 N/kgであった．側方剪断力は歩行速度の影響を受けたため，術前と比較して術後6ヵ月で大きくなった．術後6ヵ月と12ヵ月では歩行速度に差はなかったため，歩行速度に関係なく側方剪断力が増加した．

❷人工膝関節の機種による回旋角度[17]

対象は膝OAによりTKAを施行された17例であった．17例のうち，8例はRHKを用いて初回TKAを受けた例（以下，RHK群），9例はPCL温存型のCruciate Retainingタイプ（以下，CRタイプ）を用いて初回TKA

を受けた例（以下，CR群）であった．①と同様，PCTとSIMMで歩行を解析した．歩行解析の結果，歩行立脚相での脛骨回旋変化量（内旋角度＋外旋角度）は，RHK群とCR群でそれぞれ7.4±4.5°，5.7±2.4°であり，有意差はなかった．RHKは靱帯バランスが不良な患者に適応であり，CRタイプはPCLが機能している患者に適応の人工膝関節である．本研究の結果から，RHKとCRタイプは術前の状態により適応が異なる機種であるが，経過とともに運動学的データは他機種と類似する可能性が示唆された．

ま と め

本稿では，PCTの原理および研究例をとおした臨床応用について述べた．PCTはマーカーの計測誤差を補正しながら，脛骨の回旋や並進運動を精度よく計測できる．PCTによる動作解析は，ACLにかかるストレス算出や人工膝関節の新しい機種開発の一端を担っているといえる．TKA後患者を対象とした動作解析の結果は，TKA後患者のスポーツ参加の可否に一石を投じることができるかもしれない．PCTを用いた詳細な動作解析は，新たな臨床，研究へのヒントを得ることができるだろう．

文 献

1) Andriacchi TP, Alexander EJ, Toney M et al：A point cluster method for *in vivo* motion analysis. J Biomech Engine **120**：743-749, 1998
2) Alexander EJ, Andriacchi TP：Correcting for deformation in skin-based marker systems. J Biomech **34**：355-361, 2001
3) 石井慎一郎，山本澄子：実験用模型を使用したPoint Cluster法による膝関節運動の計測精度．理学療法**24**：1361-1369，2007
4) Stief F, Bohm H, Michel K et al：Reliability and accuracy in three-dimensional gait analysis；a comparison of two lower body protocols. J Appl Biomech **29**：105-111, 2013
5) Nagao Y, Naito K, Saho Y et al：Association between *in vivo* knee kinematics during gait and the severity of knee osteoarthritis. Knee **19**：628-632, 2012
6) Andriacchi TP, Dyrby CO：Interactions between kinematics and loading during walking for the normal and ACL deficient knee. J Biomech **38**：293-298, 2005
7) Takeda K, Hasegawa T, Kiriyama Y et al：Kinematic motion of the anterior cruciate ligament deficient knee during functionally high and low demanding tasks. J Biomech **47**：2526-2530, 2014
8) Wang H, Fleischli JE, Zheng NN：Effect of lower limb dominance on knee joint kinematics after anterior cruciate ligament reconstruction. Clin Biomech **27**：170-175, 2012
9) Scanlan SF, Chaudhari AM, Dyrby CO et al：Differences in tibial rotation during walking in ACL recon-

structed and healthy contralateral knees. J Biomech **43**：1817-1822, 2010

10）Georgoulis AD, Ristanis S, Chouliaras V et al：Tibial rotation is not restored after ACL reconstruction with a hamstring graft. Clin Orthop **454**：89-94, 2007

11）Ngai V, Markus AW：Kinematic evaluation of cruciate-retaining total knee replacement patients during level walking；a comparison with the displacement-controlled ISO standard. J Biomech **42**：2363-2368, 2009

12）大角侑平，井野拓実，小竹　諭ほか：歩行動作における前十字靱帯不全膝の回旋中心．北海道整災外会誌 **57**：393-394，2016

13）Koo S, Andriacchi TP：The knee joint center of rotation is predominantly on the lateral side during normal walking. J Biomech **41**：1269-1273, 2008

14）井野拓実，川上健作，大越康充ほか：健常膝関節における歩行時の回旋中心 medial pivot vs. lateral pivot．北海道整災外会誌 **56**：38-44，2014

15）井野拓実，大角侑平，小竹　諭ほか：人工膝関節置換術後における歩行時の軸性回旋中心位置およびキネマティクス―機種による違い．北海道整災外会誌 **59**：113，2017

16）大見武弘，山田拓実，美﨑定也ほか：ローテーティング型人工膝関節―患者の歩行解析．日本人工関節学会抄録集，p584，2017

17）大見武弘，山田拓実，美﨑定也ほか：ローテーティングヒンジ型人工膝関節施行患者の歩行解析．日本人工関節学会抄録集，p549，2018

＊　　　＊　　　＊

電磁気センサを用いた関節運動の動的評価

星野祐一　荒木大輔　神崎至幸　松下雄彦　黒田良祐

はじめに

　関節の動きの評価は，整形外科の特に関節に関わる診療において非常に重要である．靱帯損傷をはじめとしたさまざまな外傷，障害によって生じる関節の異常な運動は即時的かつ複雑な場合があり，画像による評価や従来からの静力学的な評価ではその病的な運動を十分にとらえきれないことがある．それらの異常運動を検出し，比較検討するためには，やはり素早い動きを正確に捉える動的な評価が必要と考えられる．昨今のセンサリング技術の進歩によって臨床で使用可能な関節運動の動的評価システムが構築可能となってきているが，ここではわれわれが長く取り組んできた電磁気システムを用いた膝関節運動の動的評価方法の開発と臨床応用に関して報告する．

I．膝関節の動的評価の必要性

　膝関節は，靱帯損傷を起こすとさまざまなタイプの不安定性が生じる．そのうちの多くは外力を与えた際に生じる静的な位置や角度の変化によって評価でき，ストレ

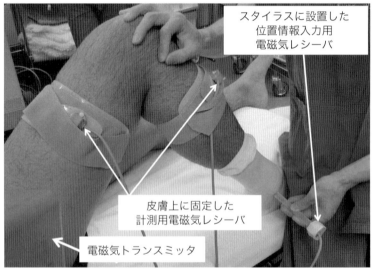

図1．電磁気システムを用いた皮膚上の参照点位置情報の入力．写真の右下に示す電磁気レシーバを設置したスタイラスを用いて皮膚上の参照点（ここでは足関節外果）の位置情報を入力している．同部の三次元的位置が脛骨皮膚上に固定した計測用電磁気レシーバとの相対的位置関係としてPC上に認識される．

Key words
electromagnetic system, knee kinematics, pivot-shift

*Dynamic assessment of the knee joint movement using electromagnetic system
**Y. Hoshino, D. Araki, N. Kanzaki, T. Matsushita（講師）, R. Kuroda（教授）：神戸大学整形外科（Dept. of Orthop. Surg., Kobe University Graduate School of Medicine, Kobe）．
［利益相反：なし．］

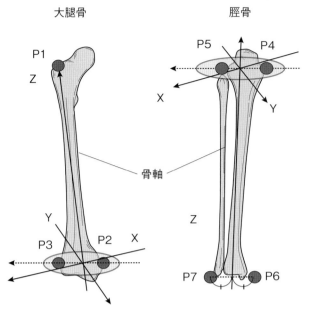

図2. 大腿骨,脛骨の骨軸設定.皮膚上から触知できる参照点7点(P1:大腿骨大転子,P2:大腿骨内上顆,P3:大腿骨外上顆,P4:内側側副靱帯前縁と関節裂隙の交点,P5:腓骨頭先端,P6:足関節内果,P7:足関節外果)の位置情報を入力し,大腿骨骨軸はP1〜3,脛骨骨軸はP4〜7の位置情報からおのおのの骨軸を設定する.

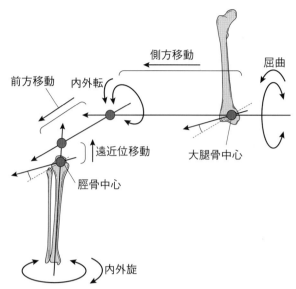

図3. 大腿骨,脛骨の骨軸によって設定される膝の6自由度座標系.Groodら[5]によって提唱された座標系に基づいて構成されている.

スを加える前後の状態を画像や計測機器によって(例:内側側副靱帯損傷膝に対して外反ストレスを加えた際の膝外反角度や内側関節裂隙の距離による評価)計測することが標準となっている.しかし,膝前十字靱帯(ACL)損傷によって生じる前外側回旋不安定性(anterolateral rotatory instability)は,スポーツなどの際に急激な方向転換やジャンプの着地時に生じる"giving way(膝崩れ)"として自覚される異常な膝運動であるが,従来の静力学的な評価での計測が困難な不安定性である.この動きは1972年にGalwayら[1]によりpivot-shift現象と名づけられ,「伸展位で外側脛骨高原が大腿骨に対して前方へ亜脱臼した状態が,その後,屈曲に伴って自然整復される動き」と報告されている[1].この動きをバイオメカニクス的に6自由度の膝運動としてとらえると,膝関節伸展位で生じる亜脱臼は過剰な脛骨前方移動と内旋の複合運動で,その後屈曲に伴って起こる自然整復は脛骨後方移動と外旋の複合運動と解釈できる[2].臨床では徒手的に行われるpivot-shift testによってその動きは再現され,検者の感覚によって数段階に評価されている[3]が,客観定量的に評価しようとすると,複数の動きを同時に高速で計測するシステムが必要となる.古くは90年代にNoyesら[4]が死体膝を用い骨に接続した角度計を使用して徒手的に施行したpivot-shift test時の膝の運動を計測し,脛骨の前後移動と回旋角度の異常を検出している[4].

しかし,同様の計測を実際の生体内で行うには技術的困難を伴い,2004年で初めてBullら[5]が実際のACL損傷患者を対象に,手術中に電磁気センサを骨に直接固定して計測することで,脛骨の後方移動と外旋動作をpivot-shift現象としてとらえ,報告している[5].しかし,その侵襲的な計測方法ではやはり臨床に広く応用不可能であり,非侵襲的な計測方法への改良が必要であった.そこでわれわれは,電磁気センサを非侵襲的に皮膚上に装着できる方法を開発した[6].

II. 電磁気センサによる膝運動解析システム

われわれが使用したのはPolhemus社製電磁気動作追跡装置(Liverty)で,この装置は電磁気信号を交信させて空間内のレシーバ間の三次元的位置,角度関係を精密に高速(240 Hz)に計測できる.レシーバは3つ使用し,2つを大腿,下腿の体表皮膚上にバンドで固定し,3つ目のレシーバを特製のスタイラスに取りつけた.皮膚上のセンサと大腿骨,脛骨の三次元的位置関係をPC上の仮想空間に認識させるため,3つ目のレシーバを用いて皮膚上から骨が触知できる参照点の位置を入力する(図1).入力された骨の参照点と皮膚上のレシーバの相対的位置関係から大腿骨,下腿骨がコンピュータでおのおののレシーバに対して認識される(図2).この2つの骨の位置,角度関係はGroodらの定義した[7]膝の6自由度座標系にあてはめ,膝関節の6自由度,つまり3軸のrotation(屈伸,内外反,内外旋)と3軸のtranslation(前後移動,側方移動,遠近位移動)として算出される(図

I. 診断, 評価 ● 5. 動的評価

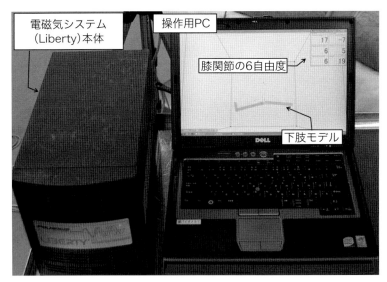

図4. 電磁気システムの本体と操作用のPC画面. PC画面には膝関節の6自由度が数値として表示され, 仮想空間上に設定された下肢（膝）のモデルが図示されている. 膝の動きに同期して6自由度の数値と下肢モデルが動く.

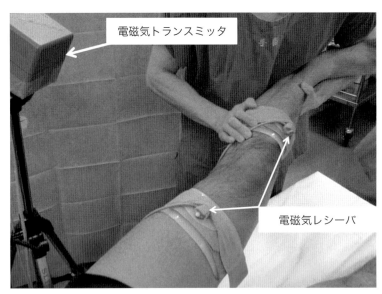

図5. 電磁気システムによる膝関節6自由度計測を行いながらpivot-shift testを行っている様子. 電磁気システムが徒手検査を妨げないことが確認できる.

3). 徒手検査中の早い膝の動きに対しても高速でデータが取得でき, 動的な計測が可能である（図4）.

III. 動的膝運動解析の臨床応用

このシステムをpivot-shift testの計測に応用した. Pivot-shift testをACL損傷膝に対して行う（図5）と, 典型的には図6に示されるような波形が得られる. この図にみられるような脛骨の急激な後方への動きはpivot-shiftの整復動作を反映している. この際のpivot-shiftの整復動作直前に脛骨が前方へ変位している量を単純屈曲動作時の脛骨位置と比較し, 相対的前方移動量（coupled anteriortibial translation）として算出し, さらに脛骨の後方移動時に生じる加速度（tibial acceleration）も算出し, 臨床的な徒手検査の評価と比較検討した. 結果, 脛骨の前方移動量と後方整復時の加速度のどちらも従来の臨床評価に相関を示していた[6].

われわれは, このpivot-shift testの定量的評価方法を用いて手術方法の違いによるpivot-shiftを抑制する効果の違いについて検討したり[8〜10], ACL損傷に頻繁に合併する半月板がpivot-shiftに影響すること[11]を証明してき

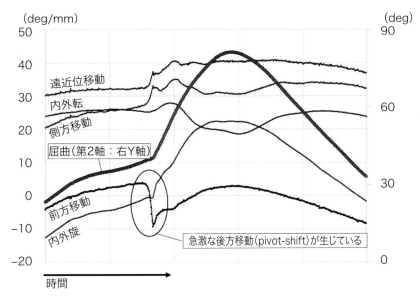

図6. Pivot-shift testの際の6自由度計測結果．横軸（時間）に対して変化する6自由度を表示している．屈曲角度（太線）のみ第2軸である右Y軸で表記する．その他の結果は第1軸（左Y軸）で示す．テスト開始後，屈曲角度が40°を超えた付近でpivot-shift現象が生じていた．その際に，前方移動の値に急激な減少（後方移動：丸で囲まれた部分）が生じていることが確認できる．

た．

今後は膝関節での経験を生かし，同様の方法を用いて非侵襲的な関節運動の動的評価システムを肘関節や足関節などへ応用拡大していくことを検討している．

まとめ

電磁気システムを非侵襲的に用いて膝関節運動の動的評価方法を開発し，臨床的に計測が困難であったACL損傷膝に生じるpivot-shift現象を定量評価することに成功している．今後，このシステムを用いた評価を基に詳細な診断やさらなる治療法の改善が期待できる．

文献

1) Galway HR, Beaupre A, McIntosh DL：Pivot shift；a clinical sign of symptomatic anterior cruciate insufficiency. J Bone Joint Surg 54-B：763-764, 1972
2) Bull AMJ, Amis AA：The pivot-shift phenomenon；a clinical and biomechanical perspective. The Knee 5：141-158, 1998
3) Leblanc MC, Kowalczuk M, Andruszkiewicz N et al：Diagnostic accuracy of physical examination for anterior knee instability；a systematic review. Knee Surg Sports Traumatol Arthrosc 23：2805-2813, 2015
4) Noyes FR, Grood ES, Cummings JF et al：An analysis of the pivot shift phenomenon. The knee motions and subluxations induced by different examiners. Am J Sports Med 19：148-155, 1991
5) Bull AM, Earnshaw PH, Smith A et al：Intraoperative measurement of knee kinematics in reconstruction of the anterior cruciate ligament. J Bone Joint Surg 84-B：1075-1108, 2002
6) Hoshino Y, Kuroda R, Nagamune K et al：In vivo measurement of the pivot-shift test in the anterior cruciate ligament-deficient knee using an electromagnetic device. Am J Sports Med 35：1098-1104, 2007
7) Grood ES, Suntay WJ：A joint coordinate system for the clinical description of three-dimensional motions；application to the knee. J Biomech Eng 105：136-144, 1983
8) Yagi M, Kuroda R, Nagamune K et al：Double-bundle ACL reconstruction can improve rotational stability. Clin Orthop Relat Res 454：100-107, 2007
9) Araki D, Kuroda R, Kubo S et al：A prospective randomised study of anatomical single-bundle versus double-bundle anterior cruciate ligament reconstruction；quantitative evaluation using an electromagnetic measurement system. Int Orthop 35：439-446, 2011
10) Nagai K, Hoshino Y, Nishizawa Y et al：Quantitative comparison of the pivot shift test results before and after anterior cruciate ligament reconstruction by using the three-dimensional electromagnetic measurement system. Knee Surg Sports Traumatol Arthrosc 23：2876-2881, 2015
11) Hoshino Y, Miyaji N, Nishida K et al：The concomitant lateral meniscus injury increased the pivot shift in the anterior cruciate ligament-injured knee. Knee Surg Sports Traumatol Arthrosc. 2018 Oct 11. doi：10.1007/s00167-018-5209-7, Epub ahead of print

Ⅰ. 診断, 評価 ◆ 5. 動的評価

後方安定型人工膝関節の階段昇り動作における
ポスト前方インピンジメント
── 動態解析による検討*

渡邊敏文　神野哲也　大川　淳**

[別冊整形外科 75：104〜107, 2019]

はじめに

後方安定（posterior stabilized：PS）型人工膝関節を用いた人工膝関節全置換術（TKA）後の平地や階段歩行において, ポスト前方と大腿骨コンポーネントのノッチ部分のインピンジメントが起こることが知られている[1〜3]. 予期しない前方インピンジメントはポストの摩耗を生じ, ポストの折損にいたる可能性もある[4,5]. 前方インピンジメントの原因としては, インプラントの過伸展や大腿骨の後方移動, 膝関節の前後の緩みなどが考えられ, 脛骨コンポーネント後傾角度が大きいことも一因として報告されている[1].

階段昇降は日常生活上, 重要な動作の一つであり, TKA術後の満足度向上のためにも重要で, キネマティクスの研究も行われているが, ポスト前方インピンジメントを扱った報告は少ない[1,3,6]. また, ポスト前方インピンジメントと膝キネマティクスや患者立脚型評価の関連については十分に研究されていない.

本研究の目的は, われわれが使用している深屈曲PS型の人工膝関節において, 階段昇り動作時のポスト前方インピンジメントの有無を三次元的に評価し, インピンジメントの発生頻度とタイミング, およびインピンジメントに関連するキネマティクスとその他の要因を明らかにすることである.

Ⅰ. 対象および方法

PS型人工膝関節（ACTIYAS, 京セラ社）を用いて両側TKAを施行し2年以上経過観察した, 機能良好な（屈曲130°以上, 伸展制限2°以下, Knee Society Function Score 75点以上）20例40膝を対象とした. 股関節疾患, 膝関節周囲骨切り術の既往, 術前外反変形, および遠方の患者は除外した. 対象患者は女性17例, 男性3例, 手術時平均年齢は74±7歳, 患者の身長と体格指数の平均はそれぞれ152±7 cm, 25±4 kg/m²であり, 術後経過観察期間は平均3.2±0.9年であった.

すべての患者に対して同様の術式と後療法を施行した. Midvastusアプローチを用い, 大腿骨, 脛骨の骨切りは解剖学的ランドマークを指標にそれぞれ行った. 大腿骨遠位は髄内ロッドを用いて, 冠状面では機能軸に対して垂直に, 矢状面では遠位大腿骨軸に対して垂直に骨切りした. 脛骨近位は髄外ロッドを用いて, 冠状面では機能軸に対して垂直に, 矢状面では5°〜7°後傾で骨切りした. 大腿骨後顆の骨切りは上顆軸に平行でwhiteside lineに垂直, 後顆軸からは3°〜5°外旋とした. 軟部組織リリースは内外反のバランスを取るように行ったが, 若干の内側タイトを許容した. 術後ドレーンは使用せず[7], 翌日から全荷重を許可し, 四頭筋訓練, 可動域訓練を開始した.

術後平均3.2年の経過観察時に, フラットパネルを用いて階段上り動作の側面動画を1秒間に7.5フレームで撮影した. 得られた画像はデジタル化し, インプラントモデルを用いたシェイプマッチング法により, インプラント屈曲角度, 大腿骨顆部の前方移動, 脛骨内旋をインプラントの軸に基づいて決定した（図1）. 大腿骨顆部の

▎Key words

anterior tibial post impingement, posterior-stabilized prosthesis, TKA, stair climbing activity, kinematic analysis

*Anterior tibial post impingement in a posterior-stabilized total knee prosthesis during stair climbing；a kinematic analysis
**T. Watanabe（准教授）, T. Jinno（教授）：獨協医科大学埼玉医療センター第二整形外科（2nd Dept. of Orthop. Surg., Dokkyo Medical University Saitama Medical Center, Koshigaya）；A. Okawa（教授）：東京医科歯科大学整形外科.
［利益相反：あり. 本研究に使用したインプラントの3D-CADは京セラ株式会社から提供された.］

前方移動は41.5 mmの脛骨ベースプレートに対する距離に標準化した．この方法による矢状面の標準誤差は回旋で0.5°～1.0°，位置で0.5°～1.0°mmと報告されている[8]．1膝あたり平均18枚の画像が得られたが，16の階段昇りサイクルを設定し，抽出した画像について，ポスト前方と大腿骨コンポーネントのノッチ部分のインピンジメントの有無を評価した（表1）．

階段上り動作のキネマティクスに加えて，X線学的な所見と患者立脚型評価を含む臨床所見を評価し，ポスト前方のインピンジメントあり群となし群で比較した．X線評価は大腿骨コンポーネント屈曲角度，脛骨コンポーネント後傾角度，膝伸展時のインプラント伸展角度とした．臨床評価は角度計による膝伸展角度，30°屈曲位でKT1000を用いて計測した前後動揺性（133 Nでの前方動揺性と89 Nでの後方動揺性の和），階段歩行時の痛みと不安定感（それぞれ最大10点），膝の自覚的評価（100点満点）とした．

2群間の比較には対応のないt検定またはMann-Whitney検定を用い，確率値0.05以下を有意差ありとした．

II. 結　果

40膝中13膝（33%）で，立脚期の後半から足部離地にかけて，ポスト前方のインピンジメントを認めた（表1）．前方インピンジを示した膝は平均2.4枚（1～4枚）のフレームでインピンジメントを認めた．インピンジ時のインプラント屈曲角度は平均$-2.4\pm3.1°$，大腿骨顆部の前方位置は平均-5.1 ± 0.9 mm，脛骨内旋は平均$4.5\pm3.7°$であった．

キネマティクスの比較では，インプラント屈曲角度と大腿骨前方位置に有意差があったが，脛骨内旋には有意差がなかった（図2）．インプラント屈曲角度は立脚期の後半2/3から足部離地にかけてインピンジあり群で有意に小さかった（図2a）．大腿骨コンポーネントは同期間でインピンジあり群がより後方に位置していた（図2b）．一方，脛骨内旋には有意差はなかった（図2c）．

X線所見および臨床評価の比較では，脛骨コンポーネント後傾角度と膝伸展時のインプラント伸展角度に違いがみられた（表2）．脛骨コンポーネント後傾角度はイン

ピンジあり群がインピンジなし群より有意に大きかった（$6.7\pm2.0°$，$5.3\pm1.9°$，$p=0.041$）．膝伸展時のインプラント伸展角度もインピンジあり群がインピンジなし群より有意に大きかった（$10.3\pm4.0°$，$5.5\pm5.4°$，$p=0.008$）．

III. 考　察

深屈曲PS型の人工膝関節における本研究での階段昇り時の前方インピンジメント発生率は33%であったが，過去の研究では0～56%と報告されており[1,3,6]，前方インピンジメントはインプラントデザインや手術手技などに依存すると考えられる．

前方インピンジメントを生じる膝と生じない膝ではキネマティクスに違いがみられた．インピンジメントを生

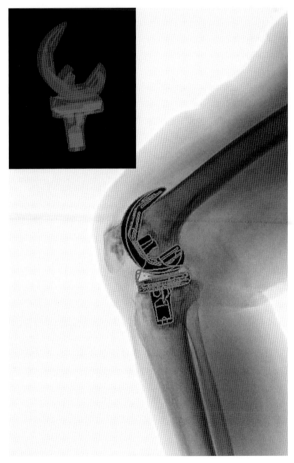

図1

表1．階段上り動作時の前方インピンジメント

階段昇りサイクル	1	2	3	4	5	6	7	8	9	10	11	12	13	14	15	16
位相	←遊脚期→				←　　　　　　立脚期　　　　　　→										←遊脚期→	
動作局面					足部接地				下肢交叉						足部離地	
前方インピンジメント（%）	0	0	0	0	0	0	0	0	0	0	8	10	20	23	15	4

じる膝では，立脚期の後半から足部離地にかけてインプラント屈曲角度がより小さい（より伸展している）にもかかわらず，大腿骨顆部はより後方に位置していた．本研究で検討した機種は，インプラントの過伸展を15°まで許容するよう設計されているが，実際にはそれより浅い2.4°の伸展角度でポスト前方のインピンジメントを生じており，大腿骨の後方移動が原因として考えられる．

階段昇り動作時のキネマティクスのほかには，脛骨コンポーネント後傾角度と膝伸展位におけるインプラント伸展角度が，インピンジメントを生じた膝で大きかった．本研究で用いた機種は比較的フラットなインサート形状であり，脛骨コンポーネント後傾角度が大きいと，大腿骨の後方移動を生じやすいと考えられる．

前方インピンジメントを生じることで，階段昇降時の痛みや不安定感といった患者評価には差がみられず，どちらも膝の自覚的評価は90点以上であった．今回用いた機種は大腿骨コンポーネントの顆間のノッチとポスト前方がともに緩やかな曲線で適合性がよいために，インピンジメントが問題とならず，むしろ前方のスタビライザーとして機能した可能性がある．

本研究にはいくつかの限界がある．第一に，同様の検討を行っても，インプラントデザインや手術手技が異なれば，異なる結果が出る可能性がある．二つ目に，患者背景や階段昇り動作のセッティングなどによっても，結果が違ってくる可能性がある．三つ目として，症例数が限られている．症例数が多くなれば両群間で臨床上の違いが出てくる可能性がある．しかし，シェイプマッチング法を用いた詳細な動態解析の研究では，40膝は少ない対象数ではなく，インピンジあり群となし群でキネマティクス上の差を明らかにしたことは意義深いと考える．

まとめ

深屈曲PS型の人工膝関節において，1/3（33%）の症例で階段昇りの立脚期の後半から足部離地にかけて，ポスト前方のインピンジメントを認めた．動態解析ではインピンジあり群で，インプラント屈曲角度がより小さく大腿骨顆部がより後方に位置していた．また，脛骨コンポーネント後傾角度と膝伸展時のインプラント伸展角度が，前方インピンジメントに関与していた．前方インピンジメントを避けるためには，脛骨コンポーネント後傾

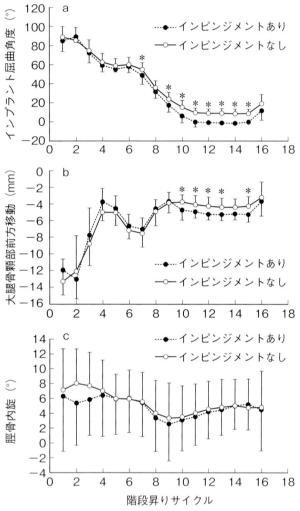

図2．インピンジの有無によるキネマティクスの比較．
*$p<0.05$

表2．X線所見と臨床評価の2群間比較

因子	インピンジメントあり	インピンジメントなし	p値
X線所見			
大腿骨コンポーネント屈曲角度（°）	1.3±1.2	1.3±2.1	0.951
脛骨コンポーネント後傾角度（°）	6.7±2.0	5.3±1.9	0.041
膝伸展時のインプラント伸展角度（°）	10.3±4.0	5.5±5.4	0.008
臨床評価			
角度計による膝伸展角度（°）	0±1	0±1	0.331
30°屈曲位の前後動揺性（mm）	9.8±4.0	8.3±3.4	0.221
階段歩行時の痛み（/10）	1.5±1.3	0.9±1.0	0.197
階段歩行時の不安定感（/10）	2.2±2.0	1.9±1.8	0.588
膝の自覚的評価（/100）	92±11	95±9	0.441

角度は5°以下とすべきであろう．また，前方インピンジメントが生じた場合に前方スタビライザーとして機能するように，大腿骨コンポーネントのノッチ部分とポスト前方の形状の適合性をよくすることが，インプラントデザイン上重要であると考える．

文　献

1) Hamai S, Okazaki K, Shimoto T et al：Continuous sagittal radiological evaluation of stair-climbing in cruciate-retaining and posterior-stabilized total knee arthroplasties using image-matching techniques. J Arthroplasty **30**：864-869, 2015

2) Hamai S, Miura H, Higaki H et al：Evaluation of impingement of the anterior tibial post during gait in a posteriorly-stabilised total knee replacement. J Bone Joint Surg Br **90**：1180-1185, 2008

3) Shimizu N, Tomita T, Yamazaki T et al：Posterior sliding of the femur during stair ascending and descending in a high-flex posterior stabilized total knee arthroplasty. J Arthroplasty **28**：1707-1711, 2013

4) Mestha P, Shenava Y, D'Arcy JC：Fracture of the polyethylene tibial post in posterior stabilized（Insall Burstein II）total knee arthroplasty. J Arthroplasty **15**：814-815, 2000

5) Mauerhan DR：Fracture of the polyethylene tibial post in a posterior cruciate-substituting total knee arthroplasty mimicking patellar clunk syndrome；a report of 5 cases. J Arthroplasty **18**：942-945, 2003

6) Murakami K, Hamai S, Okazaki K et al：Kinematic analysis of stair climbing in rotating platform cruciate-retaining and posterior-stabilized mobile-bearing total knee arthroplasties. Arch Orthop Trauma Surg **137**：701-711, 2017

7) Watanabe T, Muneta T, Yagishita K et al：Closed suction drainage is not necessary for total knee arthroplasty；a prospective study on simultaneous bilateral surgeries of a mean follow-up of 5.5 years. J Arthroplasty **31**：641-645, 2016

8) Banks SA, Hodge WA：Accurate measurement of three-dimensional knee replacement kinematics using single-plane fluoroscopy. IEEE Trans Biomed Eng **43**：638-649, 1996

＊　　　＊　　　＊

I. 診断, 評価 ● 5. 動的評価

2D-3D マッチングを用いた肩甲骨三次元動態解析
—— 術後リハビリテーションへの臨床応用を目指して*

池淵充彦　箕田行秀　中村博亮　中土　保　中島重義**

[別冊整形外科 75：108〜111, 2019]

はじめに

　肩関節は，肩甲上腕関節と生理学的関節である肩甲胸郭関節から構成される．肩関節に対するリハビリテーションにおいては，肩甲上腕関節の可動性のみならず，肩甲胸郭関節の可動性，すなわち肩甲骨の可動性が重要視される．しかし，肩甲骨は胸郭という曲面上で運動を行っているうえ，皮膚，軟部組織，筋組織が層状に被覆しており，肩甲骨運動の把握は医療従事者の触診，視診によって，主観的かつ経験的に行われているのが現状である．

　2D-3D マッチング法は，ある物体から得られた X 線像などの二次元データと，三次元データから作成された投射像などの二次元データとを重ね合わせることで，3 軸方向の距離と角度の計測を可能とする手法である．コンピュータ支援ナビゲーションシステムや関節の三次元動態解析において，広く使われている手法である．

　われわれは以前より，この 2D-3D マッチング法を用いて関節運動の三次元動態解析を行ってきた．今回これを応用し，肩甲骨の三次元動態解析手法の開発を試み，一定の成果を得たのでこれを報告する．

I. 方　　法

　肩甲骨動態解析のツールとして，本学工学部情報工学科と共同し，肩関節運動解析ソフト GANESHA（Generic Algorithm Numeric Engine for Shoulder Analysis）を開発した．GANESHA は，2D-3D マッチング法を用い

た肩関節運動の三次元動態解析を目的としたアプリケーションであり，今回用いたのはその肩甲骨限定のバージョンである．

　GANESHA は，肩甲骨の三次元データを読み込みその輪郭線を描出，これと X 線像上の肩甲骨像とをセミオートでマッチングを行う．通常，2D-3D マッチング法による三次元動態解析においては適切な角度差で撮影された 2 方向の X 線像が必要とされているが，GANESHA は肩関節正面 X 線像 1 枚での解析を行えるように設計されている（図 1）．

　具体的な手法としては，肩甲骨三次元データと任意の運動を行わせた肩関節正面画像とを用いる．肩甲骨三次元データは一般的に用いられている STL フォーマットを選択しており，MRI であれ CT であれ，元となる画像の種類は問わない．今回は，別途ソフトで術前 CT（0.6 mm スライスで撮影）を取り込み，ソフト上で肩甲骨のみを抽出，STL フォーマットの三次元データを合成した．

　X 線像については，通常の撮影条件で撮影された肩関節正面像を DICOM データで取り出し，BMP ファイルに変換後 GANESHA に取り込んだ．

　まず使用者は，取り込んだ X 線像上で肩峰，上角，下角を指定する．GANESHA は肩甲骨三次元データにおける肩峰，上角，下角を自動的に認識しており，使用者により指定された 3 点の位置を参照して肩甲骨三次元データ輪郭像の大まかな位置を決定する．その後，GANESHA は generic algorithm を用いて輪郭像と X 線像上の肩甲骨像とのマッチングを行い，3 軸方向の角度を算出

▌Key words

3D analysis, scapula movement, 2D-3D matching method, rehabilitation

*3-dimensional analysis of scapula movement with 2D-3D matching method for postoperative rehabilitation
　要旨は第 11 回 JapanCAOS 研究会において発表した．
**M. Ikebuchi（講師），Y. Minoda（講師），H. Nakamura（教授）：大阪市立大学大学院整形外科（Dept. of Orthop. Surg., Osaka City University Graduate School of Medicine, Osaka）；T. Nakatsuchi（副院長）：歓喜会辻外科リハビリテーション病院；S. Nakajima（准教授）：大阪市立大学大学院工学研究科情報処理工学．
［利益相反：なし．］

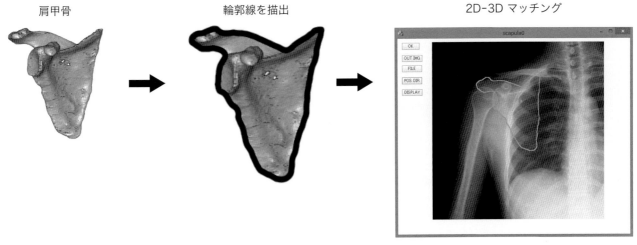

図1．GANESHA 概念図

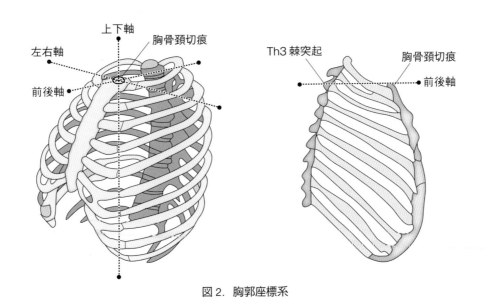

図2．胸郭座標系

する．GANESHA においては，肩甲骨の前傾，内転，上方回旋を正方向，後傾，外転，下方回旋を負方向と定義している．

　GANESHA の臨床応用実験に先立ち，ソフトウェアの性能を測る工学的精度検証，オペレータによる誤差を含めた臨床的精度検証を行った．工学的精度検証は，任意の回転角度にシミュレートされた肩甲骨 CG 像に対するマッチングを行った結果，その精度は冠状面 0.8 ± 0.9°，矢状面 1.1 ± 1.1°，横断面 1.3 ± 0.72° であった．

　臨床的精度検証は，肩甲骨モデル（Scientific 社）を用いた精度検証実験により行った．これを専用ジグに固定する．肩甲骨が最大面積として撮影されるポジションを基本ポジションとし，−30°〜30° まで，矢状面，横断面において 10° ずつ回転させた X 線像を撮影し，これらを用いて検証を行った．冠状面での精度検証は，基本ポジションの X 線像を画像編集ソフトで 10° 刻みに回転させた画像を用い，検証を行った．結果，GANESHA の角度精度は冠状面 5.0 ± 4.3°，矢状面 5.8 ± 4.3°，横断面 1.4 ± 0.8° であった．

　臨床現場においては，X 線撮影の際に代償動作が生じてしまい，正確な肢位での撮影が困難な症例に遭遇する場合がある．特に上肢，肩関節の動態撮影においては体幹による代償が大きく働く症例が多い．本研究を行うにあたり，われわれは撮影の際にマーカーを取りつけ胸郭座標系を設定した．これから体幹の代償角度を算出し，GANESHA の出力結果を補正することで対応を行った．

　具体的には胸骨頸切痕を原点としここに十字型のマーカーを，Th3 棘突起にリングマーカーを貼りつけ，これらを結ぶ軸を前後軸として，さらに左右の鎖骨胸骨端を結ぶ直線と平行で原点を通る軸を左右軸，前後軸，左右軸に垂直で原点を通る軸を上下軸とし胸郭座標系を設定した（図2）．

表1. 健常肩関節に対する三次元動態角度

肩関節外転角	前後傾	内外転	上下方回旋	肩甲上腕リズム
30°	−4.3±5.7°	4.7±6.1°	2.0±2.3°	16.6±26.8
60°	−12.4±6.0°	3.4±5.5°	12.9±4.1°	4.5±2.9
90°	−21.6±10.6°	−1.9±8.9°	25.7±8.2°	2.9±1.2
120°	−31.8±10.8°	−2.3±11.2°	38.6±9.5°	2.3±0.8
150°	−41.5±13.5°	−6.7±10.1°	46.1±10.8°	2.4±0.8
180°	−49.0±14.3°	−3.8±9.3°	54.5±12.6°	2.5±0.9

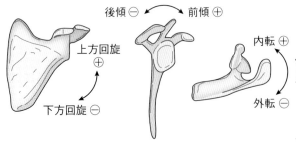

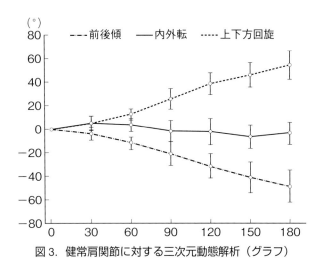

図3. 健常肩関節に対する三次元動態解析（グラフ）

撮影後，撮影台～リングマーカー間，十字型マーカー～リングマーカー間の距離を実測し，これらから胸郭座標系と中心X線と胸郭座標系との角度差を前後傾，内外転の代償角度として算出した．上下方回旋については，十字型マーカーの横軸と水平線とのなす角を計測し，これを上下回旋の代償角度とした．これらを用いてGANESHAによる解析結果の補正を行った．

II．健常肩関節に対する三次元動態解析

臨床応用に先んじて，試用実験として健常肩関節を対象に，GANESHAによる三次元動態解析を行った．

対象は，健常肩関節10肩である．これらに対し，肩関節を0°～180°まで30°刻みで外転させ，静止状態でX線撮影を行った．同時期に撮影されたCTより作成した肩甲骨三次元データとこれらX線像を用いて，GANESHAによる三次元動態解析を施行し，得られた結果に体幹による代償角度の補正を加え，0°自然下垂位の状態を基準とし，これからの角度変化と撮影時肩関節外転角度とを比較検証した．

結果，上下方回旋においては，肩関節外転30°までは肩甲骨の角度変化はほぼ認められず，30°以降はほぼ一定の割合で上方回旋が認められた．肩甲上腕リズムは，30°～90°までは3：1～4：1であったが，90°以上では2.3：1～2.5：1となっていた．

前後傾においては，肩関節外転に伴いほぼ一定の割合で後傾する結果となった．内外転においては，肩関節外転90°までは軽度内転するが，90°以降は軽度外転する傾向を示していた（表1，図3）．

III．考　察

肩関節に対するリハビリテーションにおいては肩甲骨の可動性が重要視されるが，客観的かつ正確にこれを把握する方法はまだ確立されていない．

骨の動態計測にはさまざまな手法が用いられてきている．もっとも一般的なものはX線像を用いる手法であるが，肩甲骨の場合，胸郭という曲面上の運動であるため，二次元画像であるX線像では正確な把握は困難である．CT，MRIであれば曲面上の運動も評価可能であるが，撮影は臥位のみであり，また物理的に肩関節運動が制限されるという問題点がある．

確実な手法として，皮膚上から骨にマーカーを打ち込みこれを用いて計測，評価を行う手法があるが[1]，日常診療においてこれを行うことは不可能である．

次善策として体表にマーカーを貼りつける手法もあるが，これは皮膚，軟部組織の介在により誤差を生じることになり正確性に欠けるという問題点がある[2]．

今回われわれは，2D-3D マッチング法を用いることでこの問題の解決を試みた．GANESHA の精度については，臨床的精度検証においては5°前後の誤差を生じている．通常，2D-3D マッチング法にはX線2方向撮影が必要とされる．松木らは，既製の 2D-3D マッチングソフトを用いて肩甲骨の三次元動態解析を行い，X線1方向撮影での解析結果と2方向撮影での解析結果の比較を報告しており，2方向撮影による解析は精度が高くなるが，被曝量，撮影肢位の制限などの問題から，使い分けるべきであると述べている[3]．GANESHA においても精度向上に2方向撮影での 2D-3D マッチング法を用いることも検討されるべきであるが，工学的検証においては2°未満と高い精度を示しており，今後臨床に即してのアルゴリズム強化を行うなど，1方向撮影での精度向上を進める予定である．

健常肩甲骨に対する三次元動態解析においては，Ludewig らは肩関節外転において肩甲骨は上方回旋，後傾となり，さらにわずかに外転となると報告している[1]．今回の結果では，肩関節外転に伴い肩甲骨は上方回旋，後傾，外転の運動を行っており，Ludewig らの報告と同様の結果が得られている．肩甲上腕リズムについては諸報告よりも大きな数値となっているが，これは本研究が三次元解析であることも要因の一つと考えられ，今後症例数を増やすことで検討を進めていきたいと考えている．

本手法の問題点としては，胸郭座標系に対する肩甲骨の向き，位置を表現できていない点があげられる．これには 2D-3D マッチングに適した肩甲骨の座標系を設定する必要があり，現在症例を集め，検討中である．後日，第2報として報告したい．

ま と め

GANESHA を用いた肩甲骨三次元動態解析は，低侵襲で肩甲骨の三次元運動を評価することが可能であり，肩関節術後リハビリテーションにおいて高い有用性があるものと期待できる．

文　献

1) Ludewig PM, phadke V, Braman JP et al：Motion of the shoulder complex during multiplanar humeral elevation. J Bone Joint Surg **91-A**：378-389, 2009
2) 相見貴行，中村康雄：モーションキャプチャ・システムを用いた体表面形状計測による肩甲骨運動の推定．バイオメカニズム **23**：43-54, 2016
3) 松木圭介，和田佑一：肩関節における 2D/3D レジストレーション法の精度．臨バイオメカニクス **33**：151-156, 2012

*　　　*　　　*

I．診断，評価 ◆ 5．動的評価

成人脊柱変形（首下がりと腰椎変性後側弯）に対する三次元歩行動作解析を用いた全脊柱アライメントの動的評価*

三浦紘世　門根秀樹　國府田正雄　山崎正志**

［別冊整形外科 75：112～116, 2019］

はじめに

　首下がりや腰椎変性後側弯症は，成人において脊柱が変形をきたす疾患であり，その評価には立位全脊椎単純X線像を用いたアライメントの評価がゴールドスタンダードとなっている．しかし，日常の診療において，これらの脊柱変形疾患では立位保持や歩行など動的要素により前方注視や姿勢保持が困難となる愁訴をしばしば経験する．一時の姿勢の静的な評価にすぎない立位全脊椎単純X線像だけでは動的要素の評価が不十分である可能性がある．そこで，筆者らは，三次元動作解析を用いた歩行解析が有用であると考え，まず健常成人に対して行い解析手法を確立し[1]，現在は脊柱の変形をきたしたさまざまな症例に対して，動的な評価を試みている[2,3]．本稿では，首下がりと腰椎変性後側弯症に対する三次元歩行動作解析を用いた動的な脊柱バランスの評価について論述する．

I．三次元歩行動作解析

　筑波大学附属病院未来医工融合研究センター内にて歩行解析を実施している（図1）．室内は，直線10mと半円2.5mで1周約25mのオーバル型コースがあり平地連続歩行が可能となっている．三次元動作解析システムVICOM MX system（VICON社，Oxford）はT20Sカメラ16台が室内に360°設置されている（図1）．歩行運動課題は，反射マーカーを脊椎棘突起や骨盤に貼付し

て，被験者の日常に即した快適な速度で，疲労や疼痛で継続困難となるまでの平地連続歩行を解析している．

　三次元歩行動作解析で測定する項目は，棘突起上の反射マーカー2点の矢状面距離（sagittal vertical axis：SVA），冠状面距離（coronal vertical axis：CVA），2点を結ぶ直線と鉛直線の矢状面角度（sagittal angle：SA），冠状面角度（coronal angle：CA），反射マーカーを貼付した上前腸骨棘（ASIS）と上後腸骨棘（PSIS）を結ぶ直線と水平面の矢状面角度（pelvic sagittal angle：PSA），冠状面角度（pelvic coronal angle：PCA）と定義した．測定する棘突起のC2～C7間を頚椎（C），C7～Th12間を胸椎（T），Th12～S1間を腰椎（L）とした（図2）．

II．首下がりに対する三次元歩行動作解析

❶対象および方法

　対象は，首下がりによる愁訴（頚部痛や前方注視障害）を呈する7（男性2，女性5）例とした．平均年齢は74（68～81）歳であった．立位全脊椎単純X線像で評価したアライメントの平均は，C2～C7 SVA：64（38～100）mm，C2～C7 アングル：－34°（－65°～2.7°），T1 スロープ：35°（0°～60°），C7SVA：－21（－37～9.1）mm，TK：36°（14°～61°），LL：40°（－7.3°～62°），PI：52°（41°～59°），PT：33°（20°～61°）であった．

　三次元歩行動作解析については，頚椎(C)，胸椎(T)，腰椎(L)それぞれにおけるSVA，SA，CVA，CAとPSA，PCAについて歩行開始時と歩行最終時の変化を

▌Key words

3D motion analysis, gait analysis, dynamic evaluation, dropped head, degenerative lumbar kyphoscoliosis

*Dynamic evaluation of spinal alignment using three-dimensional gait analysis for adult spinal deformity including dropped head and degenerative lumbar kyphoscoliosis
**K. Miura：筑波大学整形外科（Dept. of Orthop. Surg., Faculty of Medicine, University of Tsukuba, Tsukuba）；H. Kadone：同大学附属病院未来医工融合研究センター；M. Koda（准教授），M. Yamazaki（教授）：同大学整形外科．
［利益相反：なし．］

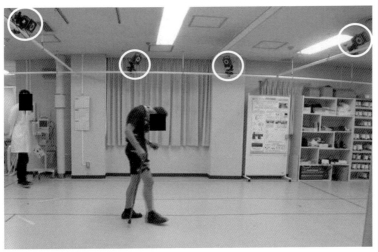

図1. 筑波大学附属病院未来医工融合研究センター．室内にVICON MXシステムT20Sカメラ（白丸）が16台設置されている．1周約25mのオーバル型コースがあり，平地連続歩行の評価が可能である．

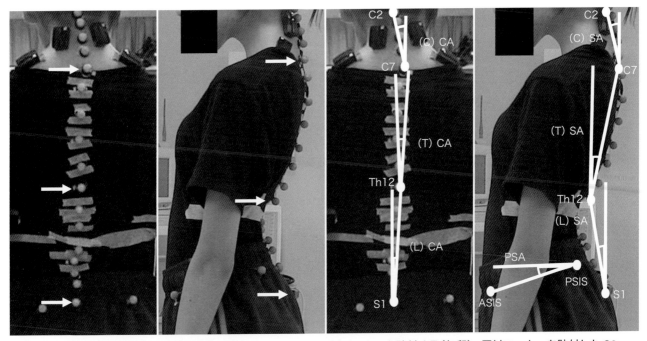

図2. 三次元歩行動作解析．脊椎棘突起や骨盤にVICON表面反射マーカーを貼付する（矢印）．反射マーカーを貼付したC2～C7間を頚椎（C），C7～Th12間を胸椎（T），Th12～S1間を腰椎（L）として，体幹の傾斜を反射マーカー2点間を結ぶ直線と鉛直線の角度を冠状面（CA）ならびに矢状面（SA）で計測する．骨盤の傾斜を上前腸骨棘（ASIS）と上後腸骨棘（PSIS）の2点間の直線と水平線の角度を冠状面（PCA），矢状面（PSA）で計測する．

比較検討した．統計学的検討には対応のあるt検定を用いて有意水準は5％未満とした．

❷ 結　果

歩行開始時→歩行最終時で結果を表1に示す．有意な変化はみられなかったが，CSA，TSAでは連続歩行により増加する傾向があった（$p<0.1$）［表1，図3］．

❸ 考　察

首下がりは，頚部伸筋群の筋力低下のため頭が下垂する頚部の変形であり，多彩な疾患を背景に有することから，変形の形態も症例によりさまざまである[4,5]．首下がりの分類として，これまで単純X線像を用いた分類が報告され，治療の指標に用いられている[6,7]．しかし，腰椎変性後側弯症のようなコンセンサスの得られた矯正目標は定まっていない．また，他動的には矯正可能な頭部の

Ⅰ. 診断，評価 ◆ 5. 動的評価

表1. 首下がり症例での結果. CSA, TSA でのみ増加する傾向がみられた.

		mean±SD	
		歩行開始	歩行終了
SVA (mm)	(C) SVA	53.8±18.9	60.7±25.5
	(T) SVA	115±82.0	129±79.6
	(L) SVA	−7.77±24.7	−6.62±23.4
SA (°)	(C) SA	66.6±28.8	73.9±27.0*
	(T) SA	23.9±16.9	26.9±16.1*
	(L) SA	−2.23±9.26	−1.60±8.32
CVA (mm)	(C) CVA	−1.06±7.81	−1.65±9.74
	(T) CVA	−10.3±16.9	−3.99±16.9
	(L) CVA	−4.01±19.2	−3.17±18.0
CA (°)	(C) CA	11.0±88.5	9.29±116
	(T) CA	−2.25±3.61	−0.861±4.11
	(L) CA	−2.14±7.29	−1.43±6.84
PSA (°)		3.89±10.7	3.33±9.67
PCA (°)		2.36±5.28	−3.19±5.93

*$p<0.1$

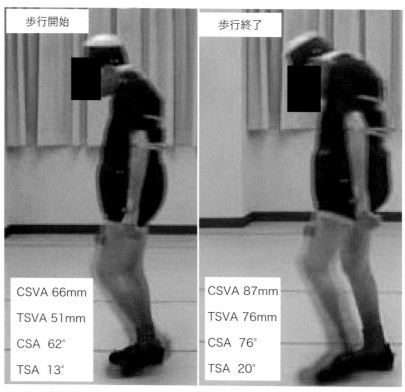

図3. 首下がり症例の三次元歩行動作解析（代表例）．連続歩行負荷により，首下がりが悪化して前方注視が困難となった（文献2より転載）．

下垂や症状が，立位保持や歩行により悪化することから，筆者らは一時の立位姿勢の静的な評価にすぎない単純X線像だけではなく，変形を動的にとらえる試みが必要と考え，三次元歩行動作解析を行っている．本解析の結果では，有意な変化は生じなかったが，頚椎と胸椎の矢状面角度において連続歩行により後弯が増す傾向があった．これは，首下がりが歩行で悪化して前方注視が困難となる愁訴と一致する．このように三次元歩行動作

解析は，脊椎のセグメントごとに変形の動的変化をとらえることが可能である．

III. 腰椎変性後側弯症に対する三次元歩行動作解析

❶ 対象および方法

C7 SVA＞70 mm 以上の脊柱矢状面アライメントの異常と脊柱後弯によるバランス障害の症状を呈する12（男性3，女性9）例を対象とした．平均年齢は71（61～78）歳．立位全脊椎単純X線像で評価したアライメントの平均は，C7 SVA：143（79～197）mm，TK：19°（－5°～52°），LL：－3.3°（－33°～14°），PI：52°（18°～59°），PT：33°（10°～63°），TPA：42°（17°～64°）であった．

三次元歩行動作解析については，胸椎（T），腰椎（L）それぞれにおける SVA, SA, CVA, CA と PSA, PCA について歩行開始時と歩行最終時の変化を比較検討した．統計学的検討には対応のある t 検定を用いて有意水準は5%未満とした．

❷ 結　果

歩行開始時→歩行最終時で結果を表2に示す．TSVA, TSA, LSVA, LSA, PSA が有意に増加した（$p<0.05$）．冠状面の項目では有意な変化はなかった．連続歩行負荷により骨盤の前傾が増して，胸椎，腰椎でバランスが前方シフトした（表2，図4）．

❸ 考　察

腰椎変性後側弯症において，健康関連QOLに強く関連することから，全脊椎矢状面アライメントが重要であ

表2. 腰椎変性後側弯症での結果．TSVA, TSA, LSVA, LSA, PSA が有意に増加した．結果から，胸椎，腰椎でバランスが前方シフトして，骨盤は前傾が増した．

		mean±SD	
		歩行開始	歩行終了
SVA（mm）	（T）SVA	160±43.7	175±50.7*
	（L）SVA	27.2±31.0	32.9±33.9*
SA（°）	（T）SA	35.2±12.6	39.4±14.9*
	（L）SA	11.2±13.6	13.7±15.1*
CVA（mm）	（T）CVA	16.6±26.4	16.6±29.6
	（L）CVA	5.37±18.5	5.61±20.2
CA（°）	（T）CA	4.93±8.29	5.61±20.2
	（L）CA	3.18±9.88	3.41±10.4
PSA（°）		3.71±8.10	6.08±8.97*
PCA（°）		1.51±4.25	2.05±4.13

*$p<0.05$

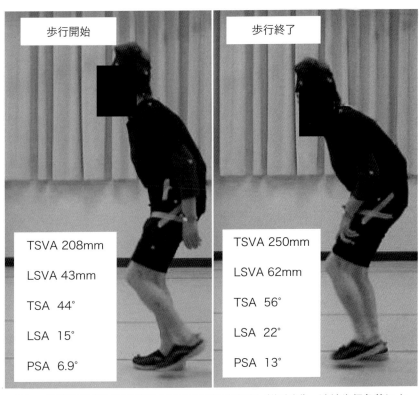

図4. 腰椎変性後側弯症例の三次元歩行動作解析（代表例）．連続歩行負荷により，脊柱バランスが前方シフトして骨盤の前傾が増加した．腰痛により歩行困難となった．

Ⅰ．診断，評価 ◆ 5．動的評価

ることは論をまたない[8,9]．一方で，矢状面アライメントの評価項目として常用されるC7 SVAやPTは自然立位と努力した直立位で異なると報告されており，撮影時の姿勢によって再現性が低いことが問題である[10]．また，立位単純X線像でのSVAと歩行時の矢状面バランスに乖離が生じる症例があることも報告されている[11]．このように，全脊椎単純X線像は一時の静的な評価にすぎず，実際の歩行バランスを反映しきれていない可能性がある．そこで，近年，腰椎変性後側弯症に対して歩行解析を用いて歩行時のバランスを動的に評価する試みが行われてきており，トレッドミル歩行負荷によって脊柱の矢状面バランスが前方シフトして，立位時に代償性に後傾している骨盤が歩行により前傾が増すことが報告されている[12]．本解析においても，平地連続歩行負荷によって脊柱の後傾が増悪して，骨盤の前傾が増加することが示された．

ま と め

本稿では，首下がりと腰椎変性後側弯症の脊柱変形疾患に対する三次元歩行動作解析を用いた歩行時の動的なバランスの定量的評価について詳述した．従来の静的な画像評価に加えることで，より正確な病態把握が可能となり，至適矯正角度や固定範囲決定の一助となることを期待して，今後も症例を蓄積して解析をしたい．

また，脊椎の変形のみならず，動的な姿勢の変化には，背筋群や股関節周囲筋など軟部組織も関係する．筆者らは，三次元歩行動作解析の際には，それらの筋の筋活動解析も同時に行っており，今後は歩行バランスの変化と筋活動の関係も明らかにしていきたい．

文 献

1) Miura K, Kadone H, Koda M et al：Visualization of walking speed variation-induced synchronized dynamic changes in lowerlimb joint angles and activity of trunk and lower limb muscles with a newly developed gait analysis system. J Orthop Surg 26：1-6, 2018

2) Miura K, Kadone H, Koda M et al：Three-dimensional gait analysis reveals dynamic alignment change in a patient with dropped head syndrome；a case report. J Clin Neurosc 48：106-108, 2018

3) Miura K, Koda M, Kadone H et al：Successful detection of postoperative improvement of dynamic sagittal balance with a newly developed three-dimensional gait motion analysis system in a patient with iatrogenic flatback syndrome；a case report. J Clin Neurosc 53：241-243, 2018

4) Sharan AD, Kaye D, Charles Malveaux WM et al：Dropped head syndrome；etiology and management. J Am Acad Orthop Surg 20：766-774, 2012

5) Martin AR, Reddy R, Fehlings MG：Dropped head syndrome；diagnosis and management. Evid Based Spine Care J 2：41-47, 2011

6) 遠藤健司，村田寿馬，鈴木秀和ほか：首下がり症候群の病態と分類．脊椎脊髄 28：936-941，2015

7) 石井 賢，船尾陽生，石原慎一ほか：首下がり症候群の病態と治療．脊椎脊髄 30：569-572，2017

8) Glassman SD, Berven S, Bridwell KH et al：Correlation of radiographic parameters and clinical symptoms in adult scoliosis. Spine 30：682-688, 2005

9) Schwab F, Ungar B, Blondel B et al：Scoliosis Research Society；Schwab Adult Spinal Deformity Classification. Spine 37：1077-1082, 2012

10) Obeid I, Boissière L, Yilgor C et al：Global tilt；a single parameter incorporating spinal and pelvic sagittal parameters and least affected by patient positioning. Eur Spine J 25：3644-3649, 2016

11) 有馬秀幸，大和 雄，長谷川智彦ほか：成人脊柱変形に対する矯正固定術後の歩行評価．J Spine Res 4：1703-1708，2013

12) Shiba Y, Taneichi H, Inami S et al：Dynamic global sagittal alignment evaluated by three-dimensional gait analysis in patients with degenerative lumbar kyphoscoliosis. Eur Spine J 25：2572-2579, 2016

*　　　*　　　*

I．診断，評価 ◆ 6．コンピュータを用いた病態，手術の生体力学解析

CT有限要素法を用いた大腿骨の生体力学解析*

王　耀東　大川　淳**

[別冊整形外科 75：117〜120, 2019]

はじめに

有限要素法は，建築の構造力学解析やタイヤの摩擦解析などの工業分野で発展した力学解析法である．近年では，医療分野の生体力学解析にも応用されており，整形外科領域ではCT有限要素解析（CT-based finite element analysis：CT/FEA）が用いられることが多い．CT/FEAは，CTデータからスライスごとに抽出した関心領域（region of interest：ROI）をもとに三次元骨モデルをコンピュータ上に作成し，骨の形態と構造と力学特性に骨密度を加味した三次元FEAモデルに変換した後に荷重拘束条件を設定することで，生体内では実現不可能な患者固有の力学解析が行える手法である[1]．四面体（三角錐）などの形状のソリッド要素を用いて，三角形などのシェル要素を皮質骨の外表面に適用した三次元有限要素モデルを作成し，物理定数を任意に設定した生体力学解析をシミュレーションすることができる．本稿では，わが国でシェアが高いMECHANICAL FINDER（計算力学研究センター社）を用いて当科で行っている大腿骨のCT/FEAを紹介する．

I．大腿骨骨幹部への荷重ストレス評価モデル

骨密度増加や脆弱性骨折予防の効果がきわめて高い骨粗鬆症治療薬であるビスホスホネート製剤の長期使用による骨代謝過剰抑制（severely suppressed bone turnover：SSBT）という病態の報告後[2]，骨代謝過剰抑制による合併症として非定型大腿骨骨折（atypical femoral

fracture：AFF）が注目を集め，国内外で発症要因や疫学が活発に研究されるようになった[3]．AFFの発症要因として，薬剤（ビスホスホネート製剤，プロトンポンプ阻害薬，ステロイド製剤など）や基礎疾患を中心に議論されてきたが，ビスホスホネート製剤の使用歴がないAFF患者も存在し，AFFの発症がSSBTだけでは説明できないため，近年では多因子による疾患として研究されるようになった（図1）．またAFFと疲労骨折の骨折型が類似することから，骨折が発症するほどの過剰な荷重ストレスが生じる要因として大腿骨の形態や下肢アライメントなどが検討されている[4,5]．

AFFの発症高位に関して，アジアでは転子下，ヨーロッパでは骨幹部中央が多いという報告があるが[6]，本邦では弯曲変形によって骨幹部中央に発症するAFFの報告が目立ち[4]，日本整形外科学会の調査によると約70％が骨幹部中央1/3に発症していたと報告されている[7]．当科では，SSBTとAFFが報告される前から高齢女性の大腿骨弯曲変形による骨幹部疲労骨折に注目し研究していたが，SSBTにより転子下領域に好発するAFFと区別すべく，弯曲変形による過剰な力学的ストレスを主要因として基本的には弯曲頂点付近の骨幹部中央に発症するAFFを「stress fracture of the bowed femoral shaft（SBF）」と定義し報告した[4]．当科でSBFに注目しはじめたのは1998年だが，SBFと同一の疾患は古くは1975年に疲労骨折の英文教科書で記述されている[8]．SBFは旧知の疾患概念ということになるが，AFFの診断基準を満たすため弯曲型AFFとも定義した[9]．

同時にわれわれはSBF症例の健側大腿骨において，骨

Key words

finite element method, CT/FEA, biomechanics, atypical femoral fracture, bone strength, atypical femoral fracture

---

*CT-based finite element analysis of femur
**Y. Oh（講師）：東京医科歯科大学大学院整形外傷外科治療開発学（Dept. of Orthop. and Trauma Research, Graduate School of Medical and Dental Sciences, Tokyo Medical and Dental University, Tokyo）；A. Okawa（教授）：同大学大学院整形外科.
[利益相反：主著者（王耀東）の寄附講座所属あり（長野県厚生農業協同組合連合会 佐久総合病院，メドトロニックソファモアダネック株式会社，日本ストライカー株式会社，HOYA Technosurgical 株式会社，株式会社エーゼット）.]

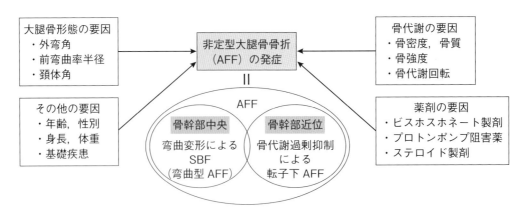

図1. 非定型大腿骨骨折の要因とサブタイプ分類. AFF：atypical femoral fracture, SBF：stress fracture of the bowed femoral shaft

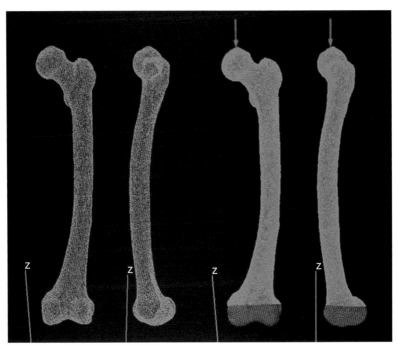

図2. 大腿骨骨幹部への荷重ストレスを評価するCT/FEAモデル. 大腿骨全長の三次元FEAモデルを作成し, 大腿骨顆部を拘束し, 骨頭から荷重を負荷している.

幹部の外側皮質骨に局在する肥厚像や骨折線を認めないにもかかわらず, 骨シンチでびまん性集積像を示すことを発見した[4]. この所見がSBFの発症前段階を示唆しているとの仮説を立て, 力学的発症メカニズムを解明すべくCT/FEAを導入した[10,11]. 大腿骨骨幹部への荷重による力学的ストレスを視覚的かつ定量的に評価するために大腿骨全長のCT/FEA荷重モデルを開発し（図2）, 荷重解析を行った結果, SBFこと弯曲型AFFは骨幹部前外側面にびまん性の強い応力集中を示し[10,11], 一方でSSBTによる転子下AFFは大腿骨近位に限局する応力集中を示した（図3）[11]. また引張応力の最強点を明らかにすべく応力値が大きい順に要素を抽出すると, 不全骨折部のすぐ近くに引張応力の最強点があることが, SBF, 転子下AFFともに明らかとなった[11]. さらに引張応力の高位別比（骨幹部中央/転子下）を算出し, 大腿骨骨幹部の弯曲度との相関を調査した結果, 弯曲変形により骨幹部中央に応力が集中することが証明された[11]. Haiderらも歩行周期の立脚期を想定した大腿骨のCT/FEAを行い, 荷重ストレスによる大腿骨骨幹部への引張応力分布は大腿骨形態の影響を受けると報告しているが, 代表例として呈示されている2パターンの応力分布は当科のCT/FEA荷重モデルの結果と酷似しており, びまん性の応力集中パターンを示す大腿骨には視覚的に明らかな弯曲変形を認める[12].

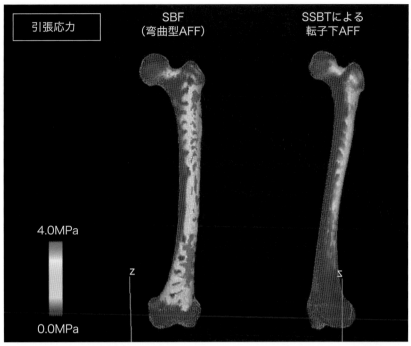

図3. CT/FEAによるAFFの引張応力分布. SBF（弯曲型AFF）は骨幹部前外側面にびまん性の強い応力集中を示し，SSBTによる転子下AFFは大腿骨近位に限局する応力集中を示している.

要するに，当科ではCT/FEAを用いて生体力学的な観点からAFFの力学的発症メカニズムを視覚的かつ定量的に明らかにすることで，AFFが荷重ストレスで発症しうること，骨形態学的な個体差により応力分布が規定され発症部位が決まりうることを示した[11]. さらにAFF症例の骨密度と骨強度を定量評価し[9]，一部病態が重なる症例も存在するが，AFFをサブタイプ別に「弯曲変形と低骨密度により骨幹部中央に発症する脆弱性骨折（SBF≒弯曲型AFF）」と「特異的薬剤によるSSBTと小さい頚体角により骨幹部近位に発症する"典型的な（typical）"転子下AFF」に分類する概念を報告した（図1）[9,11].

II. 大腿骨頚部の骨強度予測評価モデル

整形外科領域の生体力学解析において非線形CT/FEAの精度は確立されてきており，患者個々のCT-DICOMデータから構築された患者固有の三次元骨モデルをもとに，仮想生体力学解析モデルを用いた骨強度および骨粗鬆症の定量的評価が可能となっている[13~15]. 骨粗鬆症診療において骨塩密度の計測に汎用されている二重エネルギーX線吸収（DEXA）法は，石灰化や下肢の回旋肢位の影響を受け再現性の問題があることから骨折危険予測としては不十分である可能性が報告されている[16]. 骨強度は骨塩密度と骨質によって定義されるべきであり[17]，本邦においては骨強度を定量的に予測する

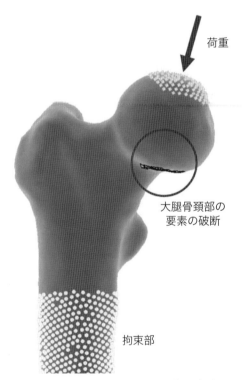

図4. CT/FEAによる大腿骨頚部の骨強度予測評価モデル. 立位荷重条件で大腿骨の近位骨幹部を拘束し，骨頭から荷重を負荷している. 頚部のシェル要素に破壊が生じる荷重量を骨強度として定量的に予測評価する.

CT/FEA がすでに臨床応用されており，過去には大腿骨頚部と椎体骨の「定量的 CT を用いた有限要素法による骨強度予測評価」が先進医療として承認されていた（2007.6.1-2018.4.1）[14,18]．当科でもこの確立された CT/FEA による骨強度予測評価モデルに従って大腿骨頚部の破断解析を行い（図4），骨強度を定量評価することで，各種骨粗鬆症治療薬の効果判定，前述の AFF サブタイプ分類の検証などに応用している．

ま と め

当科で行っている大腿骨の CT/FEA を紹介した．整形外科領域の生体力学解析において CT/FEA は無限の可能性を秘めており，今後さらに発展していくことが期待される．

文 献

1) 稲葉　裕，東藤　貢（編）：骨のバイオメカニクス解析，メジカルビュー社，東京，2017
2) Odvina CV, Zerwekh JE, Rao DS et al：Severely suppressed bone turnover；a potential complication of alendronate therapy. J Clin Endocrinol Metab **90**：1294-1301, 2005
3) Schilcher J, Michaëlsson K, Aspenberg P et al：Bisphosphonate use and atypical fractures of the femoral shaft. N Engl J Med **364**：1728-1737, 2011
4) Oh Y, Wakabayashi Y, Kurosa Y et al：Stress fracture of the bowed femoral shaft is another cause of atypical femoral fracture in elderly Japanese；a case series. J Orthop Sci **19**：579-586, 2014
5) Hagen JE, Miller AN, Ott SM et al：Association of atypical femoral fractures with bisphosphonate use by patients with varus hip geometry. J Bone Joint Surg Am **96**：1905-1909, 2014
6) Schilcher J, Howe TS, Png MA et al：Atypical fractures are mainly subtrochanteric in Singapore and diaphyseal in Sweden；a cross-sectional study. J Bone Miner Res **30**：2127-2132, 2015
7) Hagino H, Endo N, Yamamoto T et al：Treatment status and radiographic features of patients with atypical

femoral fractures. J Orthop Sci **23**：316-320, 2018
8) Devas M：Stress fractures of the femur. Stress fractures, Churchill Livingstone, Edinburgh, p107-129, 1975
9) 王　耀東，若林良明，黒佐義郎ほか：非定型大腿骨骨折の発症高位別分類の検証．骨折 **40**：6-9，2018
10) Oh Y, Wakabayashi Y, Kurosa Y et al：Potential pathogenic mechanism for stress fractures of the bowed femoral shaft in the elderly；Mechanical analysis by the CT-based finite element method. Injury **45**：1764-1771, 2014
11) Oh Y, Fujita K, Wakabayashi Y et al：Location of atypical femoral fracture can be determined by tensile stress distribution influenced by femoral bowing and neck-shaft angle；a CT-based nonlinear finite element analysis model for the assessment of femoral shaft loading stress. Injury **48**：2736-2743, 2017
12) Haider IT, Schneider P, Michalski A et al：Influence of geometry on proximal femoral shaft strains；Implications for atypical femoral fracture. Bone **110**：295-303, 2018
13) Bessho M, Ohnishi I, Matsuyama J et al：Prediction of strength and strain of the proximal femur by a CT-based finite element method. J Biomech **40**：1745-1753, 2007
14) Imai K, Ohnishi I, Bessho M et al：Nonlinear finite element model predicts vertebral bone strength and fracture site. Spine **31**：1789-1794, 2006
15) Matsuura Y, Kuniyoshi K, Suzuki T et al：Accuracy of specimen-specific nonlinear finite element analysis for evaluation of distal radius strength in cadaver material. J Orthop Sci **19**：1012-1018, 2014
16) Cody DD, Gross GJ, Hou FJ et al：Femoral strength is better predicted by finite element models than QCT and DXA. J Biomech **32**：1013-1020, 1999
17) NIH Consensus Development Panel on Osteoporosis Prevention, Diagnosis, and Therapy：Osteoporosis prevention, diagnosis, and therapy. JAMA **285**：785-795, 2001
18) Bessho M, Ohnishi I, Matsumoto T et al：Prediction of proximal femur strength using a CT-based nonlinear finite element method；differences in predicted fracture load and site with changing load and boundary conditions. Bone **45**：226-231, 2009

* * *

I. 診断，評価 ◆ 6. コンピュータを用いた病態，手術の生体力学解析

三次元画像解析システムを用いた脊椎手術支援*

小谷俊明　　園田　優　　佐久間　毅　　中山敬太　　飯島　靖

南　昌平**

[別冊整形外科 75：121〜124, 2019]

はじめに

脊椎は三次元的に複雑であり，二次元画像では理解が困難であることがある．近年，CT データを用いて三次元画像を作成し，加工処理することができる画像解析ソフトウェアが使用されている．われわれは脊椎手術の術前支援として Synapse Vincent を日常の臨床で使用しているので報告する．

I. 方　　法

当院では医療用画像管理システム（picture archiving and communication system：PACS）導入時に富士フイルム社製三次元画像解析システムボリュームアナライザー Synapse Vincent を採用した．本システムはサーバ・クライアント型で構成されており，Vincent サーバに接続し操作することが可能である．従来のスタンドアロン型を使って放射線技師が再構成画像を作成する方法では，医師が必要なスライスや三次元画像を自由に作ることができないという欠点があった．サーバ・クライアント型では，外来や病棟などの複数の端末から医師が CT 生データにアクセスし，簡便で短時間に再構成画像を作ることが可能である．当院では，術者が CT 生データにアクセスして手術支援のための三次元画像を作成している．

II. 使用法 1：変形症例の椎弓根スクリューの刺入点決定

椎弓根スクリューの適切な刺入点やサイズの選択には，椎弓根に対して冠状断面，矢状断面を三次元的に正確に合わせて横断面を作る必要がある．Synapse Vincent を用いると，術者自身が CT 生データから三次元的に任意の断面像を作ることができ，術前にスクリューのサイズを決定することができる．また，横断面上で刺入点をプロットすることで，三次元画像上に理想的な椎弓根スクリューの刺入点の表示ができる（図1）．また，海綿骨が硬化している部位を正確に認識することができる．

三次元画像を再構成するときの視点によって三次元画像は異なってみえるが，Synapse Vincent を用いると実際の術者の視点で画像を作ることができる．われわれは術中に三次元画像を参照しながら手術を行っており，通常とは解剖学的構造が異なる脊柱変形症例でも，術野のイメージをもって展開することが可能である．また，頂椎，終椎を色分けし術中に三次元画像と棘突起や椎弓の形を確認しながら手術を行うことでレベル誤認の防止に役立つ．

III. 使用法 2：椎間関節の形態確認

従来の画像解析ソフトウェアでは，周囲の骨との境界が不明瞭で複雑な脊椎において，各脊椎の抽出や削除が困難であった．さらに，三次元画像では，表面の構造は詳細に理解できるが，奥の構造が理解できないという欠

Key words

spinal surgery, 3D imaging software

*Preoperative assistance of spinal surgery using three-dimensional visualization system
要旨は第 51 回日本側弯症学会において発表した．
**T. Kotani（院長補佐）：聖隷佐倉市民病院整形外科（℡ 285-8765　佐倉市江原台 2-36-2；Dept. of Orthop. Surg., Seirei Sakura Citizen Hospital, Sakura）；M. Sonoda（放射線技師/課長補佐）：同病院放射線科；T. Sakuma（せぼねセンター長），K. Nakayama（医長），Y. Iijima（医長），S. Minami（名誉院長）：同病院整形外科．
［利益相反：なし．］

Ⅰ．診断，評価 ◆ 6．コンピュータを用いた病態，手術の生体力学解析

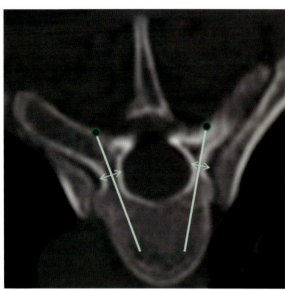
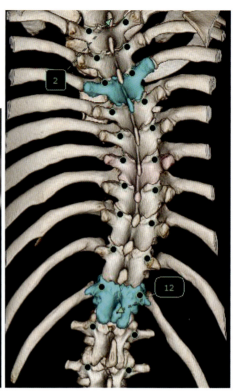

a．冠状断面，矢状断面を正確に合わせた横断面．椎弓根スクリューの径，長さを決定し，プロット（丸印）する．

b．三次元画像上に刺入点がプロットされている．頂椎を赤，終椎を青で表示している．

図1．特発性側弯症例における椎弓根スクリュー刺入点の決定

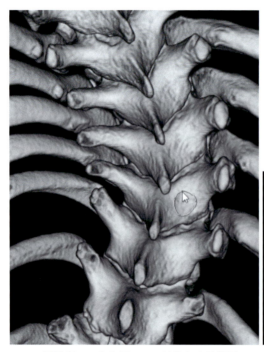
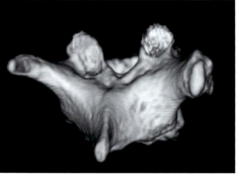

a．骨抽出ツールを用いて，対象とする椎弓の一部分を選択する．

b．骨抽出後．椎間関節面が正確に抽出されていることがわかる．

図2．特発性側弯症における脊椎の抽出

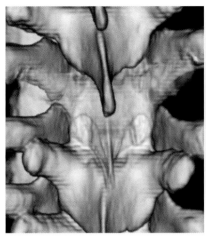 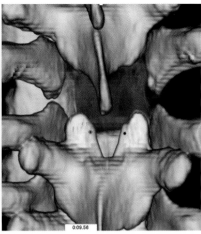 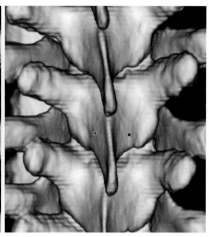

a．抽出した頂椎とマルチマスク機能で抽出された画像を重ね合わせ，抽出した画像の透過度を下げる．

b．頂椎尾側の上関節突起が透見でき，内縁をプロットする．

c．再度，頂椎の透過度を上げると，頂椎の椎弓上に尾側椎弓の上関節突起内側縁がプロットされており，骨切除範囲の決定に有用である．

図3．特発性側弯症例に対するマルチマスク機能の使用

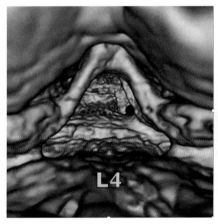 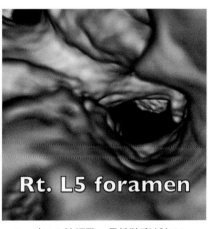 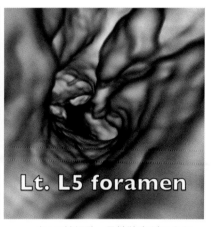

a．L4脊柱管内．上面が背側であり，頭側から尾側へ脊柱管内をみわたしている．

b．右L5神経孔．骨性狭窄がない．

c．左L5神経孔．骨性狭窄がみられる．

図4．椎間孔狭窄症例における仮想内視鏡

点があった．Synapse Vincentは強力な骨抽出，削除機能があり，椎弓上を円形に選択するだけで対象椎弓を正確に抽出することができ，椎間関節面が正確に表示されていることがわかる（図2）．さらに，抽出した脊椎，残った脊椎に対して異なる画像処理を行い，グラフィクソフトウェアのレイヤー機能と似たマルチマスクで三次元画像を重ね合わせることで，抽出した椎体のみの透過度を変えることができる（図3）．この機能を使うと，通常の三次元画像ではみることができない尾側の上関節突起の範囲を透見でき，下関節突起切除を行う椎弓上にプロットすることができる．これらの情報は変形矯正で行う下関節突起切除などに有用である．

Ⅳ．使用法3：神経孔の骨性狭窄の確認

神経は脊柱管内を走行しているが，従来の手法では脊柱管内の三次元構造を理解することがむずかしかった．CTデータを用いて管腔臓器の内腔に観察点をおき，管腔イメージを構築することによって光学内視鏡に類似した画像を表示する方法は仮想内視鏡（virtual endoscopy：VE）と呼ばれ，気管支，胃，胆管，副鼻腔などの分野で報告されている[1〜3]（図4）．Synapse Vincentでは容易に脊椎のVE画像を作成することが可能である[4]．脊柱管内を飛行するように頭側から尾側へ向けてマウスで視点を変えながら内腔を観察でき，観察した画像を動

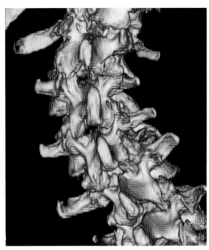 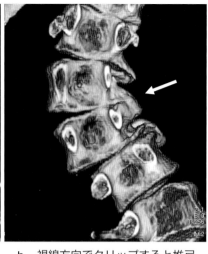 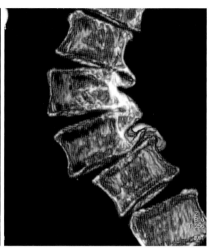

a. 回旋変形が強い頂椎部が正面にみえるように画像を回旋させる．

b. 視線方向でクリップすると椎弓根の正確な断面をみることができ，解離すべき骨棘（矢印）との位置関係がわかる．

c. 椎体までクリップすると，骨棘の癒合の程度を理解することができる．

図5．成人脊柱変形症例における視線方向の画像クリップ

画ファイルとして記録できる．これらの情報は骨性狭窄の有無，特に椎間孔の骨性狭窄の有無を確認することに役立つ．

V．使用法4：骨性癒合の確認

成人脊柱変形症例で，凹側頂椎付近の骨性癒合がみられることがある[5]．このような場合，癒合部の解離が必要であるが，三次元画像を回転させてみるだけでは，周囲との三次元的構造を理解することがむずかしい．Synapse Vincentには，回旋変形がある場合でも三次元画像を回転させて，視線方向からの画像をクリップして断面を表示する機能がある．この機能を使うと，椎弓を切除し，正確に椎弓根の断面を作り，骨棘の三次元的な位置を把握することができる．さらに，椎体の断面を出すことで，骨癒合の程度を把握することも容易である（図5）．

ま と め

脊椎疾患の病態の理解や手術方針の決定のためには，三次元的構造を詳しく把握することが重要であるが，特に脊柱変形手術では通常の解剖と異なり，症例ごとの対応が必要となることがある．

Synapse Vincentを用いると，術者が自分で操作し手術に必要な画像を得ることが可能である．また，作った三次元画像を術中に参照することで，レベルを誤認する

ことなく安全に手術を行うことができる．さらに，画像の処理を通して三次元構造を確認することができ若手医師への教育にも役立つ．また，本来は表面からみることができない内腔の構造や，骨を削った後にあらわれる構造を確認することができ，頭の中で手術のシミュレーションが可能である．

これらの作業が比較的容易に短時間に可能であり，日常診療で活用できるため，Synapse Vincentは脊椎手術支援に有用である．

文 献

1) Koito K, Namieno T, Hirokawa N et al：Virtual CT cholangioscopy；comparison with fiberoptic cholangioscopy. Endoscopy 33：676-681, 2001
2) Lee DH：Three-dimensional imaging of the stomach by spiral CT. J Comput Assist Tomograph 22：52-58, 1998
3) Gilani S, Norbash AM, Ringl H et al：Virtual endoscopy of the paranasal sinuses using perspective volume rendered helical sinus computed tomography. Laryngoscope 107：25-29, 1997
4) Kotani T, Nagaya S, Sonoda M et al：Virtual endoscopic imaging of the spine. Spine 37：E752-E756, 2012
5) Zhu F, Bao H, Yan P et al：Do the disc degeneration and osteophyte contribute to the curve rigidity of degenerative scoliosis? BMC Musculoskelet Disord 18：128, 2017

*　　　*　　　*

Ⅱ．手術シミュレーション，手術教育

Ⅱ. 手術シミュレーション，手術教育

上腕骨小頭離断性骨軟骨炎に対する MRI，CT の三次元合成画像を用いた術前評価と手術計画*

神山　翔　西浦康正　原　友紀　小川　健　山崎正志**

[別冊整形外科 75：126〜129, 2019]

はじめに

　上腕骨小頭離断性骨軟骨炎［osteochondritis dissecans of the humeral capitellum（以下，上腕骨小頭 OCD）］は，成長期野球選手に多いスポーツ障害であり，関節内骨軟骨病変である[1]．治療方法の選択には，病変の正確かつ詳細な評価が必要で，特に病変の不安定性，大きさ，部位が重視されている[1]．しかし MRI あるいは CT 検査を行っても十分な評価が困難な場合がある．また手術を行う際にも術中所見で判断することになる場合が多く，関節面の再建を行うにしても，術中所見から骨軟骨片の大きさと移植部位を決定せざるをえない[1]．そこでわれわれは，病変部の三次元的かつ正確な画像を構築できれば，詳細な術前評価と手術計画に有用であろうと考えた．そして，CT と MRI を行い，それぞれのデータから作成した 3D モデルから 3D MRI-CT 合成画像を作成する手法を開発した．今回，3D MRI-CT 合成画像を用いた OCD 病変評価と手術計画の実際を紹介し，作成した画像と術中所見との整合性を検討したので報告する．

Ⅰ. 対象および方法

　対象は，2017 年 4 月以降に当院ならびに関連施設を受診し上腕骨小頭 OCD と診断した症例のうち，3D MRI-CT 合成画像を作成し，手術を行った 10 例である．全例男性で，平均年齢は 13.7（13〜15）歳，全例罹患側は右であった．

　MRI は 3 T の装置（MAGNETOM Verio 3 T，SIEMENS 社）を用い，3D-double echo steady state sequence，スライス厚 0.4 mm，matrix 256×80，field of view 108 mm×120 mm，flip angle 28°，TR 14.16 ms，TE 5 ms で撮像した．MRI 撮像の際，患者は仰臥位，肘関節伸展位，前腕回外位とした．腕橈関節を開大させ関節軟骨の輪郭を明瞭化するために，上肢を 7 kg で牽引した．

　CT は 320 列の装置（Aquilion ONE，キヤノンメディカルシステムズ社）を用い，スライス厚 0.5 mm で撮影した．3D MRI-CT 合成画像の作成には，上腕骨のデータのみ使用するため，撮影肢位の指定は行わなかった．

　得られた MRI データから上腕骨と関節軟骨の 3D MRI モデルを作成し，CT データから上腕骨 3D CT モデルを作成した．上腕骨 3D CT モデル作成の際，分離した軟骨下骨は色を変えて作成し，明瞭化した．3D モデル作成には Materialise Mimics Innovation Suite ver. 20（Materialise 社）を用いた．

　引き続き 3D モデルの合成を行ったが，この操作と後述する手術シミュレーションには Materialise 3-matic ver. 12（Materialise 社）を用いた．上腕骨 3D MRI モデルと上腕骨 3D CT モデル双方で，任意の解剖学的メルクマール 4 点を設定し，両者の位置合わせを行った．位置合わせ後，3D MRI モデルの骨の部分を非表示にすることで，上腕骨 3D CT と関節軟骨 3D MRI の合成を完了し，これを 3D MRI-CT 合成画像とした．3D MRI-

▮Key words

　OCD，humeral capitellum，MRI，CT，fusion image

*Preoperative evaluation and surgical planning using three-dimensional MRI-CT fusion images for osteochondritis dissecans of the humeral capitellum
　要旨は第 61 回日本手外科学会，XXⅢ FESSH Congress において発表した．
**S. Kohyama：筑波大学整形外科（Dept. of Orthop. Surg., Faculty of Medicine, University of Tsukuba, Tsukuba）；Y. Nishiura（教授）：同大学附属病院土浦市地域臨床教育センター；Y. Hara（講師）：同大学整形外科；T. Ogawa（准教授）：同大学附属病院水戸地域医療教育センター総合病院水戸協同病院；M. Yamazaki（教授）：同大学整形外科．
［利益相反：なし．］

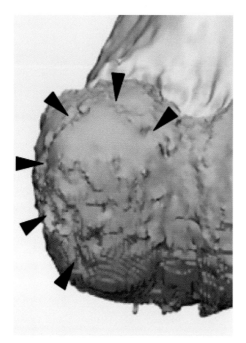

図1. 3D MRI-CT 合成画像. 13歳, 男. 上腕骨小頭を拡大し, 遠位からみたもの. 軟骨に生じた亀裂（矢頭）. 亀裂に縁取られるように, 関節面が浮き上がるように変形している.

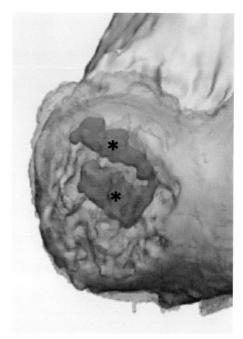

図2. 3D MRI-CT 合成画像（図1と同一症例, 関節軟骨を半透明に加工したもの）. 病変部の内部に分離した軟骨仮骨がみられた（*）. 図1の所見と合わせて考えると, 不安定性が疑われた（予想 ICRS 分類 class III）.

CT 合成画像は筆者自身がすべて作成した.

作成した 3D MRI-CT 合成画像（図1）をもとに病変評価を行った. まず上腕骨小頭関節軟骨の立体的な形状, 軟骨の亀裂および関節軟骨欠損の有無, 病変の大きさを評価した. また, 分離した軟骨下骨がある場合には, 関節軟骨を半透明に加工することで, 関節軟骨と軟骨下骨との位置関係を把握した（図2）. 以上より得られた所見から, 総合的に病変部の International Cartilage Repair Society（ICRS）分類[2]を予想した. これは, 筆者以外の整形外科専門医2名（検者1, 2）が個別に行った.

予想 ICRS 分類に従って, 手術適応と考えられた症例に対し, 手術シミュレーションを行った. たとえば関節面の再建が必要と判断した症例に対しては, 病変の状態に応じて切除範囲を設定した. われわれは病変の最大径が 10 mm を超える, ICRS class III 以上の病変に対しては肋骨骨軟骨移植術を第一選択としている. あらかじめ平均的な肋軟骨片をイメージした 3D モデルを作成しておき, 移植の位置, 方向, 深さのシミュレーションを行った（図3）.

評価項目は, ①病変の大きさ, ② ICRS 分類とその検者間信頼度, ③術式とし, いずれも 3D MRI-CT 合成画像から予想した所見と術中所見を比較した. 術中所見

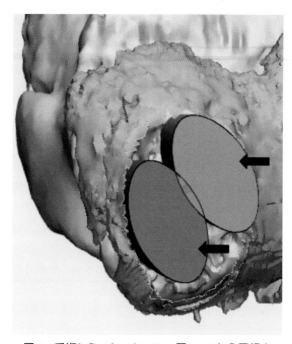

図3. 手術シミュレーション. 図1, 2から予想される病変部を非表示とし, 肋骨骨軟骨移植 3D モデルを合成した. 病変が外側壁まで及び, サイズも大きいことから肋軟骨2本を移植する方針とした. 三次元的に移植する位置, 方向, 角度, 深さに関してシミュレートしている.

II. 手術シミュレーション，手術教育

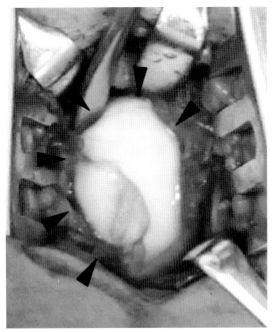

図 4．術中所見 1．図 1 のとおりの部位で，軟骨に亀裂（矢頭）を認めた．不安定性は著明であり，ICRS 分類 class III であった．

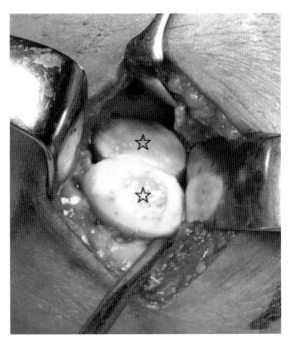

図 5．術中所見 2．手術シミュレーションに従って肋骨骨軟骨移植を行った（☆：移植した肋軟骨）．

（図 4）は，筆者が術者である場合は術者以外の整形外科専門医が，筆者が手術に参加していない場合は術者が計測・判定した．①の病変の大きさは画像計測値と術中計測値を対応のある t 検定で統計学的に比較した（有意水準 5％）．②の検者間信頼度は級内相関係数（interclass correlation coefficients：ICC）を用いて評価した．

II．結　果

①病変の大きさは，画像計測上平均縦径 14.9（7.9～19.7）mm，平均横径 13.0（8.8～15.6）mm であり，術中計測で平均縦径 14.1（8～19）mm，平均横径 12.9（9～15）mm であった．縦径，横径ともに画像計測値と術中計測値に有意差はなかった（$p=0.23$，0.55）．②ICRS 分類は，検者 1，2 ともに class II 1 例，III 4 例，IV 5 例と予想し（ICC 1.0），術中 ICRS 分類と全例一致した．③術式は，ドリリング 2 例，遊離体摘出 1 例，肋軟骨移植 7 例を計画し，シミュレーションを行い，全例計画どおりの手術を行った（図 5）．

III．考　察

現在，上腕骨小頭 OCD に対する画像評価として，単純 X 線，CT と MRI が広く一般的に用いられている．単純 X 線では，通常の正面像，側面像に加え，45°屈曲位での tangential view 撮影が推奨されている[3]．病変の重症度を大まかに把握するのに有用であるが，平面的な評価であるため，単純 X 線上の重症度は術中所見に基づく重症度と必ずしも一致しない[4]．CT は骨性病変の評価に適しており，骨硬化や分離といった軟骨下骨の状態や，関節内遊離体の有無が詳細に把握できる．また，3D 再構成も容易である．しかし，軟骨が描出できず，表層の関節軟骨を含めた病変の総合的な評価はできない[4]．一方，MRI は軟骨が描出でき，病変の不安定性評価に利用されるが，その精度にはばらつきがある[4,5]．また，MRI 単独で OCD 病変不安定性は正しく評価することはできないとする報告もある[5]．

現状では CT，MRI の二次元画像を並べて表示し，それぞれの短所を補いながら別々に病変を評価している．過去の OCD 画像評価に関する報告では，病変の不安定性が評価対象として重視されてきた[4～6]．今回，3D MRI-CT 合成画像により，不安定性を含めた所見を詳細に描出できた．本法は，三次元的な OCD 病変評価を可能とした画期的な病変部描出方法である．

3D MRI-CT 合成画像の利点として，まず非侵襲的であることがあげられる．手術の冒頭に診断目的の関節鏡を実施している現状において，侵襲を加えることなく病変の詳細を評価できる本法の優位性は高い．また，表層の軟骨と深部の軟骨下骨との正確な位置関係が把握でき，病変の不安定性を評価するうえで有用である．さらに，病変の切除範囲に加え，移植片を設置する位置，方向，深さなど詳細をシミュレートすることができる．緻密な手術計画は，術中判断の負担を軽減するうえで重要である．

本法の課題をあげる．まず，画像作成に1症例あたり2時間程度要することがあげられる．関節軟骨を自動的に周囲組織から分離することは現在の技術ではできない．手作業によって関節軟骨の分離を行うが，これが画像作成の律速段階である．これを簡便化する画像処理技術の進歩が望まれる．また，まだ症例数が限られているため，今後も症例の蓄積を続け，より3D MRI-CT合成画像と術中所見の整合性を評価していく必要がある．

ま　と　め

1）3D MRI-CT合成画像作成手法を開発した．

2）本法により，上腕骨小頭OCDの骨，軟骨の状態を三次元的かつ詳細に評価できた．

3）本法は上腕骨小頭OCDの重症度判定と緻密な手術シミュレーションに有用である．

文　献

1) Kosaka M, Nakase J, Takahashi R et al：Outcomes and failure factors in surgical treatment for osteochondritis dissecans of the capitellum. J Pedriatr Orthop 33：719-724, 2013

2) ICRS Cartilage Injury Evaluation Package 2000＜http://www.cartilage.org/_files/contentmanagement/ICRS_evaluation.pdf＞[Accessed 11 July 2017]

3) Takahara M, Mura N, Sasaki J et al：Classification, treatment, and outcome of osteochondritis dissecans of the humeral capitellum. J Bone Joint Surg 89-A：1205-1214, 2007

4) Itsubo T, Murakami N, Uemura K et al：Magnetic resonance imaging staging to evaluate the stability of capitellar osteochondritis dissecans lesions. Am J Sports Med 42：1972-1977, 2014

5) Iwasaki N, Kamishima T, Kato H et al：A retrospective evaluation of magnetic resonance imaging effectiveness on capitellar osteochondritis dissecans among overhead athletes. Am J Sports Med 40：624-630, 2012

6) Kohyama S, Ogawa T, Mamizuka N et al：A magnetic resonance imaging-based staging system for osteochondritis dissecans of the elbow；a validation study against the international cartilage repair society classification. Orthop J Sports Med 6：2325967118794620, 2018

*　　　*　　　*

関節窩骨欠損症例に対するリバース型人工肩関節全置換術と 3D プリンタを用いた関節窩再建計画の工夫

安井謙二　堀瀬友貴　正宗　賢　岡崎　賢**

はじめに

リバース型人工肩関節全置換術（reverse shoulder arthroplasty：RSA）は，主に腱板がすでに機能しない肩に使用されるが，あわせて関節破壊を合併した症例にも適応とされる．

肩甲骨関節窩の大きな骨欠損例に対する RSA でも，手術は正しい位置への安定したベースプレート固定とグレノスフィア設置が基本であり，その前提として適切な骨移植術が手術の成否を左右する．しかし，複雑な骨形

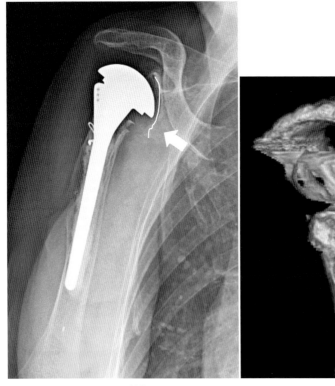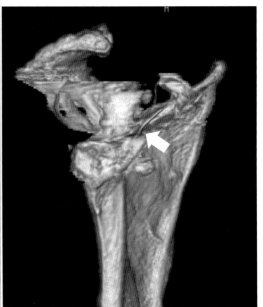

a．X線像　　　　　　　　　b．CT
図1．症例1．81歳，女．double floor 状に磨耗した関節窩（矢印）

Key words

glenoid bone loss, RSA, 3D printer

*Reverse shoulder arthroplasty for glenoid bone loss and management assisted with bone graft augmentation tailored by a 3D printer
**K. Yasui：東京女子医科大学整形外科（Dept. of Orthop. Surg., Tokyo Women's Medical University, Tokyo）；Y. Horise, K. Masamune（教授）：同大学先端生命医科学研究所；K. Okazaki（教授・講座主任）：同大学整形外科.
［利益相反：なし．］

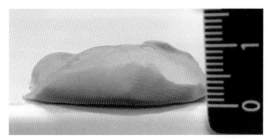

図2. 歯科用弾性卸素材で関節窩骨欠損部を印象採得した.

態例や，金属インプラントが既存する症例では，術前に採骨イメージに苦労し，術中も穏便に進捗しない恐れがある．そこでわれわれは，著しい関節窩骨欠損症例に対して，3Dプリンタを用いて術前に骨形態を把握し，歯科用弾性卸素材で移植骨を模して関節窩再建の一助としたので，その工夫と経過について報告する．

I．対象および方法

対象は，著しい関節窩骨欠損と変形，および腱板機能不全を有し，本法を施行した女性2例であった．

はじめに，術前の肩関節CTデータと3Dプリンタ（ProJet 360/460Plus, 3Dsystems社）を用いて同寸大の肩甲骨モデルを作成した．次に，歯科用弾性卸素材（ジーシーエクザファイン，ジーシー社）を用手で関節窩欠損部にあてがい模擬移植骨を完成させた．これを滅菌して手術にもち込み自家移植骨採型の参考とした．

手術では，展開した関節窩の変形欠損部に模擬骨をあて込み，移植骨として適切な形状であることを確認して，これをモデルに実際の移植骨を形成した．完成した移植骨を用いて関節窩母床を再建し，RSA（関節窩側：Comprehensive reverse shoulder system, Zimmer-Biomet社）を行った．

臨床成績は術前と最終観察時の日本整形外科学会肩関節疾患治療成績判定基準（JOAスコア）と単純X線像を調査した．

II．症例提示

症例1． 81歳，女．

右上腕骨近位端骨折変形治癒に対し人工骨頭置換術施行も，経過中に大小結節が消失し，求心性が失われた人工骨頭下縁によって関節窩はdouble floor状に磨耗していた（図1）．

3Dプリンタで作成した同寸大の石膏製肩甲骨関節窩骨欠損部に歯科用弾性卸素材をあてがい（図2），移植骨モデルを作成した（図3）．これを滅菌して手術室にもち込み実際の関節窩欠損部にはめ込んで実用を確認して右

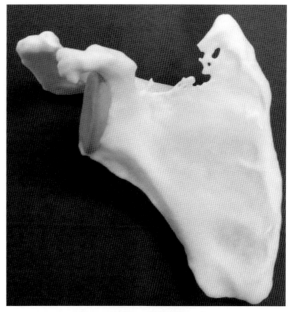

図3. 症例1. 移植骨モデル

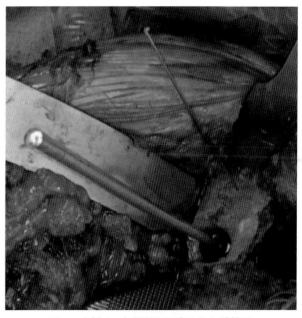

図4. 症例1. 欠損部に固定された移植骨

腸骨から移植骨を寸分なく採取採型した．Kirschner鋼線と吸収性体内固定用ピン（Super FIXSORB, 帝人メディカルテクノロジー社）で仮固定してセントラルスクリューホールを作成，ベースプレートを設置した（図4）．

術後29ヵ月の時点で，JOAスコアは50.5点から67点となり，単純X線像で移植骨は骨癒合していた（図5）．

症例2． 79歳，女．

右肩腱板広範囲断裂後関節症で，関節窩骨形態はWalch分類type Cであった（図6）．

移植骨モデルをもとに，上腕骨頭から採型した非対称

II. 手術シミュレーション，手術教育

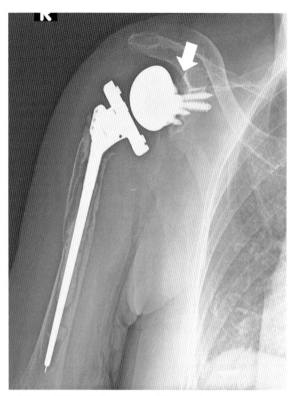

図5. 症例1. 術後29ヵ月. 移植骨は癒合した(矢印).

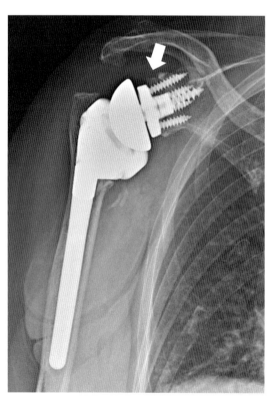

図7. 症例2. 術後4ヵ月. 移植骨は癒合した(矢印).

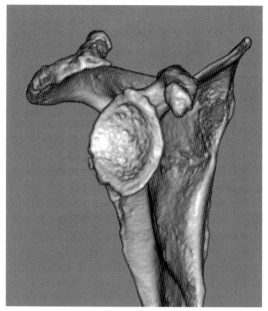

図6. 症例2. 79歳，女. 関節窩骨形態はWalch分類 type C であった.

性の移植骨を関節窩欠損部にはめ込み，スタインマンピンを至適位置に刺入した．いったん移植骨を器械台上に移し，移植骨を破損しないよう慎重にセンターホールを作成，先にベースプレートを通してから母床に設置した．

術後4ヵ月の時点で，JOA スコアは35.5点から76点となり，単純 X 線像で移植骨は骨癒合していた（図7）．

III. 考　察

肩甲骨関節窩の大きな骨欠損例に対する RSA では，手術は正しい位置への安定したベースプレート固定が基本であり，その前提として適切な骨移植術が手術の成否を左右する．

関節窩骨形態は術前 CT で把握し，骨欠損量と形態を把握することが重要である．ただし，すでに著しい骨欠損や複雑な骨形態を呈している例や，金属インプラントが挿入されているため関節窩がハレーションで不鮮明となり，採骨イメージがつかめないことがある[1]．

仮想表示された構造情報で不十分である[2]とき，術前計画の支援に 3D プリンタでのシミュレーションは有用である[3]．術前モデルは患者特有の解剖構造を再現可視化し[2,4]実際に手にとることができ，より直感的に解剖情報を正しく把握できる[2]．

歯科用弾性卸素材は，精度が要求される欠損部表面の印象も精密に採得できるため，完成形のイメージがしやすく欠損部と移植骨の適合をズレなく効率的に採型できる[3]．また術中もち込み可能で，ポータビリティの面でも利便性が高い[2]．

適確な移植骨で再現された母床のうえに正しくベースプレートを設置し，固定性のあるスクリュー挿入まで一貫して確実にのぞめる有効な方法である．

ま と め

関節窩骨欠損症例に対するRSAで，3Dプリンタと歯科用弾性卸素材で移植骨のシミュレーションを行った．本法は複雑な関節窩を確実に再建する有効な方法である．

* * *

文 献

1) 安井謙二，篠崎晋久，岡崎　賢：人工骨頭置換術後不良例に対するリバース型人工肩関節再置換術の短期成績．肩関節 **42**：768-772，2018

2) Sayed Aluwee SAZB, Zhou X, Kato H et al：Evaluation of pre-surgical models for uterine surgery by use of three-dimensional printing and mold casting. Radiol Phys Technol **10**：279-285, 2017

3) 陳　豊史，伊達洋至：3Dプリンタで肺を反転・移植へ．人工臓器 **44**：45-48，2015

4) 原田香奈子，鎮西清行：臓器モデル・患者モデル．日本コンピュータ外会誌 **19**：151-153，2017

II．手術シミュレーション，手術教育

人工膝関節全置換術における virtual surgery による手術手技の検討*

水内秀城　牛尾哲郎　馬　源　中島康晴**

[別冊整形外科 75：134〜139，2019]

はじめに

人工膝関節全置換術（total knee arthroplasty：TKA）は，デザイン，材質などの向上により，10〜15 年間の術後成績が 90% 以上という成績の安定した術式の一つとなったが[1]，手術手技に関してはいまだ解決すべき問題が多い．実際の術中では良好なアライメントと適切な靱帯バランスを獲得する過程で悩む状況が多く，それ故にTKA は小さな落とし穴がたくさん存在する手術である．手術手技を検討するにあたって，X 線やスコアを用いる方法は術前状態・合併症のため，手術手技単独の評価は困難であり，術者が仮説を立て前向きに実際症例の検討を行うことも倫理的な問題などのため現実的でないことが多い．Virtual surgery は，その名のとおり三次元骨モデルを用いてコンピュータ上で手術シミュレーションを行うものである．任意の骨切りやインプラント設置はもちろんのこと，どの視点からも三次元的に状況を確認できるため，個々の症例にあった純粋な手術手技の検討が可能である．当科では virtual surgery を用いて，目標とする骨切り，インプラント設置の実施についてさまざまな検討を行い[2〜5]，得られた結果を実際の臨床に応用してきた[6,7]．本稿では，特に正確な設置が困難とされる脛骨コンポーネントの回旋設置について 2 つの研究を紹介する．

I．脛骨近位前後軸と脛骨骨切り面の関連性[8]

脛骨コンポーネントを設置する際，不十分な後外側の術野，膝窩筋腱のインピンジメント，セメント固定など

が影響するが，骨切り面形状も術者が外観（見た目）で評価し，設置位置を決定する傾向があるため無視すべきでない．加えて骨切り前後では関節表面の形状が変わるため，同じ前後軸を骨切り前後で使用することが困難であり，術前計画どおりの正確な設置を行うには，脛骨の骨形態について熟知しておく必要がある．本研究では virtual surgery を用いて，脛骨骨切り面の形状が脛骨近位前後軸に与える影響を検討した．

❶対象および方法

TKA 術前 3 ヵ月以内に全下肢 CT を撮影しえた内側型変形性膝関節症 89 例 93（男性 20，女性 73）膝を対象とした．CT スライスは 2 mm 幅とし，CT データをもとに MIMICS（Materialise 社）を使用して，三次元骨モデルに再構築し，CAD ソフトウェア（Rhinoceros；Robert McNeel and Associates 社）にインポートし解析を行った．

a．三次元骨モデルと座標設定

座標設定は Cobb らの報告[9]をもとに行った．脛骨内側顆と外側顆おのおのに対して，骨皮質辺縁に沿った近似円を描き，近似円の中心点を結んだ線の中点を原点（図1，knee center），Z 軸を脛骨機能軸（knee center と足関節中心を結んだ線），Z 軸に垂直な平面を XY 平面，XY 平面上に内外側の関節面中心の垂直二等分線を投影したものを X 軸とし，術前の脛骨近位前後軸（precut anatomic tibial axis：precut ATA）と定義した（図 1）．また，Y 軸は内外側関節面中心を結んだ線を XY 平面に投影した線とした．Precut ATA と Akagi ライン[10]の角度差，precut ATA が膝蓋腱脛骨粗面付着部の通過する

Key words

TKA，virtual surgery，computer simulation，3D evaluation

* Evaluation of surgical techniques using virtual surgery in total knee arthroplasty
** H. Mizu-uchi, T. Ushio, Y. Ma, Y. Nakashima（教授）：九州大学整形外科（Dept. of Orthop. Surg., Kyushu University, Fukuoka）.
［利益相反：なし．］

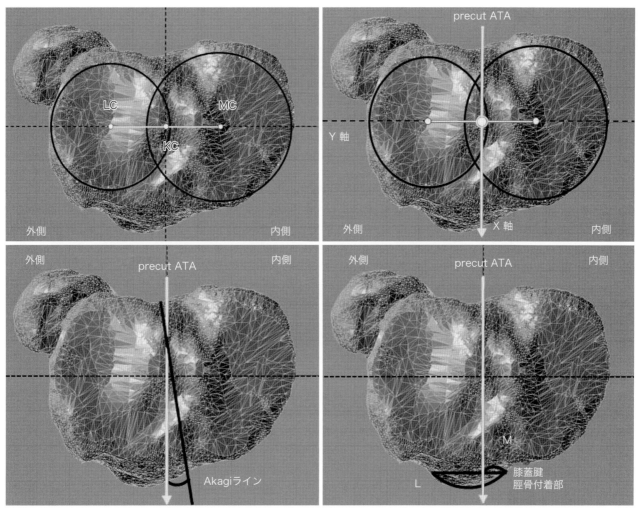

図 1. Precut ATA. Precut ATA が膝蓋腱脛骨付着部を通過する点：膝蓋腱幅を L，内側縁から通過点までの距離を M として M/L×100（％）で計算．MC：内側関節面中心，LC：外側関節面中心，KC：knee center（内外側関節面中心の中点），原点：knee center，X 軸：内外側関節面中心の垂直二等分線を Z 軸（脛骨機能軸）に垂直な平面（XY 平面）に投影した線（文献 8 より転載）

点を検討した（図 2）．

b．Virtual surgery（脛骨近位の骨切り）

骨切りのレベルを脛骨外側関節面から 8 mm の厚み（軟骨の厚みを考慮した 10 mm の厚み）として，脛骨前後軸に沿って機能軸に対して後傾 0°，3°，7°で脛骨近位の骨切りを行った．骨切り後も同様に前後軸（postcut ATA）を定義し，骨切り前後で前後軸の回旋角度差（－：内旋）を検討した．

❷ 結　果

Precut ATA は Akagi ラインに対して平均 4.9±5.1°外旋し，膝蓋腱脛骨粗面付着部の内側縁から平均で 16.3±17.4％の位置を通過していた．Postcut ATA は precut ATA に対して，すべての脛骨後傾において有意に内旋しており，後傾 0°：－4.1±3.2°，後傾 3°：－3.0±2.9°，後傾 7°：－2.1±2.9°であり，後傾 0°：88 例（94.6％），後傾 3°：81 例（87.1％），後傾 7°：76 例（81.7％）が内旋していた．Postcut ATA が precut ATA より 3/5°以上内旋した症例は，後傾 0°：66.7/34.4％，後傾 3°：53.8/24.7％，後傾 7°：38.3/11.8％であった．

❸ 考　察

本研究結果より，仮に脛骨近位の形状を主観的に評価し脛骨前後軸を決定すると，骨切りに伴い形状が変化するため，術前計画よりも脛骨コンポーネントを内旋設置する可能性があることがいえた．いずれの後傾においても，80％以上の症例で骨切り後の ATA は骨切り前と比較して内旋しており，平均としての回旋角度差は小さいが，回旋アライメント異常の定義が 3°～5°と報告されている[11,12]以上，本研究結果の割合は無視できない．術者は決して骨切り面形状を外観（見た目）で評価せず，骨切りに伴う骨形態の変化をしっかり認識して前後軸を決

II. 手術シミュレーション，手術教育

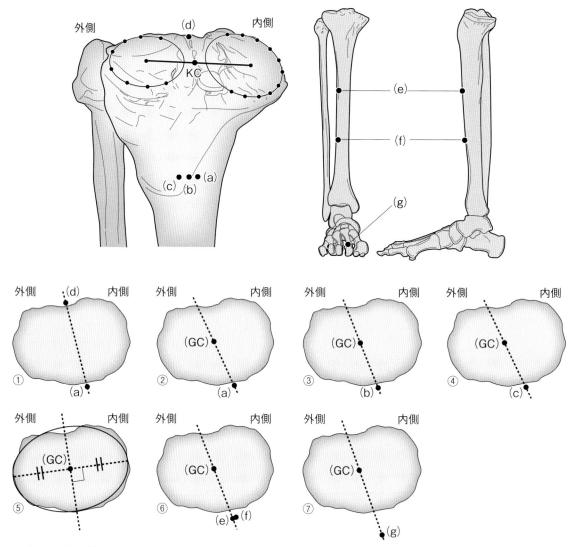

図2. 脛骨骨性ランドマークと7つの異なる脛骨前後軸．(a) 膝蓋腱脛骨粗面付着部内側縁，(b) 膝蓋腱脛骨粗面付着部内側1/6，(c) 膝蓋腱脛骨粗面付着部内側1/3，(d) 後十字靭帯（PCL）付着部中央，(e) 脛骨前縁全長近位1/3，(f) 脛骨前縁全長遠位1/3，(g) 第2中足骨，① Akagiライン，② axis MED，③ axis 1/6 MED，④ axis 1/3 MED，⑤ axis of oval shape，⑥ 脛骨前縁軸，⑦ 第2中足骨軸，GC：geometric center．骨切り面にもっとも適合する楕円の中心点

定すべきである．

II. 大腿骨側との回旋ミスマッチを避けるにはどの脛骨近位前後軸を選択すべきか[6]

大腿骨側との回旋ミスマッチを避けるには，脛骨コンポーネントを大腿骨上顆軸（transepicondylar axis：TEA）の垂直線に平行に設置する必要がある．脛骨近位前後軸は，さまざまな骨性ランドマークを参考にして決定されている[10,13]が，「どの前後軸が高い信頼性をもち，ばらつきが小さいものか」といった理想的な前後軸については，依然として議論がわかれているのが現状である．脛骨近位前後軸を検討した過去の研究の多くは，二次元的にCTスライスを用いて検討したもの[10,14]であり，撮影中の患者の位置やCTスライスの幅に多く影響されるばかりでなく，術前膝関節のもつ内外反変形，屈曲拘縮により，撮影されたままのCTデータでは十分に検討されていない可能性がある．本研究ではvirtual surgeryを用いて，術中に正確な再現かつ大腿骨側との回旋ミスマッチを防ぐことが可能な脛骨近位前後軸を検討した．

❶対象および方法

TKA術前3ヵ月以内に術側全下肢CTを撮影しえた内側型変形性膝関節症111例111（男性16，女性95）膝を対象とした．

a．三次元骨モデルと座標設定

研究Iと同様に骨モデル作製後三次元空間座標を設定し，骨性ランドマークを大腿骨および脛骨モデル上に設定した．大腿骨側は，代表的なTEAとして，解剖学的

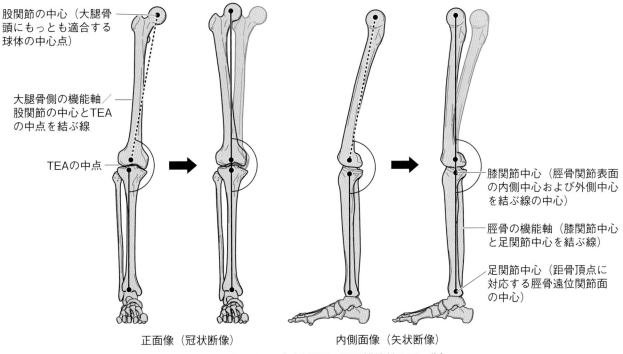

図3. シンクロナイズ（大腿骨，脛骨機能軸の同一化）

上顆軸（AEA：大腿骨の内側上顆および外側上顆のもっとも突出した点を結ぶ線）と外科的上顆軸（SEA：外側上顆のもっとも突出した点と内側上顆のもっともくぼんだ点を結ぶ線）を定義した．脛骨側は，脛骨前後軸を定義するために7つの点：膝蓋腱脛骨粗面付着部の内側縁，内側1/6および内側1/3，後十字靱帯（PCL）中央を関節内のランドマークとして定義し，脛骨前縁の全長近位1/3と遠位1/3，第2中足骨を関節外のランドマークとして定義した（図2）．

b．Virtual surgery（脛骨近位の骨切り）

外側関節面の中心点から8 mm遠位レベルで，脛骨機能軸に垂直かつ後方傾斜は0°で骨切りした．骨切り後に骨切り面の幾何学的中心（GC）を骨切り面外縁にもっとも適合する楕円形の中心として定義し，7つの異なる脛骨近位前後軸を評価した（図2）．おのおのの前後軸と，脛骨近位骨切り面上に投影されたTEAに垂直な線との間の角度を回旋ミスマッチ角として定義し，3つの異なる状況で評価した（+：脛骨前後軸が外旋）．①CTスキャン中の姿位，変形状況をそのまま三次元骨モデルに再構築し，内反変形や屈曲拘縮の補正を行わない状況，②TKA術中の大腿骨遠位および脛骨近位の骨切り後の状況を再現：変形矯正後の修正を行うためにシンクロナイズ（冠状面および矢状面における大腿骨，脛骨機能軸の同一化）した状況（図3），③シンクロナイズ後に内旋補正した状況：健常人から得られた過去の動態解析の研究[15]を参考に，健常膝の屈曲運動の際に生じるわずかな内旋運動を加味させた．

❷結　果

回旋ミスマッチの平均角度を表1に示す．平均絶対偏差（AEA/SEA）は，状況①ではAkagiライン4.4/4.6°，axis MED 5.3/5.5°，axis 1/6 MED 5.0/5.1°，axis 1/3 MED 5.0/4.8°，axis of oval shape 6.1/6.2°，脛骨前縁軸6.9/6.9°，第2中足骨軸9.0/9.1°であった．状況②ではAkagiライン4.3/4.5°，axis MED 5.3/5.4°，axis 1/6 MED 5.0/5.0°，axis 1/3 MED 4.9/4.8°，axis of oval shape 6.1/6.1°，脛骨前縁軸6.9/6.9°，第2中足骨軸9.1/9.1°であった．状況③ではAkagiライン4.7/4.9°，axis MED 5.8/5.9°，axis 1/6 MED 5.6/5.5°，axis 1/3 MED 5.4/5.2°，axis of oval shape 6.3/6.3°，脛骨前縁軸7.1/7.2°，第2中足骨軸8.8/9.0°であった．Akagiラインは標準偏差（表1）および平均絶対偏差の両方でもっとも低い値を示し，axis MED, axis 1/6 MED，およびaxis 1/3 MEDは，Akagiラインと同等の結果を示した．対照的に，脛骨前縁軸および第2中足骨軸は，もっとも低い標準偏差および平均絶対偏差を示した．

❸考　察

Akagiラインはもっとも高い精度ともっとも少ないばらつきを可能とする前後軸であった．また，AEAを参照した場合にaxis 1/6 MEDが，SEAを参照した場合にaxis MEDが許容可能な精度とばらつきであり，実際の

Ⅱ．手術シミュレーション，手術教育

表 1．脛骨前後軸と，脛骨骨切り面に投影された AEA または SEA に垂直な線の回旋ミスマッチ角（°）

	AEA	AEA（S）	AEA（S+C）	SEA	SEA（S）	SEA（S+C）
Akagi ライン	−5.9±5.4*	−5.9±5.4*	−2.7±5.8*	−2.0±5.7*	−1.9±5.6*	1.0±6.0
	（−26.0，6.3）	（−25.8，6.6）	（−22.2，10.4）	（−23.2，9.7）	（−23.5，10.0）	（−19.9，14.3）
axis MED	−7.4±6.9*	−7.5±6.9*	−4.2±7.7*	−3.5±7.1*	−3.5±7.0*	−0.5±7.8
	（−29.9，8.2）	（−29.8，8.5）	（−26.1，15.2）	（−27.2，11.6）	（−27.4，11.9）	（−23.9，17.8）
axis 1/6 MED	−0.3±6.5	−0.3±6.5	2.9±7.2*	3.6±6.6*	3.7±6.5*	6.6±7.2*
	（−21.5，13.2）	（−21.3，14.1）	（−18.9，23.8）	（−18.7，16.6）	（−19.0，16.9）	（−15.4，26.4）
axis 1/3 MED	6.6±6.4*	6.6±6.4*	9.8±7.0*	10.5±6.3*	10.5±6.2*	13.5±6.8*
	（−12.9，19.6）	（−12.7，21.9）	（−12.4，31.6）	（−10.1，23.8）	（−10.4，24.6）	（−8.7，34.1）
axis of oval shape	−8.3±7.6*	−8.3±7.6*	−5.1±7.9*	−4.4±7.6*	−4.3±7.5*	−1.4±7.8
	（−27.0，13.2）	（−26.9，13.5）	（−25.4，14.3）	（−24.3，16.6）	（−24.6，16.9）	（−21.8，16.1）
脛骨前縁軸	16.1±9.2*	16.1±9.2*	19.3±9.5*	20.0±9.4*	20.1±9.3*	23.0±9.6*
	（−24.7，33.6）	（−24.6，33.5）	（−20.9，38.7）	（−22.0，37.9）	（−22.3，37.7）	（−18.7，41.8）
第 2 中足骨軸	−5.2±11.3*	−5.2±11.3*	−2.0±11.3	−1.3±11.3	−1.2±11.4	1.7±11.4
	（−29.9，31.2）	（−30.0，32.8）	（−24.0，40.5）	（−26.3，36.1）	（−26.4，38.5）	（−21.4，46.0）

AEA：解剖学的上顆軸，SEA：外科的上顆軸，平均±標準偏差（最小，最大），正の値：脛骨前後軸が外旋，S：シンクロナイズ，S+C：シンクロナイズ＋内旋補正，*p＜0.05

術中において，脛骨近位骨切り後に PCL 付着部の認識が困難な場合には代用の軸として，脛骨骨切り面上の GC と脛骨前方骨性ランドマークを結ぶ線が有用となりうる．膝蓋腱脛骨粗面付着部レベルのランドマークは，骨切りの処置に伴う影響を受けにくく，GC は骨切り面の内外側最大径の中心点を用いるなどして設定が容易であるため，どの術者も安心して使用できる前後軸と考えられた．実際当科では，術中において GC と脛骨前後軸の決定を，脛骨骨切り面を測定してマーキングして行っている．

ま と め

脛骨コンポーネントの回旋設置異常は患者満足度に影響し，特に内旋設置方向へのエラーは，膝関節痛[16]や拘縮膝[17]の原因といわれている．また最近のシステマティックレビューでは，特に理想より 10° 以上の内旋で疼痛やスコア低下を引き起こすと報告された[18]．しかし，多くの骨性ランドマークが存在すること，CT を用いた評価法にばらつきがあること，正確な脛骨回旋アライメントの獲得が困難であること[11,12]などの問題があるため，条件を一致させた評価が必要となる．Virtual surgery はさまざまな手術シミュレーションを行うことで，個々の症例に合わせた理想の手術を可能とし，特に綿密な術前計画を立てるうえで非常に有用である．手術手技についてはしばしば主観的評価に基づいて是非が語られることがあるが，客観的評価があってこそはじめて「推奨される手術手技」が確立されることを認識すべきであり，今後も virtual surgery を使用して TKA の臨床成績向上の一助となる研究が多く報告されることが期待され

る．

文 献

1) Rodricks DJ, Patil S, Pulido P et al：Press-fit condylar design total knee arthroplasty. Fourteen to seventeen-year follow-up. J Bone Joint Surg **89-A**：89-95, 2007

2) Hada M, Mizu-uchi H, Okazaki K et al：Bi-cruciate stabilized total knee arthroplasty can reduce the risk of knee instability associated with posterior tibial slope. Knee Surg Sports Traumatol Arthrosc **26**：1709-1716, 2018

3) Ma Y, Mizu-uchi H, Okazaki K et al：Effects of tibial baseplate shape on rotational alignment in total knee arthroplasty：three-dimensional surgical simulation using osteoarthritis knees. Arch Orthop Trauma Surg **138**：105-114, 2018

4) Mizu-uchi H, Matsuda S, Miura H et al：The effect of ankle rotation on cutting of the tibia in total knee arthroplasty. J Bone Joint Surg **88-A**：2632-2636, 2006

5) Okamoto S, Mizu-uchi H, Okazaki K et al：Effect of tibial posterior slope on knee kinematics, quadriceps force, and patellofemoral contact force after posterior-stabilized total knee arthroplasty. J Arthroplasty **30**：1439-1443, 2015

6) Ma Y, Mizu-uchi H, Ushio T et al：Bony landmarks with tibial cutting surface are useful to avoid rotational mismatch in total knee arthroplasty. Knee Surg Sports Traumatol Arthrosc. 2018 Jul, Epub ahead of print

7) Nishikawa K, Mizu-uchi H, Okazaki K et al：Accuracy of proximal tibial bone cut using anterior border of tibia as bony landmark in total knee arthroplasty. J Arthroplasty **30**：2121-2124, 2015

8) Ushio T, Mizu-uchi H, Okazaki K et al：The anteroposterior axis of the proximal tibia can change after tibial resection in total knee arthroplasty；computer simulation using Asian osteoarthritis knees. J Arthroplasty

32：1006-1012, 2017

9）Cobb JP, Dixon H, Dandachli W et al：The anatomical tibial axis；reliable rotational orientation in knee replacement. J Bone Joint Surg **90-B**：1032-1038, 2008

10）Akagi M, Oh M, Nonaka T et al：An anteroposterior axis of the tibia for total knee arthroplasty. Clin Orthop **420**：213-219, 2004

11）Kawahara S, Okazaki K, Matsuda S et al：Internal rotation of femoral component affects functional activities after TKA；survey with the 2011 Knee Society Score. J Arthroplasty **29**：2319-2323, 2014

12）Mizu-uchi H, Matsuda S：The evaluation of post-operative alignment in total knee replacement using a CT-based navigation system. J Bone Joint Surg **90-B**：1025-1031, 2008

13）Kawahara S, Okazaki K, Matsuda S et al：Medial sixth of the patellar tendon at the tibial attachment is useful for the anterior reference in rotational alignment of the tibial component. Knee Surg Sports Traumatol

Arthrosc **22**：1070-1075, 2013

14）Kim CW, Seo SS, Kim JH et al：The anteroposterior axis of the tibia in Korean patients undergoing total knee replacement. Bone Joint J **96-B**：1485-1490, 2014

15）Murakami K, Hamai S, Okazaki K et al：*In vivo* kinematics of healthy male knees during squat and golf swing using image-matching techniques. Knee **23**：221-226, 2016

16）Nicoll D, Rowley DI：Internal rotational error of the tibial component is a major cause of pain after total knee replacement. J Bone Joint Surg **92-B**：1238-1244, 2010

17）Bedard M, Vince KG, Redfern J et al：Internal rotation of the tibial component is frequent in stiff total knee arthroplasty. Clin Orthop **469**：2346-2355, 2011

18）Panni AS, Ascione F, Rossini M et al：Tibial internal rotation negatively affects clinical outcomes in total knee arthroplasty；a systematic review. Knee Surg Sports Traumatol Arthrosc **26**：1636-1644, 2018

*　　　*　　　*

Ⅱ．手術シミュレーション，手術教育

フリーソフトウェアによる
画像支援，シミュレーション*

進　訓央　松浦恒明　兼川雄次　板宮朋基**

はじめに

　近年，デバイスの進化により，立体画像，シミュレーションは格段の進歩をとげている．しかし，これらのデバイスは高額であるため，どの施設でも入手可能ではない．これに対し，さまざまなフリーソフトウェア（ソフト）も入手可能となり，誰もが自分のパソコンで手術のシミュレーションや仮想現実（virtual reality：VR），拡張現実（augmented reality：AR）画像を作成することが可能である．

Ⅰ．手術シミュレーション

　以下のフリーソフトを用いて，橈骨骨幹部骨折変形癒合に対する矯正骨切り術，ならびに反転型人工肩関節置換術（reverse shoulder arthroplasty：RSA）に対して術前シミュレーションをした．

❶方　　法

　OsiriX Lite（Pixmeo 社）をインターネット（Osirix DICOM Viewer）[1]より手持ちのパソコンへダウンロード，インストールする．OsiriX は 2004 年に Mac OSX 用に開発されたオープンソースであり，DICOM viewer としての機能のみならず，volume rendering, surface rendering などの三次元画像構築機能を有しており，OsiriX Lite は無償である（2018 年 11 月執筆時 OsiriX Lite ver10.0）．

　CT の機種，撮像条件として，CT は Aquilion（キヤノンメディカルシステムズ社）64 列マルチスライス CT

であり，スライス幅は 1 mm，120 kVp width，250 mAs/スライス，FOV 25 cm，image matrix size 512×512 ピクセルとした．

　目的の CT DICOM voxel データを OsiriX Lite へインポートし，volume rendering にて三次元画像へ変換し，ハサミツールで必要な部位を抽出する．これを surface rendering へ変換し，STL（standard triangulated language）ファイルとして出力する．

　続いて，RSA のシミュレーションに対しては，Autodesk fusion 360（Autodesk 社）[2]という CAD ソフトをインターネットよりダウンロードする（2018 年 11 月執筆時 Autodesk fusion 360 ver2.0.4860）．これを用い，Aequalis Reverse（Tornier 社）の拡大率 1：1 のテンプレートから径 25 mm，29 mm のベースプレート，4.5×50 mm のスクリューモデルを STL ファイルとして作成した．このソフトは，非営利目的として個人使用という条件で無料で使用可能である．

　そして Meshmixer（Autodesk 社）[3]というフリーデザインソフトをインターネットよりダウンロードし，上記の STL ファイルを読み込み，シミュレーションすることが可能である（2018 年 11 月執筆時 Meshmixer ver3.5）．

❷症例提示

　21 歳，男性．バレーボール中に右前腕を受傷し，受傷後 2.5 ヵ月で当科初診され，右橈骨骨幹部変形癒合を認めた．右前腕の回外 30°，回内 70° と回外制限を認め，受傷後 7 ヵ月（図 1）で矯正骨切り術を施行した（図 2）．術前に，Meshmixer に健側の橈骨のデータを反転した

Key words

free software, image assistance, pre-operative simulation, VR, AR

*Image assistance and simulation using free software
**K. Shin（部長），K. Matsuura（主任部長），Y. Kanekawa（部長）：済生会八幡総合病院整形外科（☎ 805-0050　北九州市八幡東区春の町 5-9-27；Dept. of Orthop. Surg., Saiseikai Yahata General Hospital, Kitakyusyu；T. Itamiya（教授）：愛知工科大学工学部情報メディア学科．
［利益相反：なし．］

フリーソフトウェアによる画像支援，シミュレーション

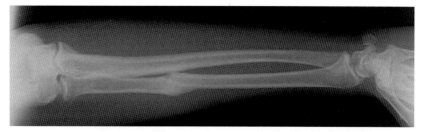

図1. 21歳，男．右橈骨骨幹部骨折変形癒合例．術前X線正面像

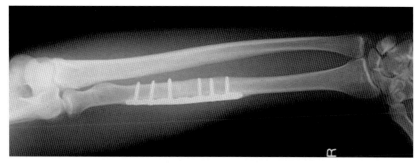

図2. 橈骨矯正骨切り術後．抜釘前X線正面像

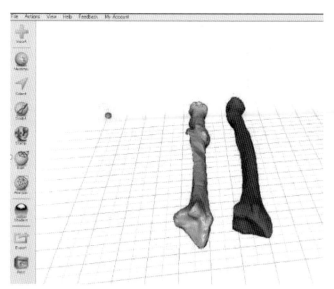

図3. Meshmixerに患側，健側のSTLファイルを読み込んだ画面

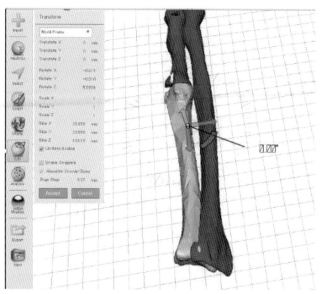

図4. 健側と比較しながら骨切り後の変形矯正中の画面

ものを患側のデータとともに読み込み，患側を骨切りして比較しながら重ね合わせ，術前にどの程度の変形矯正を要するかをシミュレーションした（図3，4）．最終観察時，前腕回外90°，回内45°と回内制限はあるが，著明に回外制限が改善し，バレーボールに復帰した．

図5は，右肩のRSAの術前シミュレーションとして，Meshmixerに関節窩，ベースプレート，スクリューのSTLファイルを読み込んだ画面である．ベースプレートの設置位置，サイズ，設置角度，スクリューの刺入方向

をシミュレーションすることが可能である．

Ⅱ．VR画像作成

2016年はVR元年といわれ，以後，没入型ヘッドマウントディスプレイ（HMD）などが普及しつつある．われわれは，板宮の報告[4]に準じてRSA用ベースプレート，スクリューや上腕骨近位端骨折などのデータをHMDによりVR画像としてiPhoneへ出力した．

141

Ⅱ. 手術シミュレーション，手術教育

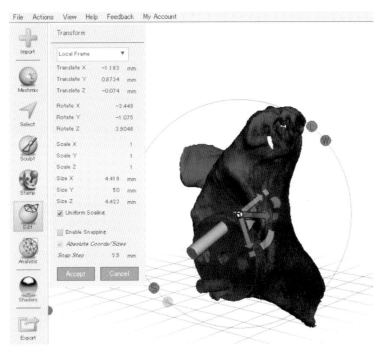

図5. RSAに対して，Meshmixerに関節窩，ベースプレート，スクリューのSTLファイルを読み込みシミュレーション中の画面

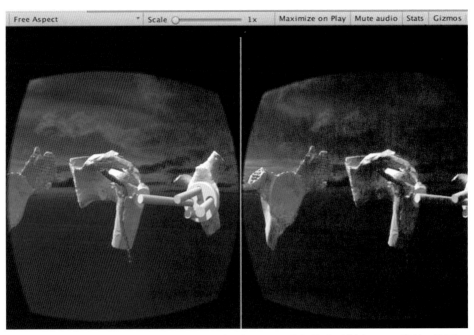

図6. Unityで作成した左上腕骨近位端粉砕骨折による腋窩動脈圧迫例．RSA術前の肩甲骨関節窩．RSAシミュレーション中データのサイドバイサイドのVR画面

❶方　　法

手術シミュレーションと同様に，目的のCTのDICOMデータをOsiriX LiteでSTLファイルとして出力する．これをMeshmixerでOBJファイルへ変換し，さらにこれをフリーのゲームエンジンソフトであるUnity（Unity Technologies社）[5]をインターネットよりダウンロードして読み込む（2018年11月執筆時Unity ver2018.2.16）．次にUnityにインターネットよりGoogle VR for Unity packageをインポートして，カメラ，対象を配置，設定することでサイドバイサイドのVR画像となる（図6）．これをMac用のフリーソフトであるXcode（Apple社）[6]を用いてiPhoneへ転送し，簡易のHMDに

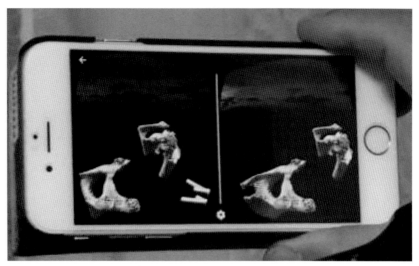

図7. Unityから図6のデータをiPhoneへ出力したサイドバイサイドのVR画像

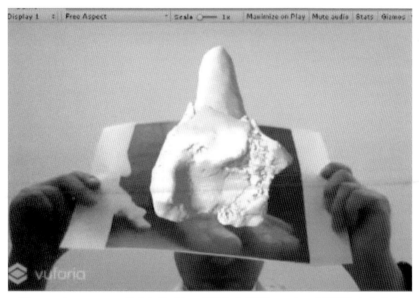

図8. Vuforia, Unityにより作成し，設定した画像マーカーを印刷したものを
パソコンのカメラへ読み込ませた左足関節関節内骨折のAR画像

装着することで立体視が可能となる（図7）［2018年11月執筆時，Xcode ver10.1］．

これにより関節窩や骨折部の形態ならびに腋窩動脈と骨片との関係，ベースプレート，スクリューの関節窩への設置方向などが立体的に把握しやすくなった．

III. AR画像作成

足関節関節内骨折などのデータから以下の方法でAR画像を作成した．

❶ 方　法

VR画像作成手順同様にSTLファイルから変換したOBJファイルをUnityに読み込み，AR用フリーソフトVuforia（PTC社）のサイト[7]に無料登録し，ライセンスキーを取得，任意の画像などをマーカーとして設定して，Unity用のデータベースをダウンロードし，Unityへインポートする．画像マーカーをパソコンのカメラに認識させることで，画面上に3D画像として骨折画像などをさまざまな角度から観察することが可能となる．図8は，設定した画像マーカーを印刷したものをパソコンのカメラへ読み込ませることでパソコンの画面上に得られた，左足関節関節内骨折のAR画像である．

IV. 考 察

❶手術シミュレーションに関して

前腕の変形矯正に関しては，村瀬の専用ソフトによるカスタムメイドガイドを用いた正確な矯正の報告がある[8]．今回，われわれは骨切りの術前シミュレーションとして Meshmixer を用いて，正確とはいえないが，術前および術中の骨形態の把握，変形矯正に役立った．

また，関節窩へのベースプレート設置に際して，scapular notching や上方スクリューによる肩甲上神経損傷，設置不良による弛みなどの合併症を予防するために，ベースプレートに関しては下方設置および下方傾斜が関節窩側の要因として特に注意されている．これに対して Blueprint（Tornier 社）などによる術前計画が可能であるが，有償である．筆者らは，2016 年に本法を応用して術前のベースプレートの直径の予測と実際に使用したサイズ，術前の上下ロッキングスクリュー長の予測と実際に使用した長さを比較し，ベースプレートのサイズは全例術前予測したものと一致し，実際使用した上下ロッキングスクリュー長は，術前の予測値と比較してその差は 1.9±1.2 mm であったと報告した[9]．本法は，術前にどの程度下方傾斜をつけることでどの程度まで関節窩下縁が削れて，それによりベースプレートが乗るかどうか，安全なスクリューの刺入方向，長さなどが自分のパソコン上であらゆる角度から自由に観察できる長所がある．

❷VR，AR 画像作成に関して

HMD による VR および AR 画像に関して 2015 年板宮らが装着型デバイスの応用として報告しており，これに準じて立体画像を作成した．このような画像は，高額な有償の 3D ソフトでなく無償ソフトで作成可能であり，時間，場所を選ばないこと，二次元の 3D-CT 平面画像よりも立体視が可能であることで，手術計画，教育的指導，患者説明などに有用と思われる．

本報告のリミテーションとして，DICOM データからの STL ファイルの作成が，骨粗鬆症の場合に困難である可能性があること，専用のソフトではないために正確なシミュレーションではなく，あくまでも立体的な画像把握の支援であること，Osirix，Xcode は Windows に対応していないことなどがあげられる．

誌面の都合上，各フリーソフトの細かな使用方法や設定に関しては下記参考図書，インターネットサイトならびに他のサイト，板宮の詳細な報告[4]を参考にしていただければ幸甚である．

ま と め

1）OsiriX Lite，Meshmixer，Autodesk Fusion360 などのフリーソフトにより，骨切り術や RSA の手術シミュレーションなどを自分のパソコン上で行うことが可能である．

2）Unity などのフリーソフトにより骨折などの画像を没入型 HMD で VR 画像として観察することが可能である．

3）Vuforia などのフリーソフトにより骨折などを AR 画像としてさまざまな方向から観察することが可能である．

4）フリーソフトにより，誰もが自分のパソコンで時間と場所を選ばずに画像への立体的な把握を深め，手術シミュレーションや患者説明，指導などに応用ができると思われる．

文 献

1) Osirix Dicom Viewer <https://www.osirix-viewer.com/> [Accessed 11 Nov 2018])
2) Fusion 360 <https://www.autodesk.co.jp/> [Accessed 11 Nov 2018]
3) Meshmixer <http://www.meshmixer.com/> [Accessed 11 Nov 2018]
4) 板宮朋基：装着型デバイスの応用—近未来の手術支援．PEPARS **108**：90-96，2015
5) Unity <https://unity3d.com/jp> [Accessed 11 Nov 2018]
6) Xcode <https://developer.apple.com/jp/xcode/> [Accessed 11 Nov 2018]
7) Vuforia <https://www.vuforia.com/> [Accessed 11 Nov 2018]
8) 村瀬 剛：肘・手関節—前腕変形に対する手術支援システムを用いた変形矯正手術．整形外科 **68**：730-734，2017
9) 進 訓央，松浦恒明，谷口秀将：反転型人工肩関節の関節窩における合併症予防のための 3D プリンターの応用．肩関節 **40**：705-710，2016

［参考図書］

1) 杉本真樹：OsiriX 画像処理パーフェクトガイド，エクスナレッジ，東京，2015
2) 岩永翔伍：3D プリンタ用 CAD ソフト Autodesk Meshmixer 入門編［日本語版］．CQ 出版，東京，2016
3) 三谷大暁，別所智広，坂元浩二ほか：Fusion360 操作ガイド ベーシック編—次世代クラウドベース 3DCAD，第 3 版，カットシステム，東京，2017

* * *

Ⅱ．手術シミュレーション，手術教育

バーチャルリアリティシミュレータによる 膝関節鏡手術手技トレーニング*

忽那辰彦　日野和典　清松　悠　渡森一光　三浦裕正**

［別冊整形外科 75：145〜148, 2019］

はじめに

整形外科領域における医療技術の進歩はめざましく，常にわれわれは知識を深め技術を磨き続ける必要がある．これまでの手術教育は，解剖や手術器具などの知識を学び，手術見学や助手を通して基本的手技を習得したのち，術者として手術経験を積み重ね徐々に進歩していく，経験に基づく手法で進められてきた．ある程度の経験を有する術者が手技の精度を深めるには現在でも重要なプロセスであるが，手術経験の少ない術者が未熟な手技で試行錯誤的に手術にのぞめば，術中，術後合併症など医療事故の発生も危惧される[1]．特に内視鏡手術は，二次元モニタからの情報で三次元的な立体構築を予測して手術を進める必要があり，手術見学や助手を繰り返すだけでは技術の向上がむずかしい領域で，手術未経験者による基本手技の習得には手術室外での手術トレーニングが推奨されている[2]．近年，カダバー，骨モデル，プラスチックモデル，動物モデルやバーチャルリアリティ手術シミュレータによる手術室外での手術トレーニングが注目され，手術経験の少ない外科医に対する手術トレーニングとして多くの領域でその有用性が認識されている[3]．

われわれは，バーチャルリアリティ膝関節鏡手術シミュレータ（以下，VR シミュレータ）を使用し，医学生，研修医に対して手術トレーニングを実施している．本稿では，VR シミュレータによる手術トレーニングの紹介と，トレーニング後実施したアンケート調査結果を報告する．

Ⅰ．バーチャルリアリティ膝関節鏡手術 シミュレータ（VR シミュレータ）

バーチャルリアリティとは，コンピュータによって作り出された人工環境を現実のように知覚させる技術であり，VR シミュレータは，模擬足，力覚フィードバック装置，模擬関節鏡器具，モニタ，パソコンから構成される手術トレーニングを目的として開発されたシミュレータである[4]．愛媛大学医学部附属病院総合臨床研修センターには ArthroSim virtual reality knee simulator（以下，ArthroSim, TolTech 社）が設置されており，膝関節鏡手術トレーニングに使用できる環境にある（図1）．その特徴は，① 米国国立医学ライブラリ主導による Visible Human Project で培った，コロラド大学ライフサイエンスセンターの技術による高品位画像，② 有限要素モデリングによる，関節の屈伸や内外反ストレスにリアルタイムで応答し変化するグラフィックス，③ 高い分解能をもつ力覚フィードバック装置によるリアルな感触を表現し，同装置を 2 台搭載することで（図1b）カメラとプローブの同時操作によるトレーニングが可能な点があげられる．またソフト面では，米国整形外科学会，北米関節鏡学会，米国整形外科委員会監修のもと，膝関節鏡手技の解説とトレーニング中のガイド機能が使用できる点（図1c）や，使い方がシンプルで，簡単な講習により VR シミュレータ未経験者でも操作できる点がある[5]．

Ⅱ．VR シミュレータによる膝関節鏡手術 手技トレーニング

われわれは，医学生，研修医に対して整形外科研修時

Key words

surgical training, simulator, virtual reality, arthroscopy

*Surgical training using a virtual reality simulator of knee arthroscopy
**T. Kutsuna, K. Hino（講師），H. Kiyomatsu, K. Watamori, H. Miura（教授）：愛媛大学整形外科（Dept. of Bone and Joint Surgery, Graduate School of Medicine, Ehime University, Toon）
［利益相反：なし．］

II．手術シミュレーション，手術教育

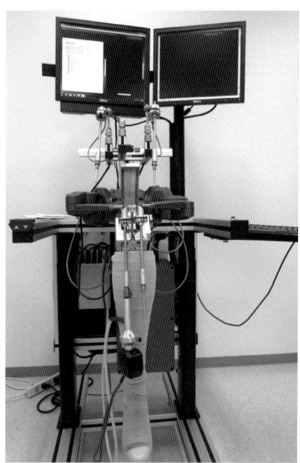
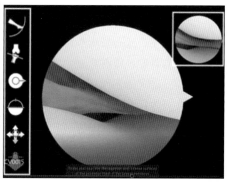

a．全体像
b．力覚フィードバック装置
c．左：カメラ，肢位のナビゲーション，
　右上：リファレンス画像

図1．ArthroSim virtual reality knee simulator

にVRシミュレータによる関節鏡手術トレーニングを実施している．トレーニングの概要は，膝関節の解剖や関節鏡の構造など5分間程度の座学ののち，ArthroSimを使用し膝関節鏡手術における関節内観察手技のトレーニングを行った．まず，膝蓋上囊，内外側谷，膝蓋大腿関節を観察し，次に内側関節面と内側半月板，前後十字靱帯の観察とプロービング，最後に胡坐位をとり外側関節面と外側半月板の観察とプロービングまでを一連の手技として（図2），医学生は1人2回ずつ，研修医は指導医の助言がなくともスムーズに手技を完遂できるまで繰り返しトレーニングした．

III．VRシミュレータによるトレーニング実施後のアンケート調査

❶対象および方法

対象は，本研究参加の同意を得てArthroSimによる膝関節鏡手術トレーニングを実施した43例（医学生39例，研修医4例），女性12例（27.9％），男性31例（72.1％）で，手術トレーニング後にアンケート調査を実施した．平均年齢は24.0±2.8歳，全員膝関節鏡手術執刀未経験者であった．本研究は愛媛大学医学部附属病院臨床研修倫理審査委員会の承認を得て実施した．

アンケート調査は，シミュレータによる手術トレーニングの効果，有用性，必要性に関する質問用紙を作成し，トレーニング効果や有用性に関してはLikert尺度（7段階）を使用して「とてもそう思う」を7点，「まったくそう思わない」を1点としスコアリングした．トレーニングの必要性に関しては，「同意する」「どちらともいえない」「同意しない」の選択肢を作成し，直接記入形式で実施した[6]．

❷結　果

関節鏡手術トレーニングの有用性に関するLikert尺度スコアは，空間判断能力の向上が平均6.6±0.6，視覚と手の協調性の向上が平均6.7±0.6，カメラ操作性の向上が平均6.7±0.5，関節鏡器具の操作性の向上が平均6.7±0.5，膝関節鏡手術トレーニングに有用が平均6.8±0.5で，それぞれ平均スコア6.6以上と高い評価だった．他部位の関節鏡手術トレーニングに有用が平均6.0±0.8とやや低かった．

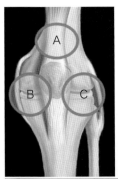
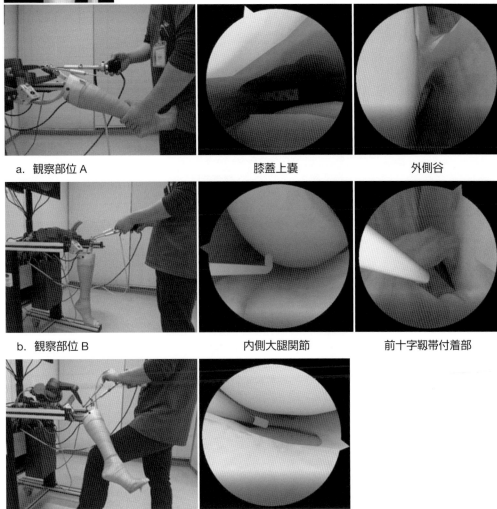

図2. バーチャルリアリティ膝関節鏡シミュレータトレーニング．観察する部位（左上図A〜C）の下肢の肢位と関節鏡所見を示す．実際の手術と同じように模擬足を動かしながらトレーニングを進めることができる．

「関節鏡手術経験のない初心者に対し実際の手術にのぞむ前にはシミュレータによるトレーニングを行うべき」には98％が同意し，「義務化すべき」には56％が同意すると回答した．「関節鏡手術シミュレータによる手術トレーニングを同僚にすすめる」には93％が同意すると回答した（図3）．

❸考　察

手術トレーニングの目的は，実際の手術へのフィードバックである．VRシミュレータでの膝関節鏡手術トレーニングにより，手術経験の少ない外科医の手術時エラーが減少した，手術時間が短縮したなど，手術経験の少ない術者の学習曲線向上に有用とする報告があり[7]，北米では研修医に対する座学による基礎知識の習得と，手術室外での手術手技研修による技術習得が義務化されている．一方わが国では，一部の大学，学会や企業主導での手術トレーニングの機会が散見されるにとどまっており，手術初心者に対する体系的な手術教育は欧米に遅

Ⅱ．手術シミュレーション，手術教育

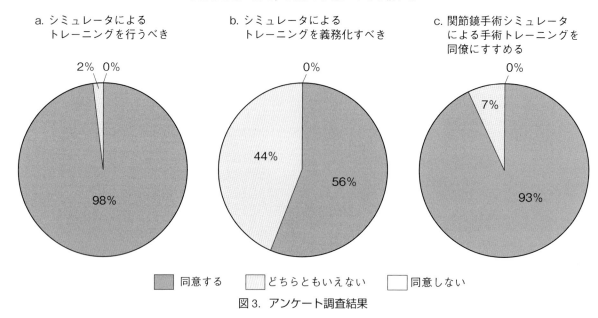

図 3．アンケート調査結果

れをとっている[8]．

　今回実施したアンケート調査では，VRシミュレータによる手術トレーニングが手術に必要な基本スキルの習得に有用であるとする評価を獲得した．さらに「実際の膝関節鏡手術に臨む前にはシミュレータによる手術トレーニングの実施が望ましい」や「シミュレータによる手術トレーニングを同僚にすすめる」には90％以上が同意すると回答しており，医学生，研修医の手術トレーニングへの関心の高さがうかがえた．

　VRシミュレータによる膝関節鏡手術トレーニングには，ストレスの少ない環境下で患者に害を与えることなく手術に必要な基本操作を繰り返し学べる利点があり，学ぶ側だけでなく，指導者の負担軽減や手術初心者の技術習得を早める効果が期待される．一方，VRシミュレータは高額で，導入時の初期費用やメンテナンス，故障時の対応などコスト面が懸念される．Bridgesらは，手術室内での手術トレーニングに伴う手術時間の延長により研修医1人あたり47,970ドル/年の費用がかかると報告しており[9]，VRシミュレータの評価は単にコスト面だけでなく，手術トレーニングによる手術時間の短縮や手術リスクの低減など総合的に判断する必要がある．

まとめ

　バーチャルリアリティ技術の進歩に伴い，VRシミュレータによる手術トレーニングは，実際の手術に近い環境下での手術トレーニングを可能とした．われわれが行った，VRシミュレータによる膝関節鏡手術トレーニング後のアンケート調査では高い評価を獲得したが，義務化に関しての同意は56％にとどまっており，今後手術初心者を対象とした手術トレーニングの普及へ向けて，手術スキル向上に必要なトレーニング要素を抽出し低コスト化をはかるとともに，汎用性の向上，トレーニングプログラムを含めた魅力的な手術教育システムの構築が重要と考える．

文　献

1) 今井　浩，三浦裕正：献体を用いた手術手技研修の取り組み．整・災外 61：1279-1283, 2018
2) Franzeck FM, Rosenthal R, Muller MK et al：Prospective randomized controlled trial of simulator-based versus traditional in-surgery laparoscopic camera navigation training. Surg Endosc 26：235-241, 2011
3) Akhtar KSN, Chen A, Standfield NJ et al：The role of simulation in developing surgical skills. Curr Rev Musculoskelet Med 7：155-160, 2014
4) 大城幸雄：VR・AR・シミュレーション．日コンピュータ外会誌 20：131-134, 2018
5) Cannon WD, Eckhoff DG, Garrett WE et al：Report of a group developing a virtual reality simulator for arthroscopic surgery of the knee joint. Clin Orthop Relat Res 442：21-29, 2006
6) Bouaicha S, Jentzsch T, Scheurer F et al：Validation of an arthroscopic training device. Arthroscopy 33：651-658, 2017
7) Rashed S, Ahrens PM, Maruthainar N et al：The Role of Arthroscopic Simulation in Teaching Surgical Skills：A Systematic Review of the Literature. JBJS Rev 6：1-11, 2018
8) 植村宗則：手術トレーニングにおけるわが国と欧米の変遷．日コンピュータ外会誌 20：135-138, 2018
9) Bridges M, Diamond DL：The financial impact of teaching surgical residents in the operating room. Am J Surg 177：28-32, 1999

Ⅲ. 手術支援

Ⅲ. 手術支援 ◆ 1. ナビゲーション

人工股関節全置換術における
CT-based navigation system の有用性
—— 肥満患者に対しても同様の精度で設置可能である*

今井教雄　田窪良太　島田勇人　鈴木勇人　宮坂　大
遠藤直人**

[別冊整形外科 75：150～152, 2019]

はじめに

　肥満患者に対する人工股関節全置換術（THA）は，手術時間の遅延やカップ設置位置不良による脱臼，ポリエチレンライナーの摩耗などの合併症が生じやすいと報告されている[1~5]．Barrack らは，多変量解析によりカップ設置位置不良の要因が body mass index（BMI）30 kg/m²以上であり，5 kg/m²ごとにオッズ比が0.2ずつ増加すると報告した[6]．われわれが渉猟したかぎりでは，肥満患者に対する CT-based navigation（CT ナビ）併用 THA でのカップ設置不良が生じる BMI に関する危険因子は報告されていない．

　本研究の目的は，CT ナビ併用 THA のカップ設置精度を計測し，肥満者に対しても非肥満者と同等の設置精度であるか否かを調査することである．

Ⅰ. 対象および方法

　2012 年 1 月～2017 年 12 月に CT ナビ（Stryker 社）を併用して THA を施行した，連続した 256 例（男性 60例，女性 196 例，平均 64.8±11.0 歳）である．全例仰臥位前外側アプローチで施行し，カップ，ステムともにセメントレスインプラント（Trident Acetabular Shell，AccoladeⅡ，Stryker 社）を設置した．

　カップの術前計画は，機能的前骨盤平面に対して外方開角（radiographic inclination：RI）40°，前方開角（radiographic anteversion）15°を中心に，ステムとの

combined anteversion を考慮してカップ前方開角を調節し，計画した．カップは CT ナビに従って設置し，プレスフィットを確認後にスクリューを 1～3 本刺入した．

　カップの設置位置の計測は，術後 CT から ZedHip（Lexi 社，東京）術後評価機能を用いて計測した[7]．術前計画と計測したカップの RI および RA の差（それぞれRI 差，RA 差）を算出し，BMI と RI 差，RA 差との相関および BMI で分けた階級別（BMI<25 vs 25≦BMI<30 vs BMI≧30，BMI<25 vs BMI≧25）のカップ設置精度を比較した．

Ⅱ. 結　果

　対象者の概要を表 1 に示す．BMI 別に分けた群間で年齢，性別，手術側に統計学的有意差はなかった．

　平均カップ RI は 41.2±2.7°，RA は 14.5±3.1°であった．RI 差は −0.3±3.2°（絶対値 2.1±2.3°），RA 差は −0.5±3.3°（絶対値 2.3±2.3°）であった．BMI と RI 差，RA 差に相関関係を認めなかった（図 1, 2）[それぞれ r=0.028，0.045，p 値 0.501，0.354]．RI 差に関して，BMI<25，25≦BMI<30，BMI≧30 の 3 群で統計学的有意差はなかった．BMI<25，BMI≧25 の 2 群間でも統計学的有意差はなかった（表 2）．同様に RA 差に関しても，BMI<25，25≦BMI<30，BMI≧30 の 3 群および BMI<25，BMI≧25 の 2 群間でも統計学的有意差はなかった（表3）．

　カップ設置位置計測の信頼性に関しては，検者内誤差

▌Key words

THA, navigation system, accuracy, obesity

---

*The usefulness of CT-based navigation system for total hip arthroplasty in case of the obesity patients
**N. Imai（特任准教授）：新潟大学大学院地域医療長寿学（Division of Comprehensive Geriatrics in Community, Niigata University Graduate School of Medical and Dental Sciences, Niigata）；R. Takubo（医長），H. Shimada：立川綜合病院整形外科；H. Suzuki, D. Miyasaka, N. Endo（教授）：新潟大学大学院整形外科.
［利益相反：なし.］

表1. 対象者の概要

	BMI<25 (n=155)	25≦BMI<30 (n=68)	BMI≧30 (n=33)	p値
年齢（歳）	65.2±11.1	65.9±10.3	60.2±10.7	0.069*
性別（男/女）	32/123	18/50	10/23	0.614**
手術側（右/左）	89/66	41/27	23/10	0.871**
BMI	21.5±2.3	26.7±1.3	32.8±3.3	<0.001*

*one way-ANOVA, **χ^2検定

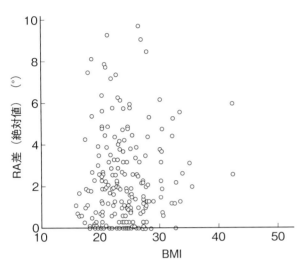

図1. BMIとRA差（絶対値）の相関. BMIとRA差に相関関係はなかった.

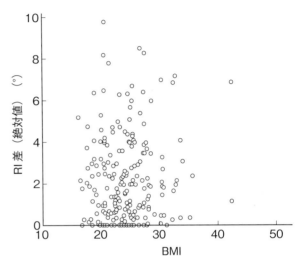

図2. BMIとRI差（絶対値）の相関. BMIとRI差に相関関係はなかった.

表2. BMI階級別RI差

BMI<25 (n=155)	25≦BMI<30 (n=68)	BMI≧30 (n=33)	p値
2.3±2.2	2.5±2.2	2.4±2.1	0.725*
2.3±2.2	2.3±2.2		0.542**
2.5±2.2		2.4±2.1	0.859**

表記は平均±標準偏差（°）, *one way-ANOVA, **t検定

表3. BMI階級別RA差

BMI<25 (n=155)	25≦BMI<30 (n=68)	BMI≧30 (n=33)	p値
2.3±2.3	2.0±2.3	2.5±1.7	0.934*
2.3±2.3	2.1±2.1		0.697**
2.2±2.3		2.5±1.7	0.456**

表記は平均±標準偏差（°）, *one way-ANOVA, **t検定

はRA 0.67±0.68°, RI 0.58±0.72°（級内相関係数0.954, 0.962）, 検者間誤差はRA 1.12±1.14°, RI 0.68±0.82°（級内相関係数0.911, 0.946）であった.

III. 考 察

本研究結果より, THAにおいてCTナビを用いることで肥満の有無やBMIの大小にかかわらず, 計画に近い前方開角, 外方開角でカップ設置を行えることが示唆された.

海外の報告では, BMI 30以上でカップ設置位置不良が生じやすい[6]とされている. またイメージレスナビゲーションの支援下においてもBMI 25以上で前方開角の誤差が有意に大きくなること[8], BMI>27で術中に表示された前方開角と術後CTから計測した前方開角とに乖離が生じると報告されており, これらは厚い皮下脂肪のため, 骨表面の参照点に誤差が生じ, それによりカップ設置誤差が生じるためと考えられている.

一方, CTナビは直接骨表面からレジストレーションを行うため, 解剖学的な参照点を正確にとることが可能であり, それがカップ設置精度正確性に起因すると考えられた. そのため, 肥満者に対するTHAを行う際はCTナビの併用も考慮すべきであると考えられた.

本研究の限界として, カップをスクリュー固定させた後の角度を計測していないことがあげられる. 上羽らは

スクリュー固定後のカップの移動が外方開角で0.67±0.87°，前方開角で0.82±0.81°であったと報告した[9]．そのため，本研究における結果に与える影響もさほど大きくないものと考えられる．

ま と め

本研究結果より，THAにおいてCTナビを用いることで肥満の有無やBMIの大小にかかわらず，計画に近い前方開角，外方開角でカップ設置を行えることが示唆された．そのため，肥満患者に対するTHAを行う際はCTナビの併用も考慮すべきであると考えられた．

文 献

1）Raphael IJ, Parmar M, Mehrganpour N et al：Obesity and operative time in primary total joint arthroplasty. J Knee Surg **26**：95-99, 2013
2）Haverkamp D, Klinkenbijl MN, Somford MP et al：Obesity in total hip arthroplasty；Does it really matter? A meta-analysis. Acta Orthop **82**：417-422, 2011
3）Kelley SS, Lachiewicz PF, Hickman JM et al：Relationship of femoral head and acetabular size to the prevalence of dislocation. Clin Orthop Relat Res **355**：163-170, 1998
4）Kennedy JG, RogersWB, Soffe KE et al：Effect of acetabular component orientation on recurrent dislocation, pelvic osteolysis, polyethylene wear, and component migration. J Arthroplast **13**：530-534, 1998
5）Conroy JL, Whitehouse SL, Graves SE et al：Risk factors for revision for early dislocation in total hip arthroplasty. J Arthroplast **23**：867-872, 2008
6）Barrack RL, Krempec JA, Clohisy JC et al：Accuracy of acetabular component position in hip arthroplasty. J Bone Joint Surg Am **95**：1760-1768, 2013
7）渡邊　信，伊藤知之，高橋康人ほか：3次元術前計画ソフトを用いた人工股関節置換術術後評価機能の再現性. 日人工関節会誌 **43**：465-466，2013
8）Tsukada S, Wakui M：Decreased accuracy of acetabular cup placement for imageless navigation in obese patients. J Orthop Sci **15**：758-763, 2010
9）上羽智之，宗本　充，田中康仁ほか：THAにおけるスクリュー固定前後セメントレス臼蓋カップ設置角度変化の検討. Hip Joint **39**：942-946，2016

＊　　　＊　　　＊

簡易ナビゲーションシステム，下肢牽引手術台を併用した仰臥位前外側進入関節包靱帯温存人工股関節全置換術の手術手技*

金治有彦　大矢昭仁　小川　亮　二木康夫　中村雅也
松本守雄**

はじめに

1998年のCrockettらによる提唱以来，患者の肉体的，社会的負担を軽減しようとする試みとして筋温存型人工股関節全置換術（minimally invasive total hip arthroplasty：MIS-THA）が臼蓋形成不全股の多い本邦においても広く施行されている[1~6]．前方系進入によるMIS-THAの際には一般的に関節包切除が行われるが，関節包には股関節安定性に寄与する腸骨大腿靱帯（垂直束，水平束），恥骨大腿靱帯，坐骨大腿靱帯が存在することに注意すべきである．若年者で活動性が高く脱臼リスクが高い症例で，脚長差がないために脚延長が困難なTHAの場合には，関節包を切除すると関節不安定性悪化により脱臼が生じる可能性がある．その一方で，関節包靱帯温存手技を用いたTHAでは従来法に比して関節安定性の高い手術が可能であるものの，術中視野の確保が困難であるためカップ設置不良などの合併症発生リスクや過度の手術時間延長などの懸念も生じうる．そこで当科で

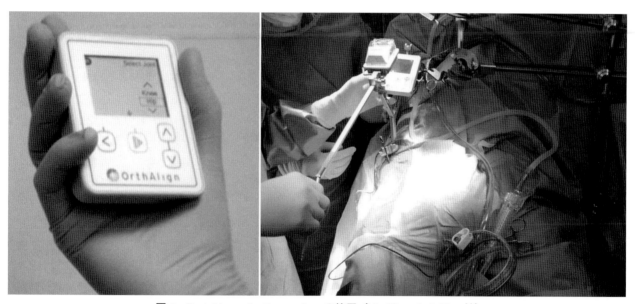

図1．Portable navigation system の使用（HipAlign, OrthAlign 社）

Key words

THA, capsular ligament

*Surgical technique of capsular ligament preserration ; total hip arthroplasty with portable navigation system and leg positioner system
**A. Kanaji（講師），A. Oya, R. Ogawa, Y. Niki（准教授），M. Nakamura（教授），M. Matsumoto（教授）：慶應義塾大学整形外科（Dept. of Orthop. Surg., Keio University, School of Medicine, Tokyo）.
[利益相反：なし．]

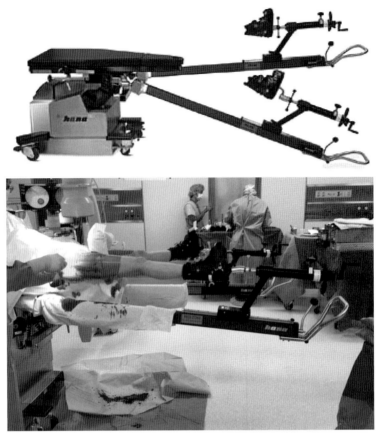

図 2. 下肢牽引手術台の使用（Hana table，ミズホ社）

は，簡易ナビゲーションシステム [portable navigation (PN)，HipAlign（OrthAlign 社）]（図 1），下肢牽引手術台（Hana table；ミズホ社）[図 2] を併用しつつ関節包靱帯（腸骨大腿靱帯垂直束，恥骨大腿靱帯，坐骨大腿靱帯）温存 THA を施行しているため，その実際の手術手技と短期成績について述べる．

I. 関節包靱帯温存 THA の適応症例

関節包靱帯温存手技を用いた THA の手術適応は，通常の筋腱温存 THA とほぼ同じであると考えている．その中でも若年例で活動性が高い，脚長差が少ない，術前関節可動域が良好，かつ術直前牽引で関節裂隙が健側よりも開大する関節弛緩性が強い症例がもっともよい本手術の適応と考えられる．

II. 関節包靱帯温存 THA の手技と後療法

本手術の体位は仰臥位であり，原則として患側股関節の伸展が可能な牽引手術台を使用している．皮膚切開は従来法と同様に中枢上前腸骨棘 3 横指外側 1 横指末梢まで，末梢は vastus lateral ridge までの皮切（8～10 cm）とする．皮膚切開後皮下脂肪組織を同皮節レベルで展開し，腸脛索を切開して大腿筋膜張筋と中殿筋の筋間を展開する[2]．関節包は転子間線内側部の関節包付着部を温存し腸骨大腿靱帯水平束部を逆 U 字状に切開，翻転して関節内を展開している（図 3, 4）．THA のさらなる患者満足度向上のために，筆者らは関節包靱帯を温存した関節安定性の高い低侵襲手術を行うだけでなく，最適な角度でインプラントを設置すべきであると考えており，原則として臼蓋形成不全股であっても原臼位設置を基本とし術中透視と PN を使用している．ステムには良好な成績が報告されている curved short ステムや short taper-wedge ステムを使用し[7]，インプラント設置後は逆 U 字状に切開，翻転した腸骨大腿靱帯水平束部を縫合，修復している．術後理学療法については，術翌日から全荷重歩行訓練を許可し，術直後から可動域制限や ADL 制限はなしとしている．また原則として術後 2～3 ヵ月以降にはスポーツ活動開始を許可している．

III. 仰臥位前外側進入関節包靱帯温存 THA における簡易ナビゲーションシステムの有用性[8]

当科で仰臥位関節包靱帯温存 THA でのカップ設置における HipAlign Supine Position（HA）の有用性を検討した．対象は 2017 年 5 月～12 月に HA を併用して primary THA を仰臥位で施行した 50 股であった．臨床

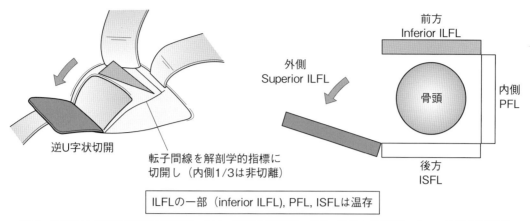

図3. 関節包と関節包靱帯の処理法. ILFL：腸骨大腿靱帯, PFL：恥骨大腿靱帯, ISFL：坐骨大腿靱帯

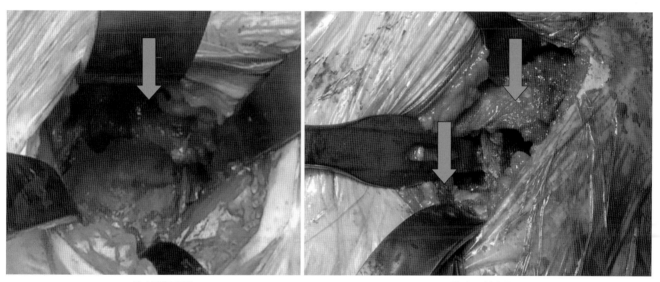

a. 前方関節温存　　　　　　　　　　　　b. 後方関節包処理

図4. 関節包靱帯温存の実際. 術側は左. 視野の左側が頭側

評価として日本整形外科学会股関節機能判定基準（JOAスコア）と術後脱臼の有無，画像評価として3D THA計画ソフト（Zed Hip, レキシー社）で計測したカップ設置における術前計画と術後設置角の平均誤差，Zed Hipで計測した目標域内設置率（外転角40±5°，前捻角15±5°）を調査した．最終調査時のJOAスコアは平均90.1で術後脱臼例はなかった．カップ外転角は平均40.8°，前捻角は平均17.7°，目標域内設置率は74％で，いずれも良好に設置されていた．カップ設置における術前計画と術後設置角の平均誤差（外転角/前捻角）は3.26°/3.12°で比較的良好であったことから，仰臥位前外側進入THAにおけるHAの有用性が示唆された．

IV. 考　察

わが国における高齢化の急速な進展とTHAの臨床成績の向上に伴い，THA手術件数は増加の一途をたどっている．若年者に対するTHA施行例も増加傾向にあり，2016年の10歳から49歳以下の施行例は5,000例に達し，2014年の約1.5倍に上昇している．若年者に対するTHAで良好な長期成績を得るためには，スポーツ活動など高い患者ニーズに応えうる関節安定性の高い手術を低侵襲で行うと同時に，ナビゲーションシステムの使用により最適な角度でインプラントを設置することが重要であると考えられる．

自験例におけるPNと下肢牽引手術台を併用した関節包靱帯（腸骨大腿靱帯垂直束，恥骨大腿靱帯，坐骨大腿靱帯）温存THAの短期成績は良好であり，良好なカップ設置が可能であるためPNと下肢牽引手術台のようなサポートツールは本手術に有用であると考えられた．

まとめ

1）仰臥位前外側進入による関節包靱帯温存（腸骨大

Ⅲ．手術支援 ◆ 1．ナビゲーション

腿靱帯垂直線維，恥骨大腿靱帯，坐骨大腿靱帯の三靱帯温存）THA の短期成績は良好である．

　2）仰臥位前外側進入による関節包靱帯温存（腸骨大腿靱帯垂直線維，恥骨大腿靱帯，坐骨大腿靱帯の三靱帯温存）THA では簡易ナビゲーションシステムや下肢牽引手術台は有用なツールであると考えられた．

文　献

1) Crockett HC, Wright JM, Bonner KF et al：Mini-incision for total hip arthroplasty. Scientific Exhibit Presentation at the American Academy of Orthopaedic Surgery, New Orleans, LA, 1998
2) Pfluger G, Junk-Jantsch S, Scholl V et al：Minimally invasive total hip replacement via the anterolateral approach in the supine position. Int Orthop 31 (Suppl 1)：S7-S11, 2007
3) Martin R, Clayson PE, Troussel S et al：Anterolateral minimally invasive total hip arthroplasty；a prospective randomized controlled study with a follow-up of 1 year. J Arthroplasty 26：1362-1372, 2011
4) Takada R, Jinno T, Miyatake K et al：Direct anterior versus anterolateral approach in one-stage supine total hip arthroplasty. Focused on nerve injury；a prospective, randomized, controlled trial. J Orthop Sci 23：783-787, 2018
5) Nishimura M, Takahira N, Fukushima K et al：Comparison of gait motion including postoperative trunk deflection between direct lateral and anterolateral approaches in supine total hip arthroplasty. J Arthroplasty 31：1603-1608, 2016
6) Nakai T, Liu N, Fudo K et al：Early complications of primary total hip arthroplasty in the supine position with a modified Watson-Jones anterolateral approach. J Orthop 11：166-169, 2014
7) Kutzner KP, Donner S, Schneider M et al：One-stage bilateral implantation of a calcar-guided short-stem in total hip arthroplasty；minimally invasive modified anterolateral approach in supine position. Oper Orthop Traumatol 29：180-192, 2017
8) 金治有彦ほか：仰臥位 THA でのカップ設置におけるポータブルナビゲーションシステムの使用経験．日本 CAOS 研究会，2018

＊　　　＊　　　＊

Ⅲ．手術支援 ◆ 1．ナビゲーション

ポータブルナビゲーションシステムを用いた
人工膝関節全置換術における骨切り精度の検討*

中原寛之　　糸川高史**

[別冊整形外科 75：157〜160, 2019]

はじめに

人工膝関節全置換術（TKA）において，下肢アライメントは術後成績に影響するため，より正確に骨切りを行うことが重要である．従来のロッドを用いた手法よりも，ナビゲーションシステムは骨切りの精度を向上させることが知られている．われわれの施設では，TKA時にポータブルナビゲーションシステム（KneeAlign 2, OrthAlign社）を可能なかぎり使用している．今回，冠状面における骨切りの精度を評価したため報告する．

Ⅰ．対象および方法

対象は，2014年5月〜2018年8月に初回TKAを行った112例132膝のうち，内反膝に対してKneeAlign 2を用いた98例117膝（男性18例，女性80例）である．手術時平均年齢は76.3±6.9（56〜89）歳であった．機種はVanguard PS もしくはRP（Zimmer Biomet 合同会社，東京）を使用した．術前に大腿骨頭から足関節までのCT画像を，術前計画ソフトATHENA（ソフトキューブ社，大阪）に取り込み，コンポーネントのサイズや設置角度，骨切り量，ガイドピンの刺入位置を術前に計画し，手術に反映させた．

Ⅱ．手術方法

手術は全例medial parapatellar approach にて進入し，大腿骨遠位，脛骨近位の骨切りはKneeAlign 2を用いて行った．KneeAlign 2は加速度計，角速度計を使用したシステムであり，股関節を内外転，屈曲伸展させる

ことで骨頭中心を計算し，大腿骨遠位の顆間部に刺入したピンを参照にして機能軸を算出している（図1）．また脛骨側については，前十字靱帯付着部後方の位置と，足関節両果をレジストレーションすることにより機能軸を計算している（図2）．大腿骨遠位は，冠状面で機能軸に垂直，矢状面で遠位骨軸（術前に機能軸とのなす角度を計測しておく）に垂直となるように骨切りした．脛骨近位は，冠状面で機能軸に垂直，矢状面で後傾3°となるように骨切りした．大腿骨側の回旋角度は，measured resection technique および gap balancing technique を使用し，術中に適切な方法を選択した．脛骨側は，PSコンポーネントの場合はrange of motion（ROM）法で決定し，RPコンポーネントの場合は被覆率を優先した．術後評価は，立位全下肢単純X線像で，冠状面における大腿骨機能軸とコンポーネント両顆部遠位接線とのなす角度および脛骨機能軸と脛骨コンポーネントとのなす角度を計測した．また，術前後のhip-knee-ankle angle（HKA）も計測した．

Ⅲ．結　果

術前のHKAは平均170.8±4.2°であった．術後のHKA，大腿骨コンポーネントの設置角度，脛骨コンポーネントの設置角度は，それぞれ平均179.4±2.0°，0.4±1.8°（内反），0.7±1.7°（外反）であった．またHKA，大腿骨コンポーネントの設置角度，脛骨コンポーネントの設置角度が3°より大きいoutlierの症例は，それぞれ9膝（7.7％），10膝（8.5％），9膝（7.7％）であった（図3〜5）．

Key words

portable navigation system, cutting accuracy, TKA

*Cutting accuracy in total knee arthroplasty using a portable navigation system
**H. Nakahara, T. Itokawa（科長）：福岡市民病院整形外科（☎812-0046　福岡市博多区吉塚本町 13-1；Dept. of Orthop. Surg., Fukuoka City Hospital, Fukuoka）.
［利益相反：なし．］

Ⅲ．手術支援 ◆ 1．ナビゲーション

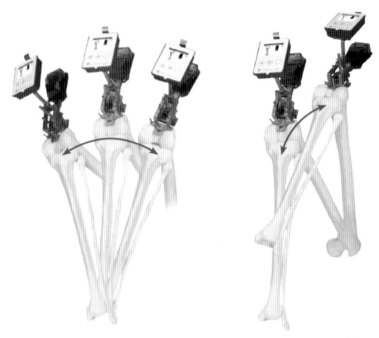

図1．KneeAlign 2．股関節を内外転，屈曲伸展させることで骨頭中心を計算する．

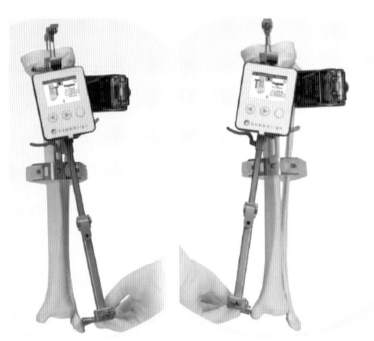

図2．前十字靱帯付着部後方の位置と，足関節両果をレジストレーションすることにより機能軸を計算する．

Ⅳ．考　察

　TKA術後のアライメントに関して，前額面の機能軸より3°を超える設置位置異常があれば，コンポーネントの弛みなどの問題が生じる可能性が報告されている[1]．また，HKAが内反に設置されると術後の患者満足度が低くなるとの報告もある[2]．そのため，マルアライメントを術中に防ぐ工夫が重要と考えられる．

　マルアライメントを防ぐ方法として，三次元術前計画ソフトを用いて骨切り量を確認しながら手術を進める方法や，術前に大腿骨頭を確認し髄外ロッドを使用する方法，そして術中ナビゲーションを用いる方法などがあげられる．水内らはCT-based navigation systemを用い，3°を超えるoutlierが大腿骨で8.5％，脛骨で4.2％，HKA

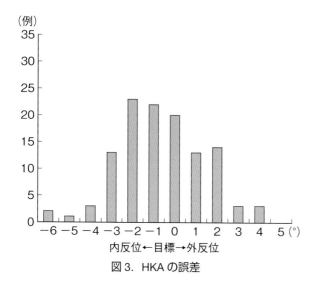

図3. HKA の誤差

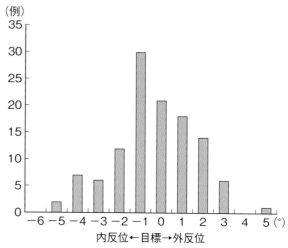

図4. 大腿骨コンポーネントの設置角度

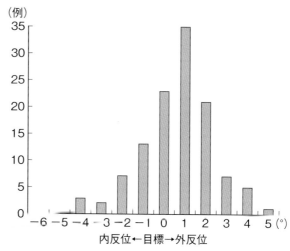

図5. 脛骨コンポーネントの設置角度

で11.3%であり，通常のガイドを使用した例（大腿骨15.2%，脛骨15.2%，HKA 29.1%）と比べ正確であったと述べている[3]．また，NamらはKneeAlign 2を用い，3°を超えるoutlierが大腿骨で1.3%，脛骨で0%，HKAで7.5%であり，従来のナビゲーションを使用した例（大腿骨5%，脛骨0%，HKA 13.7%）と比べ正確であったと述べている[4]．今回のわれわれの調査では，KneeAlign 2を使用することで，大腿骨側，脛骨側，立位全下肢のアライメントにおいて3°を超えるoutlierの数は大腿骨8.5%，脛骨7.7%，HKA 7.7%と少なく，Namらの報告を支持する結果となった．

KneeAlign 2は大腿骨頭をレジストレーションする際に，大腿骨を内外転，屈曲伸展する必要がある．大腿骨側でのoutlierが大きくなった理由として，金粕らが述べているように股関節を内外転する際，骨頭中心位置が移動し，正確でなくなった可能性がある[5]．また，大腿骨側にかぎらずoutlierが大きくなる原因として，骨切りの際に生じる技術的な問題，インプラント設置時におけるセメント固定時の位置異常の可能性も考えられる[6,7]．これらのことに注意を払いながら，手術を進めていくとさらにoutlierが少なくなる可能性があると考えられた．

KneeAlign 2は簡易で比較的安価なナビゲーションシステムであり，今回の検討ではHKA，大腿骨コンポーネントの設置角度，脛骨コンポーネントの設置角度は，それぞれ平均179.4±2.0°，0.4±1.8°（内反），0.7±1.7°（外反）と精度が高く，有用なデバイスであることが示唆された．

まとめ

KneeAlign 2の使用により，大腿骨側，脛骨側ともにおおむね術前計画どおりの良好な結果が得られ，立位全下肢のアライメントにおいても良好な結果が得られた．KneeAlign 2は，比較的安価なナビゲーションシステムであり，有用なデバイスであることが示された．

文　献

1) Ritter MA, Davis KE, Meding JB et al : The effect of alignment and BMI on failure of total knee replacement. J Bone Joint Surg **93** : 1588-1596, 2011
2) Matsuda S, Kawahara S, Okazaki K et al : Postoperative alignment and ROM affect patient satisfaction after TKA. Clin Orthop **471** : 127-133, 2013
3) Mizu-uchi H, Matsuda S, Miura H et al : The evaluation of post-operative alignment in total knee replacement using a CT-based navigation system. Bone Joint J **90** : 1025-1031, 2008
4) Nam D, Weeks KD, Reinhardt KR et al : Accelerometer-based, portable navigation vs imageless, large-console computer-assisted navigation in total knee arthroplasty ; a comparison of radiographic results. J Arthroplasty **28** : 255-261, 2013

Ⅲ．手術支援 ◆ 1．ナビゲーション

5）金粕浩一，久門 弘，南部浩史ほか：人工膝関節全置換術の術中に大腿骨頭中心を指標としてインプラント設置角度微調整を行った portable navigation system（knee align2）の有用性評価．日人工関節会誌 **45**：305-306, 2015

6）Plaskos C, Hodgson AJ, Inkpen K et al：Bone cutting errors in total knee arthroplasty. J Arthroplasty **17**：698-705, 2002

7）Catani F, Biasca N, Ensini A et al：Alignment deviation between bone resection and final implant positioning in computer-navigated total knee arthroplasty. J Bone Joint Surg **90**-**A**：765-771, 2008

* * *

III. 手術支援 ◆ 1. ナビゲーション

Image-free navigation を利用した膝前十字靱帯再建時の膝安定性評価*

中前敦雄　安達伸生**

[別冊整形外科 75：161〜164, 2019]

はじめに

膝前十字靱帯（ACL）損傷は80〜90％がスポーツ活動中に発生し，スポーツ外傷の中でももっとも大きな問題の一つである．ACL損傷の場合，保存的治療により良好な機能を得るまで回復することはまれである．そのため，今後もスポーツ活動を行う例や日常生活で膝不安定感がある例，半月板損傷がある例では手術が必要になる．また活動性がまだ高い年齢層の場合，上記症状などがなくても今後の半月板損傷や膝関節不安定性の出現を抑制する観点などから手術がすすめられることも多い．

近年のACL再建術においては，1束再建の場合でも2重束再建の場合でも，大腿骨，脛骨の解剖学的な靱帯付着部に骨孔を作製することに主眼がおかれている．しかし，ACLに関する十分な知識と経験がないと，解剖学的に正しい位置に骨孔をコンスタントに作製することは困難である．この問題に対し，ACL再建においてナビゲーションシステムを使用する施設がみられるようになっている．ナビゲーションシステムは，術中に大腿骨と脛骨の骨孔位置情報を術者に画面で視覚的に，さらに距離などを数値として提供できるため，この器機の使用により正確な位置に骨孔を作製できるとされている[1,2]．

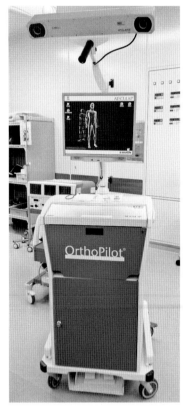

図1．当科で使用しているイメージフリーナビゲーションシステム

I．ACL再建におけるナビゲーションシステム

ナビゲーションシステムの方式は，主に三つのものがある．一つ目は，術前にCTを撮影し，CTと実際の解剖学的参照点をマッチングさせる方法である．二つ目は，術中にX線透視を行い，取得した画像データをナビゲーションシステムに転送して三次元画像を構築する方法である．三つ目は，術中のX線透視を必要としないイメージフリーナビゲーションシステムである．当科では，3番目にあげた術中のX線透視を必要としないワイヤレスのナビゲーションシステムであるOrthoPilot ACL navigation system（B. Braun Aesculap社）を使用

Key words

ACL, navigation, knee stability

*Evaluation for knee stability in anterior cruciate ligament reconstruction using image-free navigation system
**A. Nakamae（講師），N. Adachi（教授）：広島大学大学院整形外科（Dept. of Orthop. Surg., Graduate School of Biomedical and Health Sciences, Hiroshima University, Hiroshima）.
［利益相反：なし．］

している（図1）．このシステムでは，術中リファレンス用に大腿骨，脛骨に Kirschner 鋼線を2本ずつ刺入し，トランスミッタを装着する．このトランスミッタを通して膝関節ランドマークの位置情報などをレジストレーションすることで，膝関節の三次元情報をコンピュータ内に構築する（図2）．

ナビゲーションシステムを使用する第一の目的は，術中に大腿骨と脛骨の骨孔位置情報を術者に提供することであるが，このナビゲーションシステムを使用することにより，術中に膝関節の安定性を定量的に評価することも可能となる．当科では，ACL 損傷膝，再建膝に関する以下のさまざまな生体力学的評価を行ってきた．

II. ACL 断裂遺残組織の膝関節制動性

ACL に関する生体力学的評価対象の一つに，断裂靱帯の遺残組織であるレムナントが膝関節制動性に与える影響がある．われわれは，鏡視下に ACL レムナントの形態を5群に分類し，このうちレムナントが後十字靱帯に付着している群と，大腿骨顆間窩に付着している群について，レムナント切除前後でナビゲーションシステムを用いて，大腿骨に対する脛骨前方移動量（図3）と脛骨総回旋角度変化量（図4）を測定した[3]．その結果，両群とも受傷後1年以内は，膝関節30°屈曲での脛骨前方移動に対してレムナントは軽度の制動性があることがわかった．回旋に対する制動性は認められなかった．膝関節60°屈曲位では，どの時期においても脛骨前方移動と脛骨回旋に対するレムナントの制動性は認められなかった．

ACL 損傷後に顆間窩に存在する ACL レムナントには，ある条件では軽度の制動性があることがわかった．ただ，靱帯再建後の関節制動性に寄与するレベルであるか否かは疑問が残る結果であった．

III. ACL1 束再建と2重束再建の膝関節制動性

ACL 再建における大きな論点として，1束再建と2重束再建の生体力学的差異がある．当科の金谷らは，前述のイメージフリーナビゲーションシステムを用いて術中に1束再建と2重束再建膝の生体力学的評価を行った．

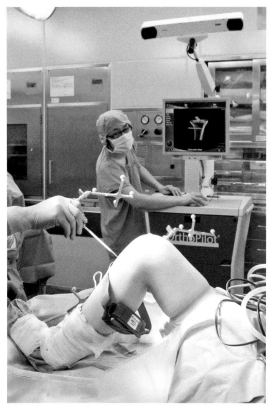

図2．膝関節ランドマークの位置情報などのレジストレーション

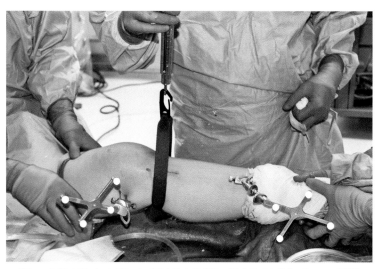

図3．ばねばかりを用いた脛骨前方負荷におけるナビゲーション計測

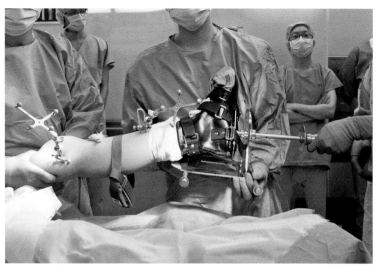

図4. 回旋ブーツを用いた脛骨内外旋負荷におけるナビゲーション計測

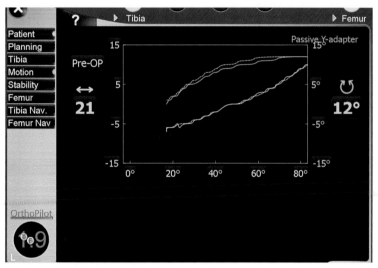

図5. 膝伸展位から屈曲位における脛骨前方不安定性と回旋不安定性を連続したデータとしてグラフに描出

その結果，再建前の膝は患者により脛骨前方不安定性，回旋不安定性は大きく異なっていたが，1束再建後と2重束再建後の比較については，膝関節30°屈曲位においても60°屈曲位においても，脛骨前方安定性と回旋安定性について，両術式間に有意差は認めなかった[4]．また当科の大川らは，患者により大きく異なる再建前の脛骨前方不安定性と回旋不安定性が，術後最終調査時のKT-2000による膝前方安定性とpivot shift testの結果に与える影響を調査した．その結果，最終調査時にpivot shift test陽性となった群と正常群との間には，再建前と再建直後のナビゲーションシステムによる脛骨前方移動量と回旋移動量において有意差はなかった．再建前後での脛骨前方不安定性の変化量と最終調査時のKT-2000による膝前方安定性との間にも有意な相関はなかった[5]．

また最近では，OrthoPilot ACL navigation system のバージョンアップされたソフトウェア（version 3.0）を用い，膝関節への前方または回旋ストレスをかけた状態のまま，膝伸展位から屈曲していくことで連続したデータを取得し評価している．以前のバージョンを使用した計測の際には，膝30°または60°屈曲位の結果しか得ていなかったが，現在のバージョンでは膝伸展位から約90°屈曲位までの脛骨前方不安定性と回旋不安定性を，すべての膝関節屈曲角度で連続したデータとしてグラフに描出することが可能となっている（図5）．再建前と再建後において，脛骨前方移動量（100 N前方引き出し）（図3）と脛骨総回旋角度（3 N・m内外旋負荷）（図4）を評価した．その新しいソフトウェアを使用した結果も以前の当科での研究結果と同様に，1束再建と2重束再建膝に

Ⅲ．手術支援 ◆ 1．ナビゲーション

おいて生体力学的に差は認めなかった.

Ⅳ．2重束再建における前内側線維束と後外側線維束の機能

　2重束ACL再建における前内側線維束（AM束）と後外側線維束（PL束）の機能についても，新しいソフトウェアを使用することで詳細な術中評価が可能である．2重束ACL再建において，再建前，AM束のみ仮固定，PL束のみ固定，2重束再建後において，脛骨前方移動量（100 N前方引き出し）と脛骨総回旋角度（3 N・m内外旋負荷）を評価した．脛骨前方移動量については，AM束のみ固定した場合は膝の各屈曲角度において比較的一定であったのに対し，PL束のみ固定した場合は，膝屈曲20°～35°はAM束と同様の移動量であったが，40°以降は移動量が増加した．脛骨前方制動性の結果については，これまでの屍体膝などを用いた研究とかなり近似しており，AM束とPL束では膝屈曲角度により異なる機能を有していたことが示された．その一方，脛骨総回旋角度については，膝屈曲20°～60°まで5°ごとの膝屈曲角すべてにおいて，AM束のみ固定した場合とPL束のみ固定した場合の回旋制動性に有意差はなかった．PL束はAM束に比べて走行が水平方向に近いため，PL束はAM束に比べて回旋制動性が強いとする記述をみることが少なくないが，定量的に負荷を加えた本研究では，AM束とPL束の回旋制動性に有意差はないことが示された．

ま と め

　ACL再建術においてナビゲーションシステムを使用することにより，術中に膝関節の安定性を定量的に評価することが可能となり，ACL損傷膝，再建膝に関するさまざまな生体力学的情報を得ることができた．これらの情報は，今後のよりよいACL再建術の開発に有用である．

文　献
1) 前田周吾, 山本祐司, 津田英一ほか：前十字靱帯損傷に対する再建術─ナビゲーションを用いた再建術. 膝靱帯手術のすべて, 越智光夫（編）, メジカルビュー社, 東京, p147-159, 2013
2) 中川　匠, 武冨修治：膝靱帯手術におけるナビゲーションシステムの応用. 関節外科 **36**：296-301, 2017
3) Nakamae A, Ochi M, Deie M et al：Biomechanical function of anterior cruciate ligament remnants；how long do they contribute to knee stability after injury in patients with complete tears? Arthroscopy **26**：1577-1585, 2010
4) Kanaya A, Ochi M, Deie M et al：Intraoperative evaluation of anteroposterior and rotational stabilities in anterior cruciate ligament reconstruction；lower femoral tunnel placed single-bundle versus double-bundle reconstruction. Knee Surg Sports Traumatol Arthrosc **17**：907-913, 2009
5) Ohkawa S, Adachi N, Deie M et al：The relationship of anterior and rotatory laxity between surgical navigation and clinical outcome after ACL reconstruction. Knee Surg Sports Traumatol Arthrosc **20**：778-784, 2012

＊　　　＊　　　＊

Ⅲ. 手術支援 ◆ 2. Patient specific guide

脊椎椎弓根スクリュー挿入用の
patient specific template の設計と臨床評価*

竹 本 　 充 　 大 槻 文 悟 　 藤 林 俊 介 　 松 田 秀 一**

[別冊整形外科 75：165〜169, 2019]

はじめに

　近年，簡便な脊椎椎弓根スクリュー（PS）挿入支援器機として，患者個々の椎弓の形状に適合するように設計され三次元積層造形技術により造形したガイドテンプレート，いわゆる patient specific template（PST）の報告が増加している[1〜9]．本稿では，われわれが開発したPS 挿入用チタン製 PST の設計手法と臨床試験結果を紹介する．

Ⅰ. Patient specific template（PST）とは

　PST は，CT などから得られた三次元骨モデルをもとに設計された骨形状に正確に適合するテンプレートで，意図した方向の骨孔作成や骨切りを行うためのガイド構造を有している．その概念は 1998 年に Radermacher らが発表したものが最初であるが[1,2,6]，CT 撮像技術やハードウェア，ソフトウェア両面の三次元設計技術，三次元積層造形技術の発達により，実際の臨床使用の報告がはじまったのは 2009 年ごろからである[3〜5,7〜9]．

Ⅱ. PS 刺入のための PST 作成と使用法

❶骨モデルデータの作成
　まず，手術部位の CT から，骨形状データ（骨モデルデータ）の抽出（二値化）を行う（図 1a）．二値化の方法としては，CT 値の濃度勾配に対して適切な閾値を設定して一意的に行う方法が一般的であるが，この方法では部位や骨質などにより骨形状の正確な再現が困難な部位が存在するため，画像データ全体の粗な二値化後に局

所の一定範囲内で二値化を追加する方法，スムージング処理を追加する方法など，さまざまなアルゴリズムによる二値化方法が提案されている[5]．二値化後の三次元形状データは，三次元積層造形や，各種 3D-CAD ソフトでの設計のために stereolithography（STL）ファイル形式などへの変換が行われる（図 1b）．PS 刺入用の PST においては，CT 上あるいは 3D-CAD ソフト上で PS 刺入方向が設定される（図 1a，b）．

❷PST の設計
　コンピュータソフト（Mimics，Freeform など）を用いて PST の形状を設計する．骨モデルの表面形状に正確に適合し，目的の PS 刺入方向をガイドする円筒構造を有することが基本形状である．PST と骨との接触面の形状については，大きく分けて面タイプ，点タイプがあり，接地時の安定性や操作性などを考慮してデザインされている．面タイプ接地型 PST には，① ガイドと骨の間に介在する軟部組織の影響を受けやすい点，② 骨モデルの形状再現性の影響を受けやすい点，③ サイズが大きくなり操作性が不良となりやすい点などの問題がある．一方で，点タイプ接地型 PST では，軟部組織の介在や操作性には有利であるが，PST 設置時の安定性や正確性には不利となる．後述のように，われわれは点タイプ接地型をベースとして，形状の最適化と臨床評価を行った[8]．われわれの PST デザインは，横突起基部から椎弓尾側に左右 3 点ずつ計 6 点，棘突起頭側に 1 点の計 7 点を接地点とし，接地点と PS 孔作成用の円筒構造を連結するというものである（図 1c，d）．

▌Key words

PS, additive-manufacturing, patient specific surgical template, titanium

*Development of patient-specific templates for pedicle screw placement
**M. Takemoto（副部長）：京都市立病院整形外科（☎604-8845　京都市中京区壬生東高田町 1-2；Dept. of Orthop. Surg., Kyoto City Hospital, Kyoto）；B. Otsuki, S. Fujibayashi（特定教授），S. Matsuda（教授）：京都大学整形外科.
［利益相反：なし.］

Ⅲ. 手術支援 ◆ 2. Patient specific guide

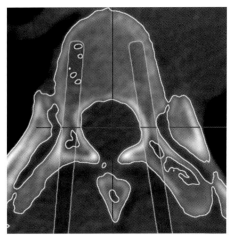

a. CT上でのPS刺入方向の設定と二値化（白線）

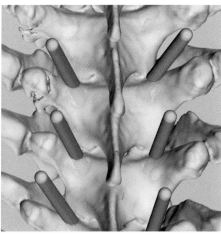

b. 骨モデル三次元像とPS刺入方向

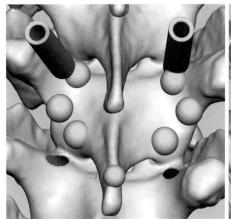

c. PST接地点と円筒状のPS挿入ガイドの設定

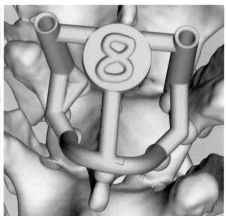

d. PST接地点およびPS挿入ガイドを連結してPSTデザインを完成する．

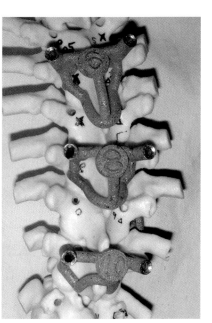

e. 骨モデル（石膏三次元積層造形模型）上に造形したチタン製PSTを設置し，安定性と造形精度を確認する．

図1．PSTのデザインと実際のPST

❸PSTの造形

三次元積層造形機によってPSTおよび実体骨モデルを造形し，PSTの精度や操作性を確認する．われわれは，実体骨モデルについては石膏タイプ（ZPrinter 450, Zコーポレーション社）を，PSTについてはチタン金属タイプ（EOSIN M270, EOS社）を用いている（図1e）．

❹PSTの使用方法

PSTを当該椎弓上に設置することで，PSTに併設される円筒状のガイドが術前計画に基づくPS挿入点および挿入方向のガイドとなる．術者はこのガイドに従ってスクリュー孔を作成する．スクリュー孔作成にはドリルを使用する方法，Kirschner鋼線を使用する方法，専用の椎弓根プローブを使用する方法[8]などがある．

Ⅲ．PST形状の最適化

PSTの精度低下の原因となるのは，①CT画質による骨モデルの形状再現性不良，②軟部組織の介在，③安定性低下である．われわれは，CT画質の影響の受けにくい部位をCT画像の二値化再現性評価により調査し，再現性不良部位および安定性への寄与が低い部位を接地点から除外するという手法により，PST形状の最適化を行った[8]（図2）．

Ⅳ．臨床評価

❶方　法

同意の得られた側弯症患者36例および胸椎後縦靱帯骨化症（OPLL）4例について，上記デザインのPSTを作成して実際の手術でPSTを使用してPS孔を作成し，その正確性を調査した．PS孔の評価は，術中にペディク

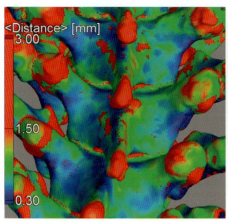 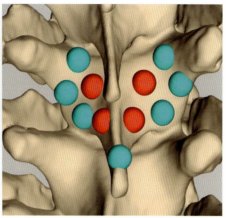

a．CT値の閾値を100 HUから350 HUへ変化させた際の三次元形状変化量に応じて着色した像．赤色の部位は，閾値変化に伴い三次元形状が1.5 mm以上変化する部位である．同部は二値化の際に形状再現性が不良となりやすいためPST接地点には適さない．

b．青色で示される7点（両側横突起基部頭尾側，両側椎弓下部，棘突起頭側）をPST接地点とした．赤色で示される接地点は，CT画像再現性は高い部位であるが，安定性への寄与は低いと考えられるため操作性を優先して除外した．

図2．二値化の際のCT値の閾値による画像再現性とPST接地点

ルサウンダーによる骨穿破の有無の調査，術中X線透視あるいは術中ナビゲーションによる骨穿破の有無の調査を行った．術中評価で骨穿破ありと判断した場合は，当該PSは方向を変更して入れ直すか挿入を断念し，当該PS孔を「穿破あり」と記録した．術後評価としてすべての患者でCTを撮像し，PSTを使用してスクリュー孔を作成し，PSを挿入し椎弓根のうちスクリューが2 mm以上骨外に穿破していたものを「スクリュー逸脱」と記録した．

❷結　果

側弯症36例では，420本のPS孔がPSTによって作成された．術中評価で5孔が穿破ありと判断された．穿破なしと判断された残りの415本のPS孔には実際にPSが挿入され，術後CT評価では415本中1本のみで2 mm以上の逸脱を認めた．結果としてPSTを使用して作成された420 PS孔中414孔に正しくPSが挿入されたこととなる（成功率98.6％）．

OPLL症例4例については，46本のPS孔がPSTによって作成された．術中すべてのPS孔で穿破なしと判断されてPSが挿入され，術後CT評価でもPSの逸脱を認めなかった（成功率100％）．

V．再手術症例への応用[5]

再手術症例，特にインプラントが埋入されている症例においては，金属アーチファクトの影響でCT画質が低下している．このような症例においては，従来の面接地型デザインのPSTは適応困難であるが，われわれの点接地型デザインでは，アーチファクトの影響が少なく骨形状再現性の良好な部位に接地点を設定することで，PSTが適応可能となる．以下，具体例を紹介する．

症　例（図3）．68歳，女．
過去5回の頸椎手術を受けている．頭蓋頸椎後方固定術が偽関節となり，頸髄症の悪化を認めたため，手術的治療を行った．頸椎後方要素は度重なる頸椎手術により原型を失っており，スクリュー刺入の指標となる解剖学的ランドマークやナビゲーションを用いるためのリファレンスフレームを設置するための骨は消失していた（図3d）．埋入されているインプラントによる金属アーチファクトにより，頸椎全体の骨形状の再現性は不良であったが，CT上骨形状が再現されている部位に，接地点を設定したPSTを作成した（図3b, c, e）．術中のPSTの設置安定性は良好であり，PSTを使用して術前計画どおりにC2 PSならびにC2椎弓スクリューが挿入された（図3f, g）．

まとめ

PSTの概説とわれわれのPS挿入用PSTの設計コンセプトと臨床試験結果を紹介した．臨床試験では，側弯症の胸椎PS挿入で，98.6％と非常に高い正確性が確認された．PSTの接地部を骨形状再現性の高い部位に限定するというわれわれの設計手法は，金属アーチファクトを有する再手術症例などへも応用可能であった．PSTはCT撮像技術，コンピュータ技術，三次元積層造形技術の発

Ⅲ．手術支援 ● 2．Patient specific guide

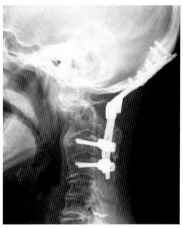
a．術前 X 線像

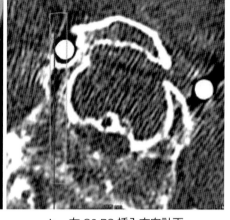
b．右 C2 PS 挿入方向計画

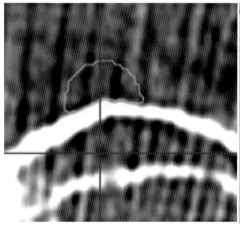

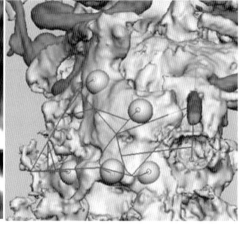

c，d．骨形状の再現性の高い部位に接地点を設定する．PST 接地点以外の骨形状の再現性はメタルアーチファクトの影響で非常にわるい．

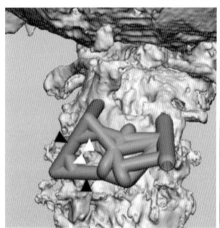
e．最終 PST のデザイン（灰色）

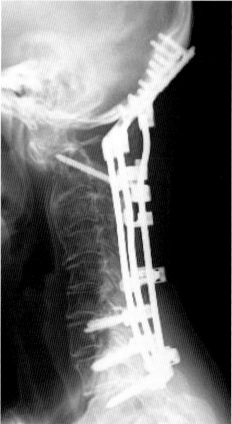
g．術後 CT．術前計画どおりに C2 PS および C2 椎弓スクリューが挿入された．

f．術後 X 線像

図 3．メタルアーチファクトを伴う症例における PST の作成

達に伴って，ますます身近なものとなっていくことが期待される．われわれの研究が，PST 普及の一助となれば幸いである．

文　献

1) Berry E, Cuppone M, Porada S et al：Personalised image-based templates for intra-operative guidance. Proc Inst Mech Eng **219**：111-118, 2005

2) Birnbaum K, Schkommodau E, Decker N et al：Computer-assisted orthopedic surgery with individual templates and comparison to conventional operation method. Spine **26**：365-370, 2001

3) Kaneyama S, Sugawara T, Sumi M et al：A novel screw guiding method with a screw guide template system for posterior C-2 fixation. J Neurosurg Spine **21**：231-238, 2014＜https://doi.org/10.3171/2014.3.SPINE13730＞

4) Lu S, Xu YQ, Lu WW et al：A novel patient-specific navigational template for cervical pedicle screw placement. Spine **34**：E959-E966, 2009

5) Otsuki B, Takemoto M, Fujibayashi et al：Utility of a custom screw insertion guide and a full-scale, color-coded 3D plaster model for guiding safe surgical exposure and screw insertion during spine revision surgery. J Neurosurg Spine **25**：94-102, 2016

6) Radermacher K, Portheine F, Anton M et al：Computer assisted orthopaedic surgery with image based individual templates. Clin Orthop **354**：28-38, 1998

7) Sugawara T, Higashiyama N, Kaneyama S et al：Multi-step pedicle screw insertion procedure with patient-specific lamina fit-and-lock templates for the thoracic spine；clinical article. J Neurosurg Spine **19**：185-190, 2013

8) Takemoto M, Fujibayashi S, Ota E et al：Additive-manufactured patient-specific titanium templates for thoracic pedicle screw placement；novel design with reduced contact area. Eur Spine J **25**：1698-1705, 2016

9) Ryken TC, Owen BD, Christensen GE et al：Image-based drill templates for cervical pedicle screw placement. J Neurosurg Spine **10**：21-26, 2009

＊　　　＊　　　＊

Ⅲ．手術支援　◆　2．Patient specific guide

前腕変形治癒に対するチタン製カスタムメイド骨切りガイドの治療経験*

清水　優　藤林俊介　竹本　充　池口良輔　大槻文吾
松田秀一**

［別冊整形外科 75：170〜175, 2019］

はじめに

整形外科治療において，先天性疾患や外傷，あるいは加齢などにより高度に変形した骨を矯正する手術が必要となることがある．その際，まず変形した骨を切断分割し，分割された骨の位置関係を変えて正常状態に矯正後，内固定材で固定する（矯正骨切り固定術）．この手術では正確な矯正と強固な内固定が術後成績を左右するが，2方向からの単純X線像で作図を行いマニュアルで手術を行う従来の方法では，特に回旋変形の正確性に検討の余地があった[1,2]．

そのため，手術を正確に行うための手法として，患者のCTデータからコンピュータプログラム上で3D骨モデルを作成し手術をシミュレーションする方法が用いられるようになってきている．これにより三次元的な変形の矯正方向を認識し，実際に手術を行う際に重要な解剖学的特徴点を意識することが可能となった．数々の画像処理ソフトの開発に伴い，すでに一般化されつつある．

また，高精度な3Dプリンタの開発，普及に伴い，患者の骨形状にフィットするようなカスタムメイドガイドが開発されてきた．この手法をシミュレーションと組み合わせることで計画どおりの手術を行うことが可能となり，術後の成績を改善することが期待されている[3,4]．

われわれも以前から三次元積層造形法の一種であるチタン粉末焼結積層造形法（selective laser melting 法）を用いて，側弯症や脊椎再手術例での椎弓根スクリュー刺入[5,6]，股関節の骨切り術[7]，膝関節周囲骨切り術や前弯，手指変形治癒などにチタン製カスタムメイドガイドを作成し臨床使用してきている．

本稿では，臨床上遭遇しやすい前腕骨変形治癒に対する矯正骨切り術に焦点をあてて，各代表症例に対する手術手技ならびに京都大学式骨切りカスタムガイドの特徴を述べる．

Ⅰ．カスタムメイドガイドを用いた矯正骨切り手術

一般的にカスタムメイドガイドを用いた矯正骨切り固定術は，①骨切り用ガイドで骨切り部近位および遠位両方にワイヤなどを複数本挿入してから骨切りを施し，②矯正用ガイドを用いて挿入したワイヤを予定の位置に配列することで矯正位を維持しておいて，③骨移植および内固定を行う，という流れで行われる．

骨切りを予定している患者の患側，健側骨をCT撮像しておくことで，シミュレーションで目的である健側骨形状に合わせたカスタムガイド設計を行うことができる．ただし，目的とする形状が健側骨ではない場合や変形が強いために健側と合わせることができない症例もあり，その場合あらかじめ目的形状を考えておく必要がある．

現在われわれは，CT撮像によって得たDICOMデータをVgstudio MAX 2.2（Volume Graphics 社，Heidelberg）という画像処理ソフトを用いて骨形状のセグメンテーションを行い，STLファイルでの3D形状抽出を行っている．骨表面形状の抽出には最終的に画像を視認しながら hounsfield unit（HU）値の閾値を決定することになるが，この際に高齢者の椎骨や長管骨骨端部は皮

▌Key words

patient specific surgical guide, corrective osteotomy, distal radius fracture, Monteggia fracture

---

*Corrective osteotomy for malunited forearm fractures using additive-manufactured patient-specific titanium templates
**Y. Shimizu, S. Fujibayashi（特定教授）：京都大学整形外科（Dept. of Orthop. Surg., Graduate School of Medicine, Kyoto University, Kyoto）；M. Takemoto（副部長）：京都市立病院整形外科；R. Ikeguchi（准教授），B. Otsuki, S. Matsuda（教授）：京都大学整形外科.
［利益相反：あり．本研究に関する費用は大阪冶金興業が一部負担した.］

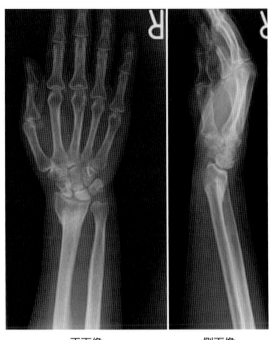

正面像　　　　　側面像

図1. 症例1. 68歳, 女. 術前X線像

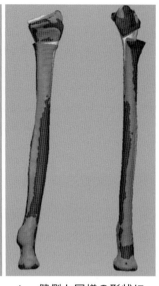

a. 患側の背屈回旋変形を認める.

b. 健側と同様の形状になるように変形矯正を行う. 39°掌屈, 17°尺屈, 4°回内することで矯正位良好であることを確認.

図2. 症例1. FreeFormでの術前シミュレーション

質骨が薄いために視認を怠ると骨欠損部が出たり, 逆に膨化するような関心領域になることがあり注意が必要である. 次に抽出したSTLファイルを用いて3D CADソフトであるFreeForm（SensAble Technologies社）でカスタムメイドガイドのデザインを行う. 得られた三次元形状データに基づいて, 骨模型, 骨切りおよび矯正シミュレーション用模型, カスタムメイドガイドを三次元造形機により造形する. われわれは, 実体骨モデルについては石膏タイプ（ZPrinter 450, Zコーポレーション社）を, カスタムメイドガイドについてはチタン金属タイプ（EOSINT M270, EOS社）を用いている.

II. 症例提示

❶橈骨遠位端骨折変形治癒

症例1. 68歳, 女.

現病歴：1年前に転倒し右橈骨遠位端骨折を受傷, 近医でギプス固定で加療された. その後徐々に手関節痛と右手のしびれを自覚するようになった.

初診時画像所見：Radial inclinationが患側8°, 健側26°, palmar tilt患側－42°, 健側7°と高度な背屈変形および橈屈変形を認めた（図1）.

手術前シミュレーションと手術所見：シミュレーションで健側をミラーリングして作成した橈骨と患側の橈骨を重ね合わせることで, どこで骨切りするかを決定する（図2）. 次いで, 骨切り予定面でSTLデータをカットして矯正したときに健側骨と同様の形態になることを確認

したら, 最初にワイヤが平行となるように矯正用カスタムメイドガイドの設計を行う（図3のE, F）. その後STLを骨切り前の状態に戻したときには先ほどのワイヤ刺入方向が決定されているため, ここで骨切り用カスタムメイドガイドを作成する（図3のA～D）. 骨切り用カスタムメイドガイドのデザイン上の特徴として, 分離することで平行に刺入されていないワイヤを抜去しなくてもガイドを取りはずすことが可能であり, 近位部はボーンソーガイドになるように工夫している. 最後に実際の手術では掌側から内固定を行うために矯正用カスタムメイドガイドを取りはずすため, 創外固定用カスタムメイドガイドを背側に連結できるように作成する. ワイヤが平行であるようデザインしているため, 皮膚から浮いた創外固定状態で矯正位を保持することが可能である（図3のG, H）.

実際の手術はtrans FCRアプローチで患側骨を剖出し, ガイドをあてる部位の骨膜を剥離する. ついで予定どおりガイドをあてていくことで, 問題なく市販のロッキングプレートを用いて内固定を終了した（図4, 5）.

❷Monteggia骨折陳旧例

症例2. 6歳, 女.

現病歴：1年前に鉄棒から落下して左肘を痛め, 近医で橈骨頭脱臼と診断されて翌月輪状靱帯修復術および橈骨尺骨間をKirschner鋼線で固定された. 術後数日でワ

Ⅲ．手術支援 ● 2．Patient specific guide

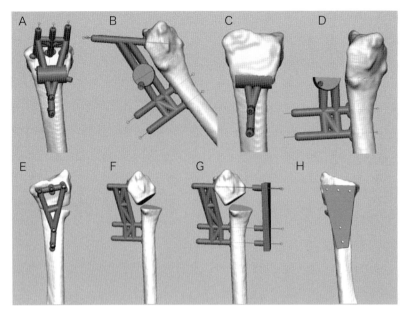

図3．症例1．シミュレーションでのガイド作成．A〜D：骨切り用カスタムメイドガイド，E，F：矯正用カスタムメイドガイド，G：創外固定用カスタムメイドガイドをデザイン，H：創外固定用カスタムメイドガイド（背側より観察）

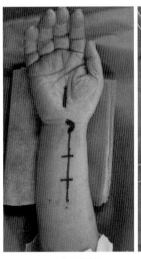

a．皮膚切開

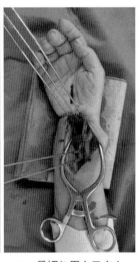

b．骨切り用カスタムメイドガイド

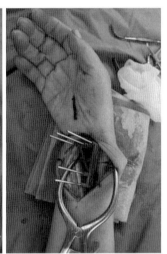

c．骨切り後，矯正用カスタムメイドガイドを装着

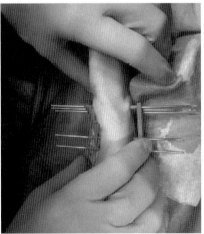

d．背側にワイヤを貫通し，創外固定ガイドで矯正位を保持する．

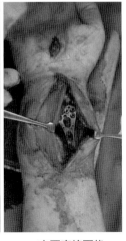

e．内固定終了後

図4．症例1．術中所見

172

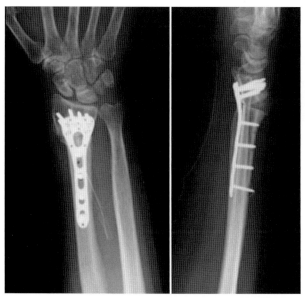

正面像　　　　　側面像
図5. 症例1. 術後X線像

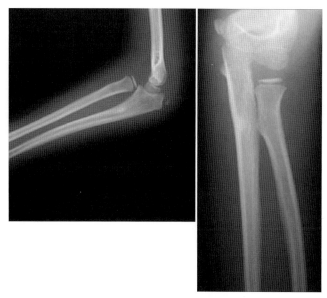

図6. 症例2. 6歳, 女. Monteggia骨折術前X線像

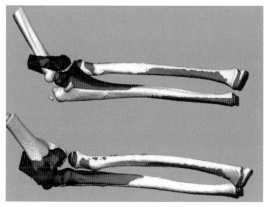

a. 健側と患側の橈骨を重ね合わせて尺骨の塑性変形を確認する.

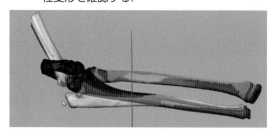

b. これをもとに骨切り部を決定する.
図7. 症例2. 骨切り位置の検討

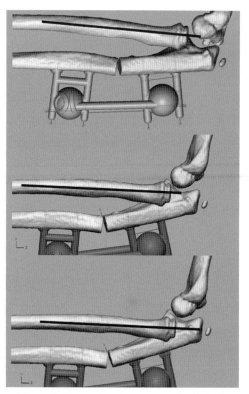

図8. 症例2. シミュレーション上で過矯正位の状態を確認

イヤ刺入部感染を発症しワイヤを抜去された. その後は尺骨の塑性変形を認めるものの明らかな橈骨頭の脱臼などはなく経過していたが, 3週間前に自転車で転倒して左肘を再度痛めた際に橈骨頭の脱臼を認め, 徒手的に整復できなかった (図6). 尺骨の塑性変形の遺残および橈骨頭の再脱臼であり, 尺骨矯正骨切り術予定となった[8,9].

手術前シミュレーションと手術所見: 健側の橈骨と患側の橈骨をマッチングする. そうすることで尺骨の塑性変形が確認できる (図7). この際に尺骨塑性変形があまりない症例もあるので, そのときには内反, 外反しないことをシミュレーションで確認しながら骨切り部位を屈曲変形させていく. シミュレーションで橈骨頭が整復される角度では実際には橈骨頭が不安定である経験が多いため, 過矯正ガイドを数種類作成する, または手術中に

III. 手術支援　2. Patient specific guide

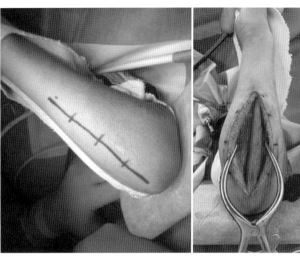
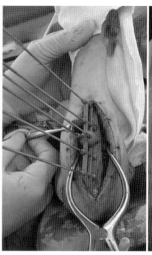
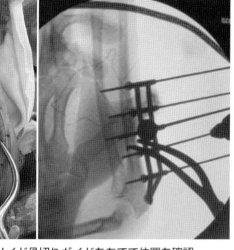

a．後方アプローチで尺骨を剖出　　　　b．カスタムメイド骨切りガイドをあてて位置を確認

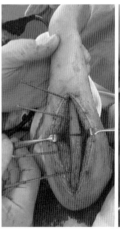
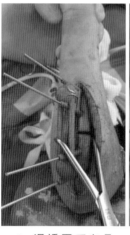
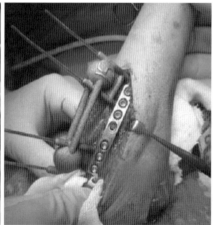

c．骨切り後　　d．過矯正である 15°を装着して橈骨頭の整復が良好である．　　e．内固定スペースも予定どおり取れている．

図 9．症例 2．術中所見

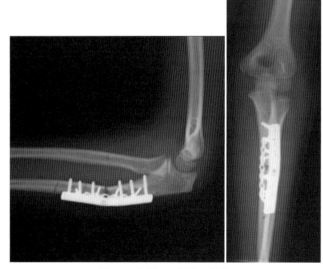

図 10．症例 2．術後 X 線像

角度を可変できるようなガイドを作成して対応している（図 8）．

手術は肘の後方アプローチで尺骨を剖出して，まず骨切り部位がワイヤ刺入でわかるようなガイドをあてる（図 9b）．その後骨切りを行い，角度矯正用カスタムメイドガイドを装着して橈骨頭の整復を確認する．過矯正の 15°屈曲ガイドで良好な整復を得ることができた（図 9d）．この状態で内固定を行い，ガイド除去部位にもプレート設置を行った（図 10）．

III．考　　察

骨高度変形に対する高難度骨切り矯正手術において，三次元的な変形矯正を実現するために 3D プリンタを用いて作成したカスタムメイド骨切りガイドを使用する報告が増えてきている[4〜7,10〜14]．しかし，カスタムメイド骨切りガイドの形状デザインの確立された手法はなく，

それぞれのグループが個別のコンセプトに基づいて形状デザインを行っている．これまでに報告されているようなカスタムメイドガイドは，ある立体構造から骨の形状を差し引くことで患者骨形状にフィットするような構造が多い[4,10～14]．デザインも簡便であり有用性は高いが，先述したとおりHU値の閾値により抽出した骨形状が，実際の形状と異なることがあるため，接触面が広いほど適切に骨と接触しにくいガイドになる可能性がある．われわれは，接触面を減らして骨形状の再現性の高い部位を選別して設置ポイントをおくデザイン手法を採用している[5～7]．ガイドの設置面積が少ないため，ガイド設置部以外の剥離を減らし手技を低侵襲化することも可能であるが，骨切り手術の場合は十分な視野確保も重要であり，今回の症例では行っていない．

金属粉末積層造形法は，任意の三次元CADモデルのデータを基に金属粉末にレーザーを照射し，溶融層を積み上げながら造形することで任意の複雑な形状を作成可能な比較的新しい金属体作成法である．造形法の特徴として造形方向に対して斜め方向となる面構造については，造形精度が低下する可能性がある．そのため，使用前にガイドの内径に予定どおりのワイヤが通過するかどうか確認しておくことは重要である．

また従来報告されているガイドはポリアミドやアクリル樹脂などが多いが，チタン製ガイドの利点として，従来と比較して硬いため手技の正確性が高まることや，摩耗粉が発生した場合も生体親和性がある点などがあげられる[7]．しかし作成のコストは無視できる問題ではなく，今後われわれも低コスト材料でのカスタムメイドガイド作成を検討している．

画像診断機器および画像処理ソフトの開発に伴い，もはやシミュレーション手術自体は，これまでのX線像での作図と同様に整形外科医に必須の能力になりつつある．特に骨切り手術など従来の作図がむずかしいと感じる手術ほどシミュレーションが有用であり，それを発展させてガイドを作成することで手術の難易度を大幅に下げることが可能になったと考える．

ま と め

矯正骨切り手術に対する概説および前腕変形に対する矯正骨切り手術の具体的な症例提示を行った．

文 献

1) von Campe A, Nagy L, Arbab D et al：Corrective osteotomies in malunions of the distal radius；Do we get what we planned? Clin Orthop **450**：179-185, 2006

2) Buijze GA, Leong NL, Stockmans F et al：Three-dimensional compared with two-dimensional preoperative planning of corrective osteotomy for extra-articular distal radial malunion；a multicenter randomized controlled trial. J Bone Joint Surg **100-A**：1191-1202, 2018

3) Omori S, Murase T, Kataoka T et al：Three-dimensional corrective osteotomy using a patient-specific osteotomy guide and bone plate based on a computer simulation system；accuracy analysis in a cadaver study. Int J Med Robot **10**：196-202, 2014

4) Hoekstra H, Rosseels W, Sermon A et al：Corrective limb osteotomy using patient specific 3D-printed guides；a technical note. Injury **47**：2375-2380, 2016

5) Otsuki B, Takemoto M, Fujibayashi S et al：Utility of a custom screw insertion guide and a full-scale, color-coded 3D plaster model for guiding safe surgical exposure and screw insertion during spine revision surgery. J Neurosurg Spine **25**：94-102, 2016

6) Takemoto M, Fujibayashi S, Ota E et al：Additive-manufactured patient-specific titanium templates for thoracic pedicle screw placement；novel design with reduced contact area. Eur Spine J **25**：1698-1705, 2016

7) Otsuki B, Takemoto M, Kawanabe K et al：Developing a novel custom cutting guide for curved peri-acetabular osteotomy. Int Orthop **37**：1033-1038, 2013

8) Horii E, Nakamura R, Koh S et al：Surgical treatment for chronic radial head dislocation. J Bone Joint Surg **84-A**：1183-1188, 2002

9) Shinohara T, Horii E, Koh S et al：Mid-to long-term outcomes after surgical treatment of chronic anterior dislocation of the radial head in children. J Orthop Sci **21**：759-765, 2016

10) Oka K, Moritomo H, Goto A et al：Corrective osteotomy for malunited intra-articular fracture of the distal radius using a custom-made surgical guide based on three-dimensional computer simulation；case report. J Hand Surg **33-A**：835-840, 2008

11) Murase T：Surgical technique of corrective osteotomy for malunited distal radius fracture using the computer-simulated patient matched instrument. J Hand Surg Asian Pac **21**：133-139, 2016

12) Michielsen M, Van Haver A, Bertrand V et al：Corrective osteotomy of distal radius malunions using three-dimensional computer simulation and patient-specific guides to achieve anatomic reduction. Eur J Orthop Surg Traumatol, 2018, doi：10.1007/s00590-018-2265-0

13) Oka K, Murase T, Moritomo H et al：Corrective osteotomy for malunited both bones fractures of the forearm with radial head dislocations using a custom-made surgical guide；two case reports. J Shoulder Elbow Surg **21**：e1-e8, 2012

14) Byrne AM, Impelmans B, Bertrand V et al：Corrective osteotomy for malunited diaphyseal forearm fractures using preoperative 3-dimensional planning and patient-specific surgical guides and implants. J Hand Surg **42-A**：836, e831-836, e812, 2017

III. 手術支援 ◆ 2. Patient specific guide

3D プリンタを利用した patient specific instrumentation におけるデザインの工夫とセット化
―― 寛骨臼回転骨切り術，大腿骨前方回転骨切り術，
大腿骨弯曲内反骨切り術編*

高田秀夫　　中村琢哉**

[別冊整形外科 75：176～180, 2019]

はじめに

3D プリンタはさまざまな分野で使用されているが，医療分野でも使用が拡大してきている．整形外科分野では patient specific instrumentation（PSI）として，人工膝関節置換術と上腕，前腕の変形治癒骨折矯正手術においてすでに保険収載されている．そのほかの部位では人工股関節全置換術や寛骨臼回転骨切り術，大腿骨回転骨切り術での応用が報告されている．ただし，従来のほとんどのガイドが1ピースで位置決めから骨切りまでを行うデザインであり，ガイドそのものが大きいため，術野での操作性がわるいことが多かった．また，軟部組織の剝離が不十分でガイドが浮いてしまい，予定の骨切り面からずれてしまうことや骨切り前に気がついても微調整する方法がないなどの問題点があった．われわれは，複数のパーツを組み合わせることで，これらの問題点を改善した．

I. 操作性を改善するデザイン例
―寛骨臼回転骨切り術[1]（図1, 2）

寛骨臼回転骨切り術用の PSI は，PSI に沿って球状に寛骨臼球状骨切ノミ（MIZUHO 社）を叩くためのガイドである．ガイドはノミの方向がずれないようにできるだ

けノミを沿わせる部分が大きいほうが安全だが，ガイドが大きいほど術野での操作性が悪くなる．ガイドを上下2段にわけるデザインとすることで，下段のパーツが小さくなり操作性が向上する．また，上段のパーツも二つにわけて交互に使用することで中殿筋を温存でき，全体の侵襲を少なくすることができる．下段のパーツは，位置を正確に特定するため下前腸骨棘と坐骨無名溝に引っかけるデザインとする．上下段のパーツを正確に合わせるため，3.2 mm のトロカーピンを使用する．しかし，ガイドそのものが薄いため，骨切り面の内側に穴を設置すると折損の危険性が高い．そこで，ピン挿入用の穴は，ガイドの骨切り面から外側にはみ出して設置する．坐骨無名溝周囲のガイド位置は，そのままの場合関節包にかなり近い．関節包保護のため，その周囲のみガイドを5 mm 外側に移動させて，ガイド越しにノミを押しあてながら半分ずつずらして叩くデザインとする．そのほか，坐骨側の上段パーツをピン1本で設置できるようにはめ込み式に設計することで，ノミを打つときに妨げとなるピンの本数を減少できる．ピンは3本とも平行に挿入するため，ノミを叩くときに助手にガイドを上から押さえつけてもらう必要があるが，ガイドを持ち上げて筋肉の剝離状態を簡単に確認できるメリットがある．

■ Key words

3D printer，PSI，rotational acetabular osteotomy，femoral anterior rotational osteotomy，femoral curved varus osteotomy

---

*Application and design of patient specific instruments using 3D printers；rotational acetabular osteotomy, femoral anterior rotational osteotomy, femoral curved varus osteotomy
　要旨は第44, 45回日本股関節学会において発表した．
**H. Takata（部長）：富山県リハビリテーション病院・こども支援センター整形外科（☎ 931-8517　富山市下飯野36；Dept. of Orthop. Surg., Toyama Prefectural Rehabilitation Hospital & Support Center for Children with Disabilities, Toyama）；
　T. Nakamura（部長）：富山県立中央病院整形外科．
［利益相反：なし．］

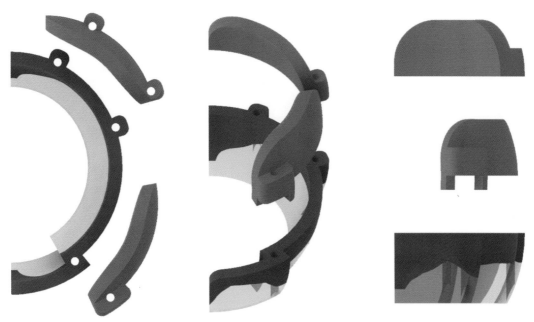

図1. 寛骨臼回転骨切りガイド．骨盤形状に合わせた下段パーツと下前腸骨棘側と坐骨無名溝側にわけた上段パーツの3パーツ構成．半透明部分はBoolean演算で削除される部分

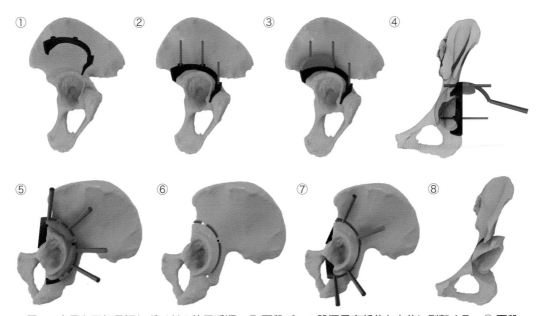

図2. 寛骨臼回転骨切りガイドの使用手順．① 下段パーツ設置予定部分を十分に剥離する，② 下段パーツを設置してピンを3本立てる，③ 下前腸骨棘側の上段パーツをピンに差し込む，④ イメージで骨切りラインを確認する，⑤ 坐骨無名溝側の上段パーツも差し込み，全周性にノミを叩く，⑥ ガイドとピンをはずす，⑦ 骨切り残存部分を半ノミずらしでノミを叩く，⑧ 臼蓋部分を外転し，PLLAスクリューで固定する．

II. 位置を微調整できるデザイン例―大腿骨前方回転骨切り術[2]（図3，4），大腿骨弯曲内反骨切り術[3]（図5，6）

人工膝関節全置換術では，骨切り面に平行な2本のピンを立てて，ピンに差し込むカッティングガイドの位置を2mm間隔で微調整できる．この方法を大腿骨前方回転骨切り術と大腿骨弯曲内反骨切り術に応用する．ガイドは，ピンを立てるためのピンガイドとボーンソーで骨切りを行うカッティングガイドにわけて設計する．ピンガイドは，骨切り面に平行な2本のピンを挿入する円錐台部分と位置確定のために小転子，大転子最後端に引っかける部分を組み合わせて設計する．ただし，小転子，大転子最後端の2点と接触面だけでは，ピンガイド設置面の剥離が不十分な場合にずれてしまう可能性が高いた

III. 手術支援 ◆ 2. Patient specific guide

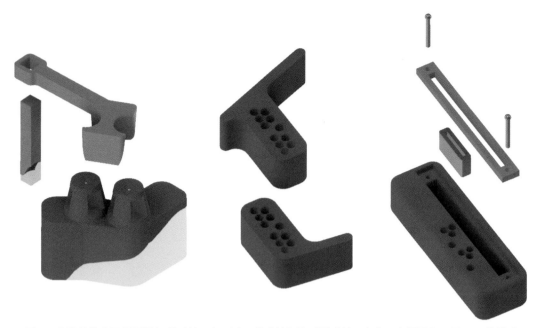

図3. 大腿骨前方回転骨切りガイド. 左：ピンガイドとサブガイド, 中央：大転子カッティングガイドと小転子カッティングガイド, 右：直線状の転子間カッティングガイド. 半透明部分はBoolean演算で削除される部分

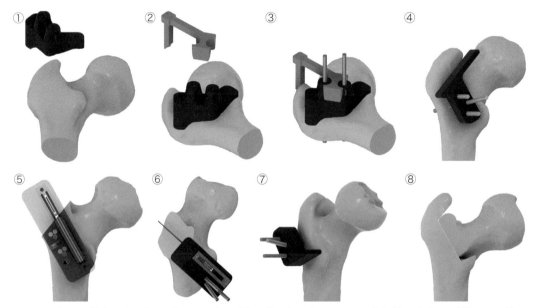

図4. 大腿骨前方回転骨切りガイドの使用手順. ① ピンガイド設置予定部分を十分に剥離する, ② 転子間後面にピンガイドをあてる, ③ サブガイドをピンガイドにはめ込みピンを2本立てる, ④ ピンに大転子カッティングガイドを差し込み大転子部分を切離する, ⑤ ピンに転子間カッティングガイドを差し込み, 位置確認ガイドを差し込みイメージで骨切りラインを確認する, ⑥ ボーンソーを差し込み, 大転子カット面でボーンソーの位置がカット面の面積の約半分になっていることを確認しカットする, ⑦ ピンに小転子カッティングガイドを差し込み小転子部分を切離する, ⑧ 骨頭部分を前方回転する.

め, 2つの円錐台に引っかけて使用するサブガイドも作成する. サブガイドは, 大転子頂部をポイントするように設計する. カッティングガイドは, 人工膝関節全置換術と同様に骨切り面を前後に2mm間隔で調整できるデザインとする. 大腿骨前方回転骨切り術は直線状に, 大腿骨弯曲内反骨切り術はカッティングガイド全体を弓状に曲げたデザインとした. 大腿骨前方回転骨切り術は大転子部分と小転子部分のカットも必要であるため, それぞれのカッティングガイドも2本のピンに差し込んで使用するデザインとした. ボーンソーを差し込むスリット

3Dプリンタを利用した patient specific instrumentation におけるデザインの工夫とセット化

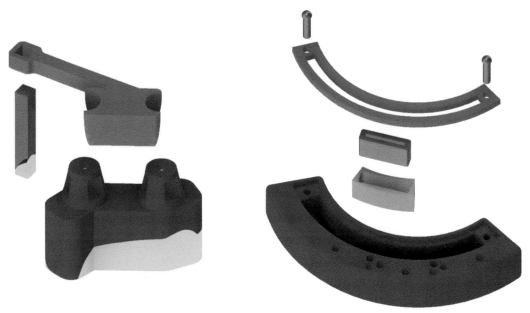

図5. 大腿骨弓状内反骨切りガイド. 左:ピンガイドとサブガイド, 右:弓状に曲げた転子間カッティングガイド. 半透明部分は Boolean 演算で削除される部分

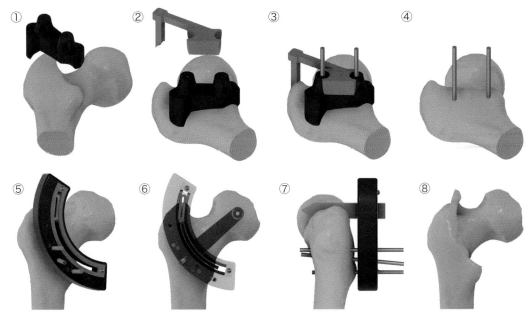

図6. 大腿骨弓状内反骨切りガイドの使用手順. ①ピンガイド設置予定部分を十分に剥離する, ②転子間後面にピンガイドをあてる, ③サブガイドをピンガイドにはめ込みピンを2本立てる, ④ピンガイドとサブガイドを取りはずしてピンのみにする, ⑤ピンに弓状カッティングガイドを差し込み, クロスピンで固定する, ⑥位置確認ガイドを差し込み, イメージで骨切りラインを確認する, ⑦ボーンソーで骨切りする, ⑧骨頭部分を内反位に移動する.

部分は, ステンレス製のボックスを作成し, カッティングガイドの中をボックスごと移動するように設計した. また, 人工膝関節全置換術では骨切り前の骨切り面を直視下で評価できるが, 股関節近位部では関節包を切開しないため, 確認には術中イメージが必要となる. そこで, イメージ下で骨切り面が確認できる位置確認ガイドを作成した. このガイドは, カッティングガイドのボーンソーを挿入する部分にセットするデザインとした. 位置確認ガイドは, 高さを変えた2本のワイヤを骨切り面に沿って挿入する設計で, 2本のワイヤが重なるようにみえたときにイメージが骨切り面に対して平行に入っていることが確認できるデザインとした. この, 位置確認ガイドを使用することで, 骨切り前に微調整が可能となる.

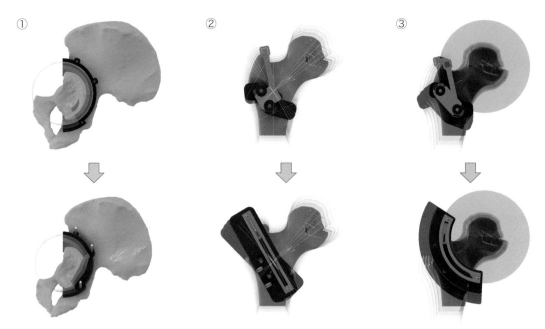

図7．PSI のセット化．① 寛骨臼回転骨切り術用のガイド，② 大腿骨前方骨切り術用のガイド，③ 大腿骨弯曲内反骨切り術用のガイド

Ⅲ．セット化（図7）

　PSI を症例ごとに最初から設計すると，実際に使用できるまでに時間がかかる．そこで，寛骨臼回転骨切り術用のガイドは骨切り球面の半径の大きさで 40，45，50 mm と 5 mm ごとに必要パーツをセット化した．また，大腿骨前方回転骨切り術用のガイドは転子間の骨切り角度で 30°，35°，40°，45°と 5°ごとにセット化し，大腿骨弯曲内反骨切り術用のガイドは骨切り円柱面の半径の大きさで 40，42.5，45，47.5，50 mm と 2.5 mm ごとにセット化した．セット化することで，骨モデルを作成した後は位置合わせをするだけで簡単に PSI を利用できる．

まとめ

　デザインの工夫とセット化を行うことで，より正確で使い勝手のよい PSI が作成できる．使用できるフィラメントが増え，プリンタの精度が今後向上することで，さらなる進化，発展が期待できる．

文　献

1) 高田秀夫，中村琢哉：3D プリンターを利用した寛骨臼回転骨切りガイドの開発—modular design PSI. Hip Joint **44**：383-385，2018
2) 高田秀夫，中村琢哉：3D プリンターを利用した大腿骨前方回転骨切りガイドの開発—3-step PSI guide. Hip Joint **44**：396-399，2018
3) 高田秀夫，中村琢哉：3D プリンターを利用した大腿骨弓状内反骨切りガイドの開発—3-step PSI guide. Hip Joint **44**：400-404，2018

＊　　　＊　　　＊

Ⅲ．手術支援 ◆ 3．術中画像支援

ハイブリッド手術室における骨盤輪，寛骨臼骨折に対する低侵襲スクリュー固定術*

仲宗根 哲　　石 原 昌 人　　仲宗根素子　　金 谷 文 則　　高江洲美香
宮 田 佳 英**

［別冊整形外科 75：181～185, 2019］

はじめに

　骨盤骨折に対する手術的治療は侵襲が大きく，合併症の頻度が高いため，転位の小さい骨盤骨折に対してはしばしば保存的治療が行われてきた．しかし，癒合不全による疼痛の残存や長期臥床による ADL 低下が問題となり，後に手術による内固定を必要とする場合がある．骨盤骨折に対する透視下の経皮的スクリュー固定術は低侵襲で有用だが，骨盤周囲には神経血管が近接し，スクリューの挿入には細心の注意が必要である．骨盤輪骨折における従来の X 線透視下での経皮的スクリュー固定術の報告は散見され[1~4)]，スクリュー挿入の安全域が狭く，スクリュー設置不良は 10～60％で，特に 1～7％に神経障害を起こしうると報告されている．

　一方，ハイブリッド手術室は，手術テーブルと据置き型 X 線透視装置が設置された手術室であり，主に脳神経外科や心臓血管外科などが外科的手術とカテーテル治療を同時にあるいは単独に，安全かつ迅速に行うために開発された．本邦では 2006 年に慈恵会医科大学が先駆けて導入し，2013 年に経カテーテル的大動脈弁植込み術（transcatheter aortic valve implantation：TAVI）が保険収載されて以降，急速に設置が進んでいる[5)]．Siemens Healthcare 社のハイブリッド手術室は，2018 年 11 月現在では全国でおおよそ 120 室に導入されており（図 1），他社（フィリップス社，GE 社，キヤノンメディカル社）を含めると 200 台を超えるハイブリッド手術室があると思われる．ハイブリッド手術室の据置き型 X 線透視装置は，最大撮影範囲（field of view：FOV）が約 19 インチ（48 cm）と広く，高精細なフラットパネルディテクタに

より歪みのない良質な透視画像が得られる．また，X 線透過性の手術テーブルの位置を認識し，術中のリアルタイム C アームコーンビーム CT（C アーム CBCT）撮影が可能である．隣接するワークステーションでは，C アーム CBCT 画像（3D 画像）とリアルタイムの透視画像（2D 画像）を重ね合わせる機能を使用し，術中透視画像を確認しながらのデバイスのナビゲーションが可能である（2D/3D ナビゲーション）[6~8)]．

　2D/3D ナビゲーションの一つである syngo Needle Guidance（Siemens Healthcare 社）は，3D 画像データを用いた針生検用のアプリケーションで，体の深部にある病変に対して，体表からの直線ルートの軌跡を描出し，術中透視画像に重ね合わせることで透視下の針生検のナビゲーションができる[9~11)]．放射線透視装置は手術テーブル位置を認識しているので，透視装置の角度を変えると 3D 骨モデル上の術前計画の軌跡が連動し，透視画像に追従したナビゲーションの軌跡が描出される．われわれは，このアプリケーションを用いて転位の小さい骨盤輪骨折，寛骨臼骨折に対して中空スクリュー（cannulated cancellous screw：CCS）のガイドワイヤの骨刺入点と終点を結ぶ軌跡を計画し，ハイブリッド手術室での経皮的スクリュー固定術の成績について検討した．

Ⅰ．対象および方法

　2016 年 4 月～2018 年 9 月に 2 mm 未満の転位であった骨盤輪，寛骨臼骨折に対して経皮的スクリュー固定術を行った 44 例（男性 20 例，女性 24 例，平均年齢 66 歳）を対象とした．高所からの転落や交通事故などの合併症を伴った高エネルギー外傷は 16 例で，転倒や交通事故で

■ Key words

hybrid operation room, pelvic ring fracture, acetabular fracture, percutaneous screw fixation

*Minimally invasive surgery for percutaneous screw fixation in pelvic ring and acetabular fractures in hybrid operating room
**S. Nakasone（講師），M. Ishihara, M. Nakasone, F. Kanaya（教授）：琉球大学整形外科（Orthop. Surg., Graduate School of Medicine, University of the Ryukyus, Okinawa）；M. Takaesu（医長），Y. Miyata（部長）：中部徳洲会病院整形外科.
［利益相反：なし．］

Ⅲ. 手術支援 ◆ 3. 術中画像支援

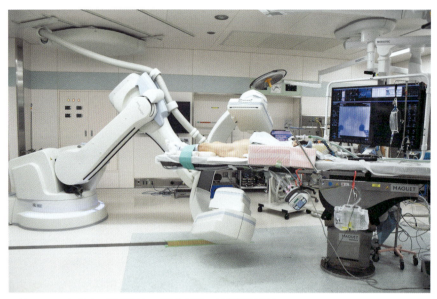

図1. ハイブリッド手術室. 据置き型X線透視装置(Artis zeego, Siemens Healthcare社)とX線透過性の手術テーブルがあり, 術中CアームCBCT撮影が可能である.

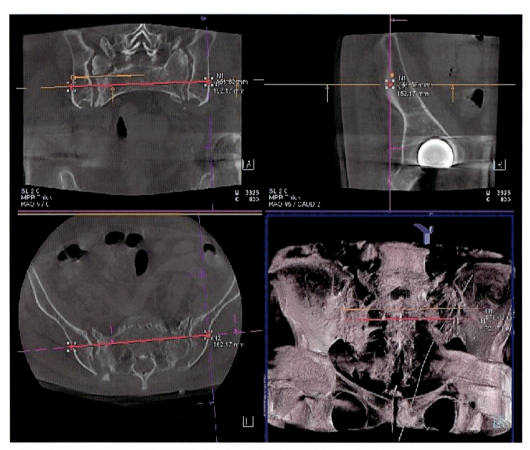

図2. 三次元術前計画. 針生検アプリケーションを用いてスクリュー軌跡の三次元術前計画が可能である.

も合併症のない低エネルギー外傷は28例であった. 仙骨, 寛骨臼, 腸骨スクリューはメイラ社製の6.5 mm CCSを用い, 恥骨スクリューは恥骨断面径に応じて6.5 mmもしくは5.5 mm径を使用した.

全身麻酔後にCアームCBCT撮影を行い, 画像データを隣接するワークステーションのコンピュータ(syngo X Workplace; Siemens Healthcare社)へ転送し, 3D-CT骨盤モデルを作成した. 経皮的スクリュー固定術の

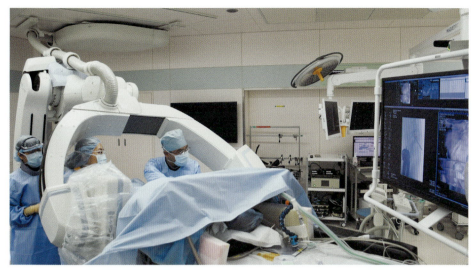

図3. X線透視装置の移動，回転．術前計画に応じてガイドワイヤの骨刺入点と終点の軌跡が一直線上の点（Bull's eye view）になるように，X線透視装置を移動，回転する．図は仙骨スクリュー挿入時のX線透視装置の位置である．

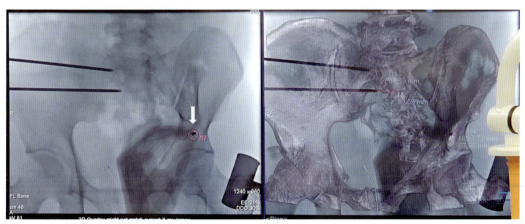

図4. 2D/3Dナビゲーション．術中透視画像（左）と3D-CT骨モデル（右）を重ね合わせて，Bull's eye view（白矢印：N3円の中心）でガイドワイヤの先端を合わせて挿入する．図は，左寛骨臼スクリューのナビゲーション画面である．

三次元術前計画は，既存のアプリケーションであるsyngo Needle Guidance（同社）を用いて行った．ワークステーションで3D画像データから再構成断面像を作成し，CCSのガイドワイヤが骨内を通るルートの終点と始点を計画し（図2），3D-CT骨モデル上に術前計画のスクリュー軌跡を描出した．CアームCBCT撮影は5分，術前計画はCCS1本につき2，3分程度で，術中CアームCBCT撮影から手術開始までは10～15分程度の時間を要した．手術では，皮膚刺入点を中心に消毒，ドレーピングを行った．皮膚刺入点に約1cmの皮膚切開を加え，ガイドワイヤとして2.8 mm Kirschner鋼線を用いた．X線透視装置を移動，回転させ（図3），ガイドワイヤの骨刺入点と終点を結ぶ軌跡が一直線上の画像であるBull's eye viewにした．ガイドワイヤ先端を骨刺入点まで進め，方向を定めてハンマーでガイドワイヤを叩いて骨内へ進めた（図4）．2，3cm進めたところで透視装置の角度を変え，ガイドワイヤの刺入点や方向が3D術前計画の軌跡と合致するかを確認し，さらにガイドワイヤを5～6cm進めた．同様にガイドワイヤの刺入を，症例のCCS挿入の本数に応じて行った．すべてのガイドワイヤを挿入した後に再度CアームCBCTを撮影し，ワークステーションでガイドワイヤの位置，方向およびガイドワイヤの刺入点から終点までの長さを計測し，使用するCCSの長さを選択した（3D画像で計測できるため，デプスゲージによるスクリューの長さの計測は不要である）．ガイドワイヤの皮膚刺入点の皮膚切開を広げ，皮質骨のドリリングを行った．中空スクリューをガイドワイヤに通し，透視画像上の軌跡を確認しながらスクリューを挿入した．洗浄後に皮膚を3-0ナイロン糸で縫合し，手術を終了した（図5）．

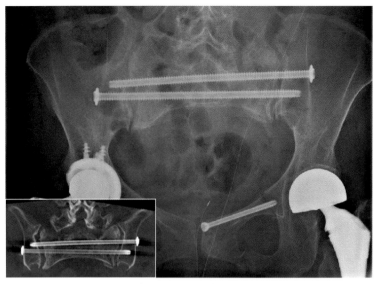

図5. 術中2D画像および3D画像. 良質な2D画像および術中3D画像によるスクリュー位置の最終確認が可能である.

表1. 結　果

仙骨スクリュー	50本
経腸骨経仙骨スクリュー	21本
順行性恥骨スクリュー	8本
逆行性恥骨スクリュー	21本
寛骨臼スクリュー	11本
腸骨スクリュー	7本

術翌日よりギャッジアップフリーとし，合併損傷がない症例は翌日より車椅子を許可し，合併損傷がある症例は治療に応じて車椅子移乗を許可し，リハビリテーションを行った．術後3週までは部分荷重で，術後6週からは全荷重で歩行訓練を行った．

II. 結　果

CCSは合計118本使用した（表1）．手術時間は，平均115（42〜277）分，出血量は平均9.2（5〜30）mlであった．スクリューが神経，血管，股関節，椎間板へ穿破したものはなく（0％），術後に皮膚壊死，血腫，深部感染はなかった（0％）．

術後平均11.7（8〜20）週で97.7％（43/44例）に骨癒合が得られ，逆行性恥骨スクリューの遷延癒合を1例に認めた．スクリューのバックアウトは11.9％（14/118本）に認めたが，骨癒合が得られた後に進行したものはなく，皮膚刺激症状なく経過観察中である．19歳と25歳の交通外傷後仙骨骨折に対する仙骨スクリューの症例に殿部の違和感を訴えたため，それぞれ術後4ヵ月と7ヵ月で抜釘を行い，違和感は消失した．

III. 考　察

本研究では，ハイブリッド手術室における2D/3Dナビゲーションを用いることで，転位の小さい寛骨臼，骨盤輪骨折に対し，正確で安全で低侵襲な経皮的スクリュー固定術が可能であった．これまでの骨盤骨折に対する経皮的スクリュー固定術では，3D画像を用いたCT-3D-fluoroscopic navigation（3Dナビゲーション）が有用とされている[12〜15]．3Dナビゲーションは，術前CTの3D術前計画と術中CアームCBCT画像をレジストレーションすることでスクリューの刺入位置，方向をナビゲーションする．その精度は2mm以内で合併症が少なく，良好な臨床成績が報告されている[12〜15]．しかし，3Dナビゲーションは骨盤へトラッカーを設置する必要があり，またナビゲーションの正確なレジストレーションには経験や技術が必要である[12〜15]．一方，ハイブリッド手術室では放射線透視装置と手術テーブルの位置がコンピュータ制御され，レジストレーションは不要である．また，ハイブリッド手術室での2D/3Dナビゲーションでは，3D-CTモデルに描出した術前計画をリアルタイム透視画像に重ね合わせることが可能で，ガイドワイヤの位置を視認しながら刺入できる．リアルタイム透視画像によるナビゲーションは，整形外科にとってシンプルでなじみ深い手法であり，これにより質の高い画像と正確なナビゲーションで安全に低侵襲な手術が可能であると思われた．

ハイブリッド手術室の術中CアームCBCTとリアルタイム透視画像とを重ね合わせる機能は，脊椎外科[16,17]や骨盤外傷[18]だけでなく，関節内骨折や踵骨骨折などの術

中の正確な評価や複雑な解剖を有する部位の手術においても有用と思われる．また，スクリュー刺入の直線的な計画だけでなく，人工関節置換術やインプラントを用いた骨接合術においては，リアルタイムの透視画像にテンプレーティングが可能となれば，インプラントサイズだけでなく，角度や位置のナビゲーションが可能となると思われる．近年のハイブリッド手術室は，オフセット型Cアームの登場により術者や助手のスペースが確保され，パワーツールを使用する整形外科領域の手術にとっても使いやすい環境になってきた．今後は，整形外科治療支援アプリケーションの開発が進めば，非常に質の高い画像が得られるハイブリッド手術で安全で低侵襲な治療はますます拡大されると思われる．

ま と め

転位の小さい骨盤輪，寛骨臼骨折44例に対してハイブリッド手術室の2D/3Dナビゲーションを用いて経皮的スクリュー固定術を行った．スクリューによる神経孔，血管，関節への穿破はなかった（0％：0/118本）．手術時間は，平均115（42〜277）分，出血量は平均9.2（5〜30）mlで，骨癒合は97.7％（43/44例）に得られた．転位の小さい寛骨臼，骨盤輪骨折に対して，ハイブリッド手術室では正確で，安全な低侵襲手術が可能であった．

文 献

1) 入船秀仁，高橋信行，平山　傑ほか：C-arm ガイド下による iliosacral screw, transiliac transacral screw の刺入精度に関する検討．骨折 **38**：330-332, 2016
2) Zwingmann J, Hauschild O, Bode G et al：Malposition and revision rates of different imaging modalities for percutaneous iliosacral xcrew fixation following pelvic fractures；a systematic review and meta-analysis. Arch Orthop Trauma Surg **133**：1257-1265, 2013
3) Puchewein P, Enninghorst N, Siasak K et al：Percutaneous fixation of acetabular fractures；computer-assisted determination of safe zones, angles and lengths for screw insertion. Arch Orthop Trauma Surg **132**：805-811, 2012
4) Van den Bosch EW, van Zweien CM, van Vugt AB：Fluoroscopic positioning of sacroiliac screws in 88 patients. J Trauma **53**：44-48, 2002
5) 山本　修：第3世代を迎えたハイブリッド手術室．映像メディカル **50**：10-15, 2018
6) Nesbit GM, Nesbit EG, Hamilton BE：Integrated cone-beam CT and fluoroscopic navigation in treatment of head and neck vascular malformations and tumors. J NeuroIntervemnt Surg **3**：186-190, 2011
7) Kroeze SG, Huisman M, Verkooijen HM et al：Real-time 3D fluoroscopy-guided large core needle biopsy of renal masses；a critical early evaluation according to the IDEAL recommendations. Cardiovasc Intervent Radiol **35**：680-685, 2012
8) Cooke DL, Levitt MR, Kim LJ et al：Laser-assisted flat-detector CT-guided intracranial access. Int J CARS **11**：467-472, 2016
9) Richter PH, Gebhard F, Dehner C et al：Accuracy of computer-assisted iliosacral screw placement using a hybrid operating room. Injury **47**：402-407, 2016
10) Jiao de C, Li TF, Han XW et al：Clinical applications of the C-arm cone-beam CT-based 3D needle guidance system in performing percutaneous transthoracic needle biopsy of pulmonary lesions. Diagn Interv Radiol **20**：470-474, 2014
11) Tam Alda, Mohamed A, Pfister M et al：C-arm cone beam computed tomographic needle path overlay for fluoroscopic-guided placement of translumbar central venous catheters. Cardiovasc Intervent Radiol **32**：820-824, 2009
12) Thakkar SC, Thakkar RS, Siristreetreerux N et al：2D versus 3D fluoroscopy-based navigation in posterior pelvic fixation；review of the literature on current technology. Int J CARS **12**：69-76, 2017
13) Takao M, Nishii T, Sakai T et al：Iliosacral screw insertion using CT 3D fluoroscopy matching navigation. Injury **45**：988-994, 2014
14) 塩田直史，佐藤　徹：骨盤骨折に対するナビゲーション手術．整・災外 **59**：425-431, 2016
15) 高尾正樹：骨盤骨折におけるナビゲーションでの低侵襲手術．整・災外 **61**：1171-1178, 2018
16) 江原宗平：Robotic C-arm "Artis zeego" を中心とする世界初の脊椎手術環境．整形外科 Surg Tech **4**：502-503, 2014
17) 山崎良二，有賀健太，立石大輔ほか：Hybrid 手術室における脊椎ナビゲーション手術．整・災外 **61**：1151-1161, 2018
18) 高江洲美香，仲宗根哲，大城裕理ほか：ハイブリッド手術室における骨盤輪・寛骨臼における低侵襲スクリュー固定法の検討．骨折 **40**：964-967, 2018

＊　　　＊　　　＊

Ⅲ．手術支援 ◆ 3．術中画像支援

術中 MRI を用いた骨・軟部腫瘍手術への新たな試み*

古田太輔　久保忠彦　作田智彦　齋藤太一　安達伸生**

[別冊整形外科 75：186〜189, 2019]

は じ め に

掻骨巨細胞腫は良性腫瘍ではあるが，特に局所で活発な新生物であり，切除不十分な場合は約20％という再発率が報告されている[1]．

近年，骨巨細胞腫に対して RANK リガンド阻害薬であるデノスマブが骨破壊の抑制，骨形成の促進，腫瘍の抑制を目的に保険適用となった．特に脆弱になった関節面に骨形成を促進することにより，関節温存が可能となってきた．一方で，デノスマブ治療により形成された骨化と腫瘍細胞の変性が，手術操作を困難にすることが報告されている．

今回われわれは，術中 MRI を用いることにより，骨形成による掻爬困難で，関節面の損傷の恐れのある部位を確認しながら，安全にかつ可能なかぎり残存腫瘍のない完全腫瘍掻爬を試みた．そして肉眼的に同定困難であった残腫瘍を術中MRIで同定し，安全な切除を可能とした症例を経験したので報告する．

Ⅰ．症 例 提 示

症　例．59歳，女．

主　訴：右膝痛，X線像にて右大腿骨遠位に骨透亮像（図1），MRI で T1 強調画像では低信号，T2 強調画像では全体的に低信号だが一部に高信号，造影MRIでは腫瘍内部に造影効果を認めた．まずは確定診断のため切開生検を施行し，病理検査で骨巨細胞腫と診断した．大腿骨遠位の残存している関節面は非常に菲薄化していたため，デノスマブ120 mg を初回から4週間までは週1回，

その後は4週間に1回の投与を行った．投与期間は患者の手術時期の希望もあり全12ヵ月の投与を行った．十分な関節面の骨化（図2）を認め，関節温存手術が可能であると判断し，手術を行った．術中所見は腫瘍細胞が一般的な腫瘍細胞と異なり線維化しており，さらに形成された骨化により腫瘍掻爬が困難であった．しかし，術前画像を参照しながら，エアバーで辺縁を削り，肉眼的に残存腫瘍がないと判断できるところまで掻爬した．関節面もイメージで確認し，損傷しないように掻爬を行った．続いて残存腫瘍がないことを確認するため術中MRI（図3）を施行した．術前 MRI と術中 MRI を比較したところ，一層の形成された骨化の深層に腫瘍の残存が疑われた（図4）．術中 MRI の残存腫瘍を参考にして，関節面の直下まで安心してエアバーによる追加掻爬を行うことができた．追加腫瘍掻爬後に液体窒素処置，腸骨からの自家骨移植と人工骨移植後，外側からロッキングプレート固定を行った（図5）．病理検査では，大半は壊死であったが，追加掻爬した組織内に壊死していない骨巨細胞腫が確認された．現在術後6ヵ月であり，再発所見なく経過している．

Ⅱ．考　　　察

骨巨細胞腫に対して関節面周囲の骨形成や腫瘍の抑制を期待した術前のデノスマブ治療が保険適用となり使用されるようになった．しかし，形成された骨化や変性した腫瘍により術中の操作を逆にむずかしくしている一面が報告されている[2]．実際に骨化により掻爬範囲の同定が困難となり，変性した腫瘍によりデノスマブ未使用例

Key words

intraoperative MRI, GCBT, denosumab

*New attempt for operation of musculoskeletal tumor using intraoperative MRI
**T. Furuta, T. Kubo（准教授）, T. Sakuda：広島大学大学院整形外科（Dept. of Orthop. Surg., Graduate School of Biomedical and Health Sciences, Hiroshima University, Hiroshima）；T. Saito：東京女子医科大学脳神経外科；N. Aadachi（教授）：広島大学大学院整形外科．
[利益相反：なし.]

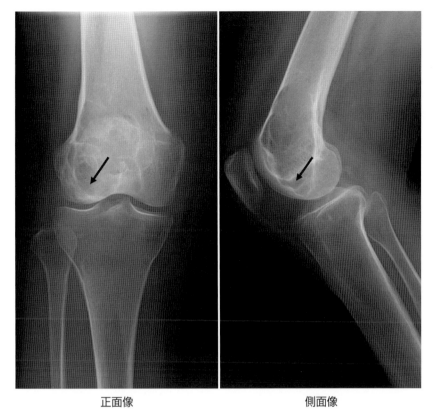

正面像　　　　　　　　　　側面像

図1. 症例. 59歳, 女. デノスマブ投与前右大腿骨遠位 X 線像. 矢印の関節面周囲に骨透亮像を認める.

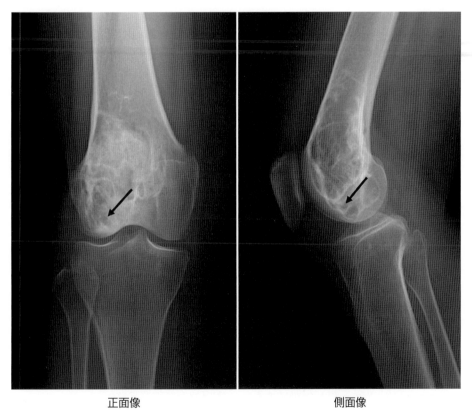

正面像　　　　　　　　　　側面像

図2. デノスマブ投与後右大腿骨遠位 X 線像. 矢印に骨形成を認める.

Ⅲ．手術支援 ● 3．術中画像支援

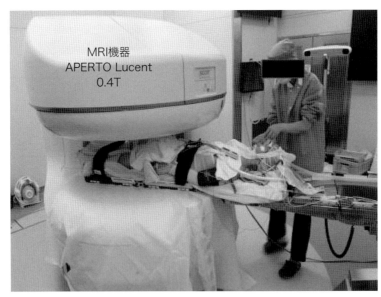

図3．術中MRI．左の白い装置がMRI機器（APERTO Lucent 0.4 T；日立製作所）であり，右の改良した手術台をスライドさせて全身麻酔下で撮影を行うことを可能としている．

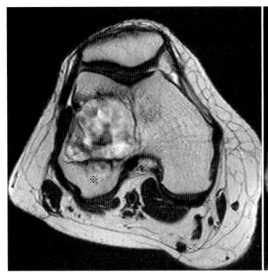 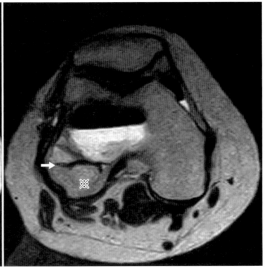

a．術前MRI T2強調軸位断像．※部は腫瘍と推測される部位

b．術中MRI T2強調軸位断像．矢印はデノスマブ投与により形成された骨化，※はその下層にある残存腫瘍と考えられる．

図4．症例．59歳，女．術前後のMRI

と比較すると肉眼的腫瘍の同定が困難であった．一方で，術中MRIは脳外科領域での報告が多く[3]，骨軟部腫瘍領域での報告は，調べたかぎりでは2つしかない[4,5]．さらにデノスマブ治療後の骨巨細胞腫症例に注目して残存腫瘍の確認を目的として術中MRIを用いた報告はまだない．われわれは，術中MRIにより残存腫瘍の確認，そして安心して追加掻爬することが可能であり，再発率を低下させ，手術操作による関節面の破壊などの合併症も減らすことができると考えた．デノスマブにより関節温存できる症例が増えることは望ましいが，本例を経験して術中MRIで確認しなければ残存腫瘍を残してしまう可能性があると考えられた．術中MRIは，再発率の高い骨・軟部腫瘍に対して大変有用な新しい術中検査法であることが推測された．

まとめ

骨巨細胞腫は不十分な切除であれば約20％の再発率がある腫瘍である．近年デノスマブによる治療が行われ

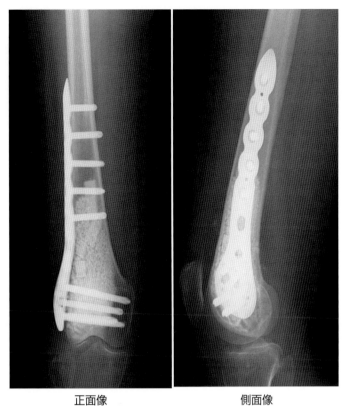

正面像　　　　　側面像

図 5. 術後 X 線像. 腫瘍掻爬部には自家骨と人工骨を充填し, ロッキングプレートで固定を行った.

る頻度が増え，骨化による腫瘍細胞の同定が困難であることが報告されている．今回われわれは，術中 MRI を用いることにより，同定困難であった残存腫瘍を術中同定可能とした症例を経験し，術中 MRI は再発率の高い骨・軟部腫瘍に対して大変有用な新しい術中検査法であることが示唆された．

文　献

1) Xu SF, Adams B, Yu XC et al：Denosumab and giant cell tumor of bone；a review and future managemenp considerations. Curr Oncol **20**：442-447, 2013
2) Müller DA, Beltrami G, Domenico A et al：Risk and benefits of combining denosumab and surgery in giant cell tumor of bone；a case series. World J Surg Oncol **14**：281, 2016
3) Fukui A, Muragaki Y, Saito T et al：Volumetric analysis using low-field intraoperative magnetic resonance imaging for 168 newly daiagnosed supratenotorial glioblastomas；effects of estent of resection and residual tumor volume on suvival and recurrence. World Neurosurg **98**：73-80, 2017
4) Mesko NW, Joyce DM, Hslan H et al：Creating an intraoperative MRI suite for the musuculoskeletal tumor center. Clin Orthop Relat Res：1516-1522, 2016
5) Gould SW, Agarwal T, Benoist S et al：Resection of soft tissue sarcomas with intra-operative magnetic resonance guidance. J Magn Reson Imaging **15**：114-119, 2002

＊　　　＊　　　＊

整形外科手術におけるスマートグラス導入の試み

平中崇文

はじめに

医療分野においてウェアラブルデバイスの導入が試みられている．スマートウォッチで脈拍をモニタすることは一般的になっているし，ウェアラブルカメラを使用した報告もなされている．手術を行う際，両手を使いながら操作できるハンズフリーのデバイスは大変有用であり，さまざまな場面での活用が期待できる．

筆者はなかでもスマートグラスの導入を試みてきた．本稿ではスマートグラスとその臨床での使用例および今後の可能性について述べる．

I．スマートグラスとは

スマートグラスとは，ヘッドマウントカメラとヘッドマウントディスプレイが一体となったウェアラブルデバイスである．ヘッドマウントカメラによりほぼ装着者目線の画像を撮影することができる．また，ヘッドマウントモニタで撮影画像やその他の画像を参照しながら操作できる．さらに，それ自体をWi-Fiで接続することで情報の共有も可能である（図1）．われわれは，まずこれを手術教育に使用すること，またモニタ画像をヘッドマウント化することを試みたので解説する．さらに，今後の可能性についても述べる．

II．手術教育における問題点

整形外科医にとって，手術の習得は大変重要な位置を占めるが，実際には多くの問題がある．もっとも理想的な方法は，その手術が行われている施設に勤務することである．しかしながら，その機会は非常に限定されるた

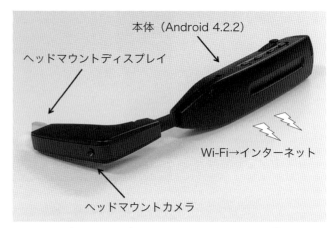

図1．国産スマートグラス InfoLinker（Westunitis社）．ヘッドマウントディスプレイとヘッドマウントカメラが装着されたAndroidコンピュータ．単体でWi-Fi経由でインターネットに接続することができる．

め，実際には手術見学が行われている．手術見学のためには見学時間だけでなく移動のための時間も要し，同時にその間の診療も停止するために二重にコストがかかることになる．また，見学に行っても術者によって視野が遮られて十分に観察できないことが多い．

適切に記録された動画や静止画は大変有用である．術者に質問しながら見学することは不可能であるものの，繰り返し観察できるというメリットがある．最近は，医療安全の観点からも手術記録画像を残そうという動きもみられる．このため，最近の手術室では高解像度のビデオカメラが天井に設置されていることも多い．しかしながら，手術見学時と同様，術野が術者に隠れることがしばしば生じる．術者はもっとも視野のよいところにくるので，カメラと術野の間に術者がくる限りどのような高

Key words

smart glasses, wearable device, orthopaedic surgery

*Introduction of smart glasses to orthopaedic surgery
**T. Hiranaka（関節センター長）：愛仁会高槻病院整形外科・関節センター（〒569-1192　高槻市古曽部町1-3-13；Dept. of Orthop. Surg. and Joint Surgery Centre, Takatsuki General Hospital, Takatsuki）
［利益相反：なし．］

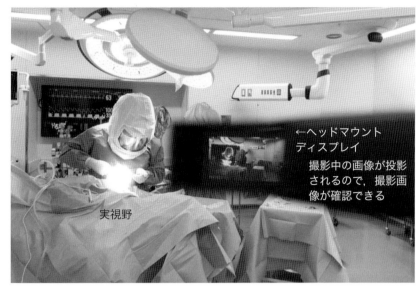

図2．スマートグラスを装着したところ．撮影画像が常にディスプレイに表示されるので，撮影画像を確認しながら撮影することができる．

性能のカメラでも生じうる．

　この問題を解決するには，術野と術者の間にカメラがくる必要がある．レジャー目的で販売されているGoPro（GoPro社）を使用した手術画像の記録が報告されている[1]．われわれもPanasonic社HX-A100を用いて手術画像の記録を試みた．画質はおおむね満足できるものであったが，ファインダーがないために撮影画像を確認できず，術野がフレームアウトしていることに気づかず手術を進めることもしばしば生じていた．

　また，このウェアラブルカメラを用いてライブサージェリーを試みた．ウェアラブルカメラの画像をPCに転送し，そこから院内に付設したネットワークケーブルを通じて別室にある大型モニタに投影した．しかし，院内工事に数十万円のコストがかかり，また視聴場所も限られるため実用的ではなかった．

III．スマートグラスを用いた手術教育

❶スマートグラスを用いた手術見学

　これら，ビデオカメラの位置，モニタの設置，自由なネットワーク接続の問題をすべて解決するには，スマートグラスが理想的である．そこで当時話題となっていたGoogle Glassの導入を試みた．しかしそれは入手困難であるうえに，使用目的に合わせてカスタマイズすることはほぼ不可能であった．

　使用できるスマートグラスを探していたところ，純国産のスマートグラスであるInfoLinker（Westunitis社）があることをしった．InfoLinkerはquarter video graphics array（WQVGA）428×240のモニタ，有効画素数1992×1226のビデオカメラを装備した，Android 4.2.2の動くウェアラブルコンピュータである（図1）．専用のマウンタでメガネに装着するか，オーバーグラスに装着して使用する．撮影中の画像が常にディスプレイに写っているので，撮影画像を確認することができる（図2）．

　われわれはこのシステムを用いてライブサージェリーを試みた．InfoLinkerをモバイルWi-Fiルータを介してインターネットに接続して，画像をサーバに転送し，視聴コンピュータからそのサーバにアクセスして閲覧するシステムを構築した．その結果，多少の遅延やコマ落ちがあるものの実用的な画像の転送が可能であった[2]（図3）．

　スマートグラスで行うライブサージェリーにはいくつかの利点がある．まず，院内の特別な付設工事が不要で，安価にかつフレキシブルに画像転送することができる．またインターネットにつながっていれば視聴場所も自由である．さらにパスワード管理することでセキュリティの管理も容易である．現在はより使いやすいシステムとなるよう開発を継続している．

❷音声入力システム

　手術中はデバイスを操作することができないため，音声入力が便利である．われわれは，音声で静止画の撮影・保存，動画の録画開始・終了，ズームイン・アウトなどが可能なシステム（InfoLinker Solitaire）を開発した．

❸術野拡大表示システム

　手術見学時に，術者の影になって見学者が術野を直接

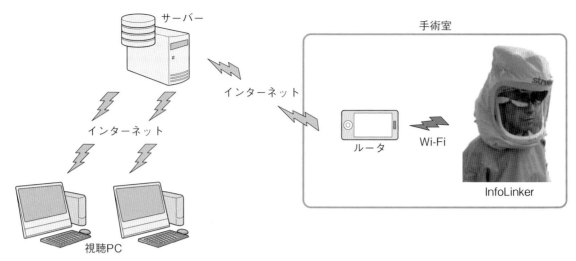

図3. スマートグラスを用いたライブサージェリーの仕組み. スマートグラスの画像をWi-Fi経由でインターネット上のサーバに転送. 各視聴PCがサーバの画像を読み込むことでどこからでも視聴が可能

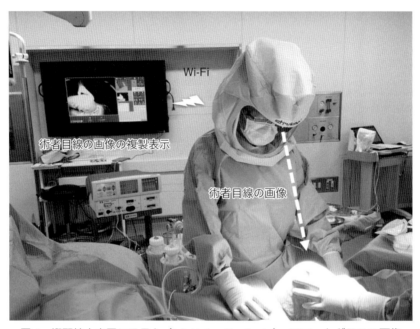

図4. 術野拡大表示システム (InfoLinker Duplicate). スマートグラスの画像をWi-FiでPCに転送して表示させる. PCからHDMIケーブルで大画面モニタにつなげば, 術野を拡大表示させて閲覧することができる.

みることができないときでも, 術者が装着したヘッドマウントモニタの画像を同室の大画面モニタに投影できるシステム (InfoLinker Duplicate) を開発した (図4). このシステムは, InfoLinkerの画像をWi-Fi経由で専用ノートPCに転送し, このPCに大型モニタをHDMIケーブル経由で接続することで, 術野を大写しできる. 手術見学ばかりでなく, スタッフに手術の進行状況を伝えるのにも有効である. Wi-Fiセッティングやアプリのインストールも完了しておりすぐに使用することができる.

❹双方向通信機能

ライブサージェリーのように一方的に画像を流すのではなく, 双方向で画面を共有することが可能である. remote maintenance system (RMS) と呼ばれ, 元々は産業分野で製造ラインの管理などに使用されていた. 遠隔地で手術画像を閲覧するばかりでなく, 画像上に文字や図形を描画できるアノテーション機能があったり, テキストチャットや音声通話も可能であったりするため, 遠隔地での手術指導にも使用できる.

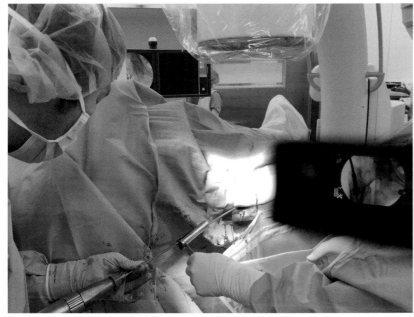
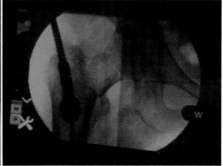

図5. ヘッドマウントディスプレイの応用. X線透視画像をヘッドマウントディスプレイに表示させることで, 術野から目線をはずさずに透視画像を確認することができる.

Ⅳ. ヘッドマウントディスプレイの応用

厳密にはスマートグラスの範疇からは外れるものの, ヘッドマウントディスプレイ (head mounted display：HMD)には大きな可能性があると考えている. 整形外科に限らず外科手術はモニタ画像を参照して行うことが多い. しかしながら, モニタは術野から離れたところに置かれているために, モニタをみて操作している間は術野をみていない. そこで, モニタ画像をビデオカメラで撮影し, それを HMD (PicoLinker, Westunitis 社) に投影して術野をみながら手術ができるようにした (図5). これを模擬骨を用いた Kirschner 鋼線刺入実験を行ったところ, HDM をみたほうがより正確に早くワイヤを刺入することができた[3]. また, ワイヤを骨軸と平行に刺入する際, 側面から撮影したビデオ映像を HMD に投影させて参照しながら刺入したほうが, 目視で正面と側面を交互に確認しながら刺入するよりも速やかに刺入可能であった[4].

このように, HMD を使用することで早く正確に, そして術野から視線を離さないために安全に手術を行うことができると考えている. また, 従来であればモニタが遠くに設置されれば小さなモニタ画像をみながら手術せざるをえないが, HMD への投影であればモニタ画像を拡大表示することで詳細な像を得ることができる.

まとめ

いったん発売された Google Glass が発売中止になり, スマートグラスへの関心がやや薄れた感がある. しかしながら, スマートグラスは一つのツールであると考えている. これを用いて現場のニーズに応じるシステムを構築することで, その可能性は大きいと考えている. スマートグラスを用いることで, 人が動かずとも画像を共有することができ, 人, 物, 情報の動きを最小限にできると考えている. 今後ともさまざまなシーンに役立つシステムの開発を行っていきたい.

文　献

1) Bizzotto N, Sandri A, Lavini F et al：Video in operating room；GoPro HERO3 camera on surgeon's head to film operations；a test. Surg Innov **21**：338-340, 2014
2) Hiranaka T, Nakanishi Y, Fujishiro T et al：The use of smart glasses for surgical video streaming. Surg Innov **24**：151-154, 2017
3) Hiranaka T, Fujishiro T, Hida Y et al：Augmented reality；the use of the PicoLinker smart glasses improves wire insertion under fluoroscopy. World J Orthop **8**：891-894, 2017
4) Tsubosaka M, Hiranaka T, Okimura K et al：Additional visualization via smart glasses improves accuracy of wire insertion in fracture surgery. Surg Innov **24**：611-615, 2017

Ⅲ．手術支援 ◆ 4．Augmented reality

仮想現実，拡張現実技術を用いた
脊椎，脊髄腫瘍切除術の術前計画と手術支援
—— 患者個別データに基づいた画像空間認識による
腫瘍切除の正確性向上を目指して*

中西一義　　亀井直輔　　中前稔生　　森迫泰貴　　杉本真樹
安達伸生**

［別冊整形外科 75：194〜197, 2019］

はじめに

　仮想現実（virtual reality：VR）とは，コンピュータで作り出した仮想の環境を現実であるかのように体感できる技術で，1960年代より多種多様な研究開発が行われている．また，拡張現実（augumented reality：AR）とは，現実環境において視覚，聴覚などの感覚に与えられる情報の一部を仮想的に拡張する技術である[1,2]．これらの技術は2016年にVR関連機器の市販化により急速に普及し，ゲームやカーナビゲーションなど，われわれの生活に広く浸透しつつある．医療分野においても，VRやAR技術は1995年より活用されるようになり，従来から行われてきた画像検査の新たな利用方法に機運が高まっている[3]．

　これまではCTやMRIによる医用画像データから三次元（3D）画像を再構成しても，平面的なモニタで閲覧するのみであったが，VR/AR技術を用いることにより，より直感的に組織や病巣の空間認識力を向上させることができる[4,5]．これまでに手術計画や手術用顕微鏡の視野への投影による手術支援への応用が報告され[3,6〜9]，脊椎外科領域においてはヘッドマウントディスプレイ（head mount display：HMD）を用いて，椎体形成術や，経皮的椎弓根スクリュー刺入の術中支援に応用され，有用性が報告されている[10,11]．われわれはこの技術を，症例により

さまざまな進展様式を呈する脊椎・脊髄腫瘍切除術の術前計画ならびに術中の確認に応用し，切除の正確性の向上に有用であったので紹介する．

Ⅰ．脊椎・脊髄腫瘍手術への応用

　これまでにダンベル型腫瘍（2例），原発性脊椎腫瘍（2例），転移性脊椎腫瘍（1例）と診断された症例に対し，VR/AR技術を使用した術前計画を行った．多列検出器型X線CT（multi detector row computed tomography：MDCT）によるCT血管造影検査を行い，MDCTの3Dボリュームデータより，脊椎，動脈，腫瘍の形状をポリゴンモデル化し，HoloeyesXR（Holoeyes社）でVR/ARアプリを作成した．コンピュータ，HMD（Microsoft HoloLens；Microsoft社）を用いて3D画像を全方向から閲覧し，3〜6名の脊椎外科医で画像を共有しながら骨切除範囲，方法，手順について術前計画を行った．全方向から脊椎骨，肋骨と腫瘍，周辺の動脈の位置を3D空間的に確認し，骨切除範囲や腫瘍を切除する手順をシミュレートした．脊椎ダンベル型腫瘍と原発性脊椎腫瘍は後方アプローチによる切除術を，転移性脊椎腫瘍は後方アプローチ，前方アプローチによる切除術を行った．手術中は脊椎を展開した時点でHMDを用いて実際の脊椎骨の形状と3D画像とを照らし合わせて骨切除範囲を確認して腫瘍摘出を行った．いずれの症例も，術前，術

Key words

spinal tumor, spinal cord tumor, VR, AR, holography, surgical planning

*Application of virtual reality and augmented reality to planning and surgical guiding for spinal or spinal cord tumor resection
**K. Nakanishi（准教授），N. Kamei（講師），T. Nakamae（講師），T. Morisako：広島大学大学院整形外科（Dept. of Orthop. Surg., Graduate School of Biomedical and Health Sciences, Hiroshima University, Hiroshima）；M. Sugimoto：東京大学先端科学技術研究センター身体情報学分野；N. Adachi（教授）：広島大学大学院整形外科.
［利益相反：なし.］

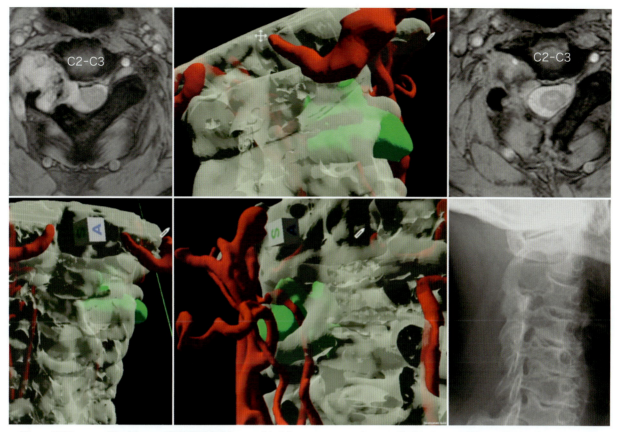

図1. 症例1. 73歳, 男. T2強調脂肪抑制MRI（左上）. VR/ARアプリより作成した3D画像で, 術前, 術中に骨切除範囲, 右椎骨動脈と腫瘍の位置を確認した（下左：頚椎後方, 中上：右椎骨動脈がC2外側塊から骨外に出る部分, 中下：腫瘍前方, 腫瘍：緑, 動脈：赤）. 右：術後MRIで腫瘍は全切除されており, X線像でC2-C3右椎間関節は温存されている.

中に病巣や骨, 動脈をより直感的に空間認識することができ, 計画どおりに手術を行うことができた. 以下に代表症例を供覧する.

II. 症例提示

症例1. 73歳, 男.

3ヵ月前から右後頭部〜頚部の疼痛, しびれ感をきたし, 近医でのMRIで頚椎ダンベル腫瘍と診断され, 紹介により来院した. CT血管造影画像よりVR/ARアプリを作成し, HMDを用いて術者, 手術助手で仮想空間での3D画像を共有して, 椎骨の全方向から観察しながら術前計画を行った（図1）. 3D画像ではC2-C3高位で脊柱管内から右椎間孔を介して脊柱管外にいたるダンベル型腫瘍を認め, 脊柱管内では硬膜を圧迫し, 前方は右椎骨動脈に接していた. また, C2-C3右椎間関節は癒合しており, 温存して椎間関節内外から腫瘍摘出を行えるよう, 後方アプローチによる椎弓切除の範囲を計画した. また, 右椎骨動脈がC2外側塊から骨外に出る部分を確認した. 手術は腹臥位で行い, C2右側棘突起を切離して椎弓を展開した時点でHMDを用いて腫瘍の位置と椎弓切除する部位を確認し, 顕微鏡視下にサージカルドリルを用いてC2右側椎弓を切除した. 腫瘍は右C3神経根から発生しており, まず脊柱管内で被膜を切開して腫瘍が発生する神経根糸を切離し, 腫瘍の部分核出を行った. 次に椎間孔外の腫瘍の被膜を切開し, 腫瘍を核出した. 術前の計画どおり椎間関節を温存して後方から腫瘍を全切除することができた（図1）.

症例2. 64歳, 女.

3ヵ月前より腰痛をきたし近医でL2腰椎腫瘍を指摘された. 針生検で孤在性線維性腫瘍と診断され, 当院を紹介され来院した. MRIでL2椎体から右椎弓根に腫瘍を認め, 一部脊柱管内に進展していた（図2）. CT血管造影画像よりVR/ARアプリを作成し, HMDを用いて術者, 手術助手で仮想空間での3D画像を共有して, 椎骨の全方向から観察しながら術前計画を行い, 後方アプローチによる腫瘍頭側の椎体終板と左椎弓根を含めた腫瘍切除を計画した. 手術は, まず顕微鏡下にL2椎弓左側を長軸方向に切離し, L1左下関節突起を切除し, L2-L3左椎間関節を離断した. ここでHMDを用いて腫瘍の位置と椎骨に対してノミを入れる部位, 角度を確認したうえで（図3）, 左横突起の背側よりノミを入れ, L2椎弓, 左上下関節突起を切除した. 腫瘍は椎弓根骨膜の

III. 手術支援 ◆ 4. Augmented reality

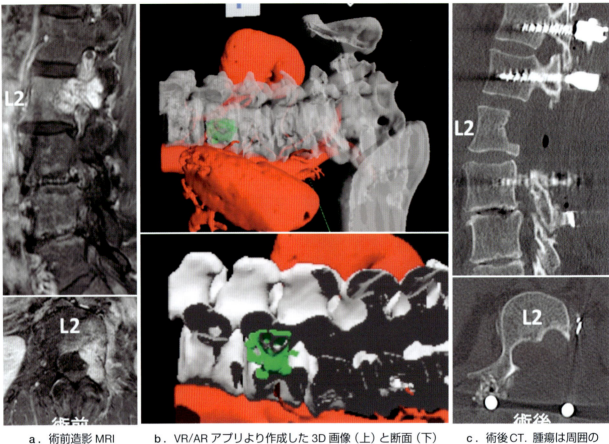

a. 術前造影 MRI　　b. VR/AR アプリより作成した 3D 画像（上）と断面（下）を閲覧し骨切除の手順を計画した．　　c. 術後 CT．腫瘍は周囲の骨を含めて十分に切除されている．

図 2．症例 2

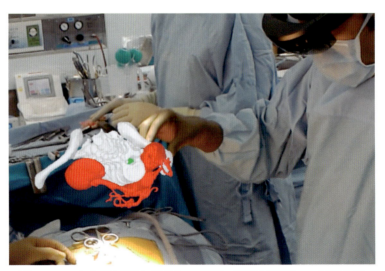

図 3．HMD から見た術野，術者と 3D 画像．現実の術野に 3D 画像を重ねて閲覧し，椎骨に対してノミを入れる部位，角度を確認する．

下にとどまっており，ノミを用いてこの部分の骨膜を含めた椎弓根，腫瘍頭側の椎体終板，右外側の椎体壁と一塊に切除した．術後の CT で腫瘍は十分に切除されている（図 2）．

III．将来の展望

脊椎・脊髄に発生する腫瘍は，椎体や椎弓，椎弓根などの椎骨の各部位や，脊柱管内，椎間孔，さらには椎骨

の周辺組織に存在することがあり，発生，進展の様式は症例によってさまざまである．腫瘍の位置や，神経組織や血管との位置関係によってアプローチは前方，側方，後方，あるいはこれらの組み合わせと，多岐にわたる．腫瘍切除には骨組織の切除を必要とすることがほとんどであり，安全，確実に腫瘍にアプローチし切除の正確性を向上させるうえで，骨切除する部位，手順を細部にわたって計画する必要があるため，病巣の十分な空間認識が求められる．

これまで，MRIやMDCTの3D構成など，医用画像技術の目覚ましい進歩により，術前の画像検査による3D的空間認識についてはかなり改善されてきたものの，最終的な閲覧は平面モニタ上で行われていた．しかし，VR/AR技術とHMDを利用することにより，現実の風景と病変組織の3D画像を重ね，複数人で共有して，あらゆる方向から，あるいは，自由な断面で観察することができ，空間認識力を飛躍的に向上させ，他者とも情報を簡単に共有できる[4]．脊椎・脊髄腫瘍切除術においても，骨など他の組織に覆われ実際見えていない腫瘍切除において，不要な骨切除を行わず，あるいは腫瘍内切除とならないよう，サージカルドリルで骨切除する範囲や，椎骨に対してノミを入れる部位，角度など，細部にわたって検討，確認するのにVR/AR技術を用いた空間認識は有用であった．

近年，VR/AR技術は椎体形成術や経皮的椎弓根スクリュー刺入，前方除圧術のナビゲーションとして利用されつつある[10〜12]．腫瘍切除術においても，将来的には，検査画像より構成された3D画像をHMD上で実際の脊椎骨に重畳表示し，腫瘍を骨に投影した状態で手術を行うことができれば，さらに直接的直感的なガイディング技術に発展できると考えるが，実際の骨と術前画像の位置座標との誤差が問題となる．実現のためにはこの誤差を最小限にする技術開発が必要と考える．

まとめ

脊椎・脊髄腫瘍切除術において，患者個別データに基づいた画像空間認識を，VR/AR技術を用いて行うことにより，より正確に腫瘍にアプローチして切除することができた．この手法は将来さらに直接的，直感的なガイディング技術に発展できる可能性がある．

文 献

1) Shuhaiber JH：Augmented reality in surgery. Arch Surg **139**：170-174, 2004
2) Graham M, Zook M, Boulton A：Augmented reality in the urban environment；contested content and the duplicity of code. Trans Inst Br Geogr **38**：464-479, 2013
3) Edwards PJ, Hawkes DJ, Hill DL et al：Augmentation of reality using an operating microscope for otolaryngology and neurosurgical guidance. J Image Guid Surg **1**：172-178, 1995
4) 杉本真樹，志賀淑之，安部光洋ほか：VR・AR・MRにおける三次元空間性・実時間相互作用性・自己投射性の比較による個別化医療手術支援の最適化．日本コンピュータ外科誌 **18**：278-279, 2016
5) 杉本真樹，志賀淑之，安部光洋ほか：自己投射性と双方向性を実現したvirtual realityと仮想ホログラフィー拡張現実による没入型手術ナビゲーション．日外会誌 **117**：387-394, 2016
6) Edwards PJ, King AP, Hawkes DJ et al：Stereo augmented reality in the surgical microscope. Stud Health Technol Inform **62**：102-108, 1999
7) King AP, Edwards PJ, Maurer CR Jr et al：A system for microscope-assisted guided interventions. Stereotact Funct Neurosurg **72**：107-111, 1999
8) Nijmeh AD1, Goodger NM, Hawkes D et al：Image-guided navigation in oral and maxillofacial surgery. Br J Oral Maxillofac Surg **43**：294-302, 2005
9) Kockro RA, Tsai YT, Ng I et al：Dex-ray；augmented reality neurosurgical navigation with a handheld video probe. Neurosurgery **65**：795-807, 2009
10) Abe Y, Sato S, Kato K et al：A novel 3D guidance system using augmented reality for percutaneous vertebroplasty；technical note. J Neurosurg Spine **19**：492-501, 2013
11) 成田　渉，高取良太：MISt手技における新技術—指電極・側臥位PPS・仮想現実(VR)．整外最小侵襲術誌 **87**：96-101, 2018
12) 梅林大督，原　政人，橋本直哉：Augmented reality navigationの脊椎手術への応用．脊椎脊髄ジャーナル **31**：985-991, 2018

*　　　　*　　　　*

III．手術支援 ◆ 4．Augmented reality

Augmented reality を用いた
簡易ナビゲーションシステム*

小川博之　　松原正明　　平澤直之　　黒坂健二**

[別冊整形外科 75：198～200，2019]

はじめに

　近年，整形外科分野でも augmented reality（AR）を使った研究がはじまっているが，臨床研究の報告はほとんどない．われわれはこれまで，AR を用いた人工股関節におけるカップ計測の精度として，radiographic inclination（RI）で 2.1°，radiographic anteversion（RA）で 2.7° と報告した[1]．

a．イメージレス AR とマーカー型 AR

　AR の一般的なイメージは，カメラでみた景色の中に，あたかもそこに存在するかのように立体映像が映し出されるというものであろう．最新のカーナビゲーションや Google MAP で道路映像上に方向を示す映像や周囲の情報を映し出す，あるいはポケモン Go のような現実世界をフィールドとしたゲームなどにおいて利用されている．むずかしい技術のようにみえるが，仕組みはそれほどむずかしいものではなく，近年のコンピュータやカメラ技術により誰でも作成可能となっている．ここで述べた AR はマーカーレス AR といわれ，GPS による位置情報や，SLAM と呼ばれるカメラから得た立体情報をもとに，コンピュータで三次元空間を作成し，そこへ立体モデルを設置している．

　一方で，より簡単な AR も存在し，それらはマーカー型 AR と呼ばれている．われわれが作成している簡易ナビゲーションはこの技術を利用している．マーカー型 AR では，コンピュータ（スマートフォン）にあらかじめマーカーと呼ばれる画像を登録しておくことで，カメラからみたマーカーの位置・回転座標を取得することができる（図1）．この機能を利用して，マーカー同士の相互関係（距離や角度など）を取得し，表示するというのが当 AR ナビゲーションの基本コンセプトである．また，その位置，角度に立体モデルを表示することもできるため，数字だけではなく，本来みえないはずの基準線や面，骨モデルなどの視覚情報を付加することができる．これは，従来のナビゲーション，簡易ナビゲーションにはない機能であり，AR を使うことの強みとなりうると考えている．

b．AR ナビゲーションと赤外線ナビゲーションとの違い

　現在の一般的なナビゲーションは，赤外線反射ボールや赤外線 LED を取りつけたトラッカーを追従したい骨に固定し，その位置や向きを赤外線カメラで取得し，コンピュータで計測，大型モニタに表示するという仕組みである．複数のボールや赤外線 LED を使ってその相互関係から座標を取得している．一方で，AR は通常のカメラを用い，言い換えれば可視光を用いて，マーカーと呼ばれる標識をトラッカーとして利用している．複数のボールを使うかわりに，複雑な模様を使い，その特徴点から座標を取得している（図2）．人間の目を補うために，カメラで三次元的な座標を得ようという仕組みは基本的には同じであり，そのため用いるカメラや発信器が異なるにすぎない．

c．簡易股関節ナビゲーションとしての AR-HIP

　一方，近年では股関節の分野において簡易ナビゲーションが流行しているが，仰臥位のものに比べて，側臥位のものでは精度は不十分であるといわざるをえない．その理由として，側臥位ではメルクマールが取りづらいことがあげられる．側臥位では，健側の上前腸骨棘や恥

▮Key words

THA，navigation，AR，flip technique，lateral decubitus position

*Augmented reality based portable navigation system during total hip arthroplasty
**H. Ogawa, M. Matsubara（副院長）：日産厚生会玉川病院整形外科（☎ 158-0095　東京都世田谷区瀬田 4-8-1；Dept. of Orthop. Surg., Nissan Tamagawa Hospital, Tokyo）；N. Hirasawa（院長），K. Kurosaka：北水会記念病院整形外科．
［利益相反：なし．］

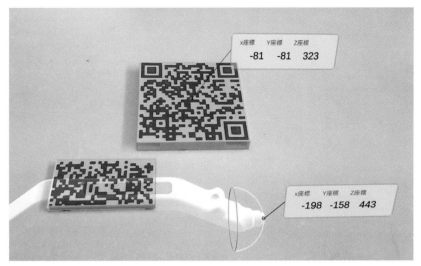

図1. マーカー型ARの一例. 上：正方形マーカーの位置座標［カメラが座標中心（0, 0, 0），単位はmm］を表示. カメラの位置から右に81 mm, 上に81 mm, 奥に323 mmの位置座標. 下：長方形マーカーにカップハンドルの3Dイメージを表示し，ハンドル先端の位置座標を表示

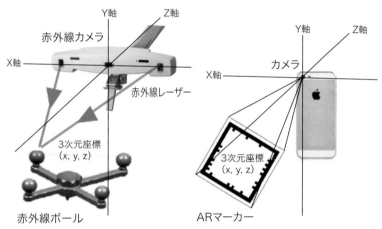

a. 一般的な赤外線ナビゲーションの仕組み. 赤外線レーザーを複数の赤外線反射ボールに反射させて，赤外線カメラでその位置座標を取得する.

b. ARの仕組み. 通常のカメラを使用し，マーカー1つで，そのサイズや傾きからその位置座標・傾きを取得する.

図2. 赤外線ナビゲーションとARナビゲーションの違い

骨結合は触知同定が困難であり，また骨盤を固定した際の骨盤後傾角度も不明であるため，骨盤位置の把握がむずかしい．そのため，多くの簡易ナビでは，ベッドや体軸を骨盤基準としているが，これは当然不確かな情報であり，ここから誤差が大きくなっていると推測される．

ARはあくまで，マーカーの座標を取得できる機能であり，従来のナビゲーションや簡易ナビゲーションと同様，メルクマールを獲得する必要がある．そのためわれわれは，術前に仰臥位で骨盤へトラッキングマーカーを立てた状態で両上前腸骨棘および恥骨結合をメルクマールとして取り，その後に側臥位へ体位変換をしてから手術を開始する，いわゆるflip techniqueを改良し，側臥位でも骨盤の3平面すべてを追従可能なAR-HIPシステムを作成した．AR-HIPでは骨盤に専用のマーカー（骨盤マーカー）を立て，カップハンドルに取りつけたマーカー（ハンドルマーカー）との相対角度を計算し，表示することができる（図3）．当システムでは仰臥位の状態でメルクマールを獲得しているため，側臥位であってもanterior pelvic plane（APP）およびfunctional pelvic plane（FPP）を正確に把握でき，側臥位の弱点を補った

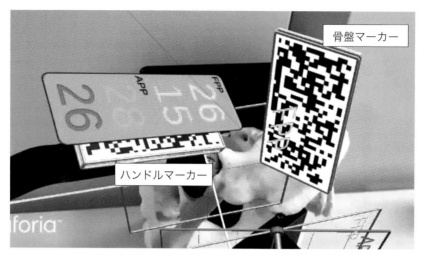

図3. AR-HIP（実際のスマホ画面．模擬骨での使用）．FPPでのRIとRA，APPでのRIとRA術野に各種基準面およびメルクマールポイントを表示可能．骨盤マーカーとハンドルマーカーの相対角度を計算し，画面上にリアルタイムに表示している．

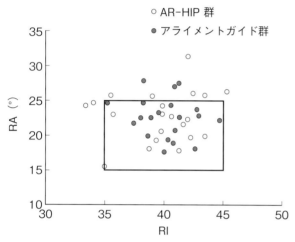

図4. カップ設置角度（FPP基準）．それぞれの群における実際の設置角度（目標をFPP基準でRI 40°/RA 20°で設定）

システムである．今回，AR-HIPを開発し，実際の臨床にて用いたため，その成績をここに報告する．

I．対象および方法

❶対象

2017年12月～2018年9月に人工股関節置換術を実施し，AR-HIPおよびアライメントガイドを用いてインプラント設置を行った39例42股を対象とした．女性36例，男性3例，平均年齢は64±13歳，平均BMIは23±4であった．

❷方法

カップの目標設置角度をFPP基準でRI 40°，RA 20°と設定した．EZR[2]を用いて，対象をAR-HIP群，アライメントガイド群の2群にランダム割り付けを行った[3]．AR-HIP群ではカップ設置の際にAR-HIPを用い，表示された角度に従い，可能なかぎり（2°以内を目標）目標設置角度に近い角度でカップを設置した．アライメントガイド群ではアライメントガイド（RI 40°，RA 20°に設定）を用いてカップを設置した後，AR-HIPを用いて設置角度のみを記録した．それぞれの群における設置角度を，「設置精度」として術後CTおよび3Dテンプレートソフト（ZedHip, LEXI社）を用いて検討した．また，全例においてAR-HIPの術中計測角度と術後CTでの測定値との絶対値誤差を「計測精度」として求めた．

II．結　果

AR-HIP群における設置角度はRI 40.3±2.3°，RA 21.5±3.8°，アライメントガイド群ではRI 39.7±3.3°，RA 22.5±4.1°であり，目標設置角度±5°以内への割合は86％および66％と有意にAR-HIP群で高かった（図4）．

AR-HIPの計測精度は絶対値誤差でRI 1.64±1.3°，RA 3.32±2.4°であった．

III．考　察

ARを用いたナビゲーションの利点としては，まず，その簡便性，携帯性，コストなどがあげられる．現状のナビゲーションは導入維持コストが高く，準備に時間や手間がかかるが，これが，近年の簡易ナビゲーションの流行の一因と考えられる．THAおよびTKAにおける国内外での簡易ナビゲーションは，主に加速度センサや赤外線カメラを利用しているが，これらは低コストとはい

え，専用のセンサや赤外線機器を用いているため，これらに費用がかかってしまう．一方でARはカメラとマーカーさえあれば可能な技術であり，さらなる低コスト化が可能である．また，通常のナビゲーション同様に，直接マーカーの位置座標および回転座標が取得可能であるため，この機能を利用して，今後さまざまな機能を追加可能である．さらには，視覚情報を追加可能であるため，術野に位置情報や基準面を表示することができる．具体的に，当システムでは，上前腸骨棘や恥骨結合，FPP面などを映像として，目で確認できるため，表示された数値の信憑性が少ないときや，マーカーの固定性に不安がある際に確認可能であり，エラーへの対応に優れているといえる．

一方で，現状の問題点としては，第一にARそのものの精度が不明である点があげられる．整形外科分野においては，過去にLiuらが，その精度を1°以内，2mm以内と報告している[4]．また，当施設において現状のマーカーやカメラを用い，CT based navigationを用いて行った検証では，1°～2°程度の誤差が検出された．ただし，いずれの研究も *in vitro* における精度であるうえ，これらの精度はマーカーのサイズや形状，カメラの性能や術野の反射状況などさまざまな要素が影響を受けるため，AR自体の精度はやはり評価がむずかしいといわざるをえない．

第二に，通常のカメラで可視光を利用した機能であるため，カメラの解像度や光の影響を受けやすいことがあげられる．現状のスマートフォンのカメラを用いた場合，認識距離は数cmから50cm程度（実用的なマーカーサイズの場合）と短く，また術野の光の影響を受けやすい．これらの問題は，カメラの性能やソフトウェアの進歩で，今後検討改善されていくものと期待しているが，現状ではこれらの制限がある中で工夫し，実用的な範囲でARを利用してくことが大切だと考えている．

ま と め

ARおよびflip techniqueをナビゲーションへ応用し，その臨床成績を検証した．ARは低コスト，簡便，簡易でありながら比較的高い臨床精度が得られる，有用な技術であると考えられた．

文 献

1) Ogawa H, Tsukada S, Matsubara M et al：A pilot study of augmented reality technology applied to the acetabular cup placement during total hip Arthroplasty. J Arthroplasty 33：1833-1837, 2018

2) Kanda Y：Investigation of the freely available easy-to-use software 'EZR' for medical statistics. Bone Marrow Transplantation 48：452-458, 2013

3) Carcangiu A, D'Arrigo C, Topa D et al：Reliability of cup position in navigated THA in the lateral decubitus position using the 'flip technique'. Hip Int 21：700-705, 2011

4) Liu H, Auvinet E, Giles J et al：Augmented reality based navigation for computer assisted hip resurfacing；a proof of concept study. Ann Biomed Eng 46：1595-1605, 2018

* * *

Ⅲ．手術支援　◆　4．Augmented reality

コンピュータテクノロジーを使用した 人工膝関節全置換術
―CTテンプレートによる大腿骨回旋位の決定と augmented reality 手術への応用*

大島康史　飯澤典茂　眞島任史　高井信朗**

[別冊整形外科 75：202〜205, 2019]

はじめに

末期変形性膝関節症（osteoarthritis：OA）に対する人工膝関節全置換術（total knee arthroplasty：TKA）は，高齢化社会とともに症例数が増加し，日本では年間約7.5万例と報告されている[1]．

TKA の術後成績やインプラント耐久性には正確な骨切りによるアライメントの再構築と，軟部組織剥離による良好なバランスの再獲得が不可欠であるが，経験豊富な術者が執刀したとしても，従来法では10％以上で下肢アライメントや大腿骨・脛骨インプラントの設置異常を認めることが知られている[2,3]．

近年，TKA の成績向上やリハビリテーションの効率化を目指し，術前計画や手術手技，術後療法に対するコンピュータテクノロジーの導入が試みられている．本稿では，コンピュータナビゲーションとロボティックテクノロジーを用いたコンピュータ支援手術（computer assisted surgery：CAS）の動向と，現在われわれが行っている大腿骨インプラント回旋決定法ならびに拡張現実（augmented reality：AR）を用いた AR assisted TKA（AR-TKA）の試みを紹介する．

Ⅰ．コンピュータナビゲーション

コンピュータナビゲーションは，患者データをコンピュータ上の仮想空間に構築し，この情報を術野と対応させることにより，1°，1 mm レベルまで正確な骨切りを実現する手技である．データ取得法の違いにより computed tomography（CT）based navigation, fluoroscopy based navigation, image-free navigation がある．また，大腿骨骨切り時に従来法で用いる髄内ガイドを必要としないことから，髄腔内圧上昇による脂肪塞栓の発生を軽減する可能性がある[4]．

❶CT based navigation

まず，術前に撮影した CT 画像をコンピュータ上に取り込み，三次元（3D）画像を構築する．この画像と術中にレジストレーションした骨性ランドマークを一致させることによって，術前計画を術野に反映させる方法である．TKA では，大腿骨頭，膝関節，脛骨遠位部の CT を撮影し，3D 術前計画を作成する．術中に大腿骨および脛骨トラッカーを設置し，それぞれの位置情報を赤外線でレジストレーションし，骨切り角度を決定する．また脊椎・脊髄外科手術ではペディクルスクリュー刺入などで多く用いられており，脊柱管内への迷入，脊髄神経損傷の予防に有用である．しかし，CT 撮影費用や被曝，術前 CT 撮影時と術中で体位が異なる，などの問題点がある．現在は，CT を撮影しながら手術が可能なハイブリッド手術室も導入されているが，設備投資が高額であり一般的ではない．

Key words

TKA, rotational alignment, CT template, AR

*Computer technology assisted total knee arthroplasty；determination of femoral rotational alignment with CT template and its application to the augmented reality surgery
**Y. Oshima（講師），N. Iizawa（講師），T. Majima（臨床教授），S. Takai（主任教授）：日本医科大学整形外科（Dept. of Orthop. Surg., Nippon Medical School, Tokyo）．
［利益相反：なし．］

❷fluoroscopy based navigation

術中にCアーム型の移動式X線透視装置で撮影した二次元（2D）X線透視像から，リアルタイムで3D画像を再構築する方法である．大腿骨近位部骨折手術などに応用されており，術中レジストレーションが不要で，CTと比較すると被曝量が少ないが，精度は劣ると考えられている．そこで，現在では術中のCアームによる3D X線透視像を用いる3D fluoroscopy navigationの導入がはじまっている．

❸image-free navigation

術前，術中の画像データは用いず，大腿骨および脛骨にトラッカーを設置し骨性ランドマークをポインタで同定することで，大量のヒトCTデータを参考に手術患者にもっとも一致する3D像を作成する方法である．同時に，骨表面をプロービングし表面点群をマッチさせることで，骨軟骨欠損部を含めた正確な骨表面形状を再現できる機種もある．

TKAでは，赤外線によって位置を認識する光学式のimage-free navigationが一般的に採用されている．これにより，下肢アライメント，特に冠状面および矢状面での骨切りの正確性が向上することが報告されており，われわれの施設では2社のナビゲーションを各症例と使用する機種によって使い分けている．

現在，TKAは整形外科医の標準手術となりつつあり，実際，日本において全TKAの60％は年間50例以下の少量症例数の施設で施行されている[1]．しかし，このような施設では高額のナビゲーション機器の購入は困難である．またトラッカー装着用のピン設置が必要であるが，ピン設置による手術時間の延長，ピン刺入部の感染症や骨折などのトラブルが報告されている．

一方，近年，ポータブルナビゲーションが開発された．これは内蔵された加速度計によってレジストレーションを行うため，ピン設置の必要がない．初期投資が安価であること，使用機材が小型であること，また複数社の機種に対応できるが，従来の光学式ナビゲーションと比較しても冠状面，矢状面での正確性が同等であることから急速に普及している．しかし，大腿骨および脛骨回旋設置位置の決定には対応しておらず，今後の改良が待たれている．

II．ロボティックテクノロジー

ナビゲーション機能に，手術を実行するロボティックアームがついた技術は，整形外科分野では1990年代から開発されている．

初期はロボットが自動で骨切りを行うシステムであっ

た．これは，手術室で麻酔下に大腿骨および脛骨にピンを刺入したのち，CTを撮影し，術前プランニングをした後にTKAを行う方法である[5]．しかし，機械が高価で，手術時間が延長し，大型機器による下肢の固定力が不安定であるなどの問題があった．

近年のロボットは，制御装置が作動することによってより安全面が改善されたrobotic-arm assisted surgeryとして開発された[6]．術前CT画像でプランニングを行い，大腿骨および脛骨にトラッカーピンを刺入後，手術を行うシステムである．世界各国ですでに臨床応用されており，Mako Total Hip（Stryker社）は2017年10月に厚生労働省で承認され使用開始されているが，2018年12月現在，膝関節手術に関しては申請中であり，今後の導入が待たれる．

III．下肢回旋アライメント

大腿骨および脛骨インプラントの回旋アライメント異常は，膝屈曲時の不安定性や膝蓋大腿関節障害をもたらし，早期再手術の原因の一つである．

大腿骨の回転軸は大腿骨の内側上顆の陥凹部と外側上顆の頂点を結んだ外科的上顆軸（surgical epicondylar axis：SEA），また脛骨の前後軸は関節面後方のPCL付着部の中央点と脛骨結節内側1/3または膝蓋腱の脛骨付着部内縁（Akagiライン）と考えられている．そこで，下腿回旋アライメントの再現には術中にこれらの軸を正確に同定し，これらの回旋軸に沿ってインプラントを挿入する必要がある．

しかし，大腿骨内側上顆の陥凹部は内側側副靱帯の浅層および深層で被覆されており，もともと陥凹が判別しにくい症例があること，さらに変形が高度な症例では骨棘形成により同定が困難となることから，特に大腿骨回旋アライメントは術中の触知法では正確な再現が困難である．

ナビゲーション使用による冠状面や矢状面の正確性の向上は実証されているが，ポータブルナビゲーションではまだ回旋位決定機能は備わっていない．一方，光学式ナビゲーションにおいても，実際には術中に術者がポインタで内側上顆の陥凹部を同定することから，理論的には正確性は従来の触知法と同等である．

そこで，大腿骨回旋位を大腿骨後顆軸から一律3°外旋位でインプラントを挿入する方法が行われてきた．これは解剖学的検討から考案された方法であるが，末期変形性膝関節症や大腿骨外顆の低形成の症例では必ずしも正確ではない．

また，術前CTから後顆軸とSEAの角度を計測し，術中にこの角度に従って骨切りを行う方法も用いられてい

る．一般的に単一のCTからSEAを同定することが多いが，内側上顆と外側上顆は立体構造であることから，単一画像では内側上顆と外側上顆の一方は描出されない可能性がある．そこで，われわれは複数の術前CTから大腿骨の回旋位を正確かつ簡便に同定するためのCTテンプレートを作成し，その臨床応用を報告してきた[7]．

IV．CTテンプレートによる大腿骨回旋アライメント

❶CTテンプレートの作製

術前に2.5mmスライス幅のCTを撮影する．そして，大腿骨内側上顆の陥凹と外側上顆が判定できる連続3スライスのCTを画像処理ソフト上で合成し，これにSEAを引く（図1）．

次に大腿骨遠位端，インプラントのメタル厚および大腿骨顆間窩天蓋を参考に，大腿骨遠位骨切り予定レベルの画像を選択し，先ほどのSEAを複写する（図2）．そしてこの画像の縮尺を計測し，実寸大で透明フィルムに印刷し，55℃，45分間滅菌処理し，CTテンプレートとする．実際には，骨切りレベルは症例によって術中に微調整するため，2枚の連続画像でCTテンプレートを準備している．

術中，大腿骨遠位骨切り後，骨切り面にCTテンプレートを重ね合わせてSEAを複写し，これに平行に大腿骨4面骨切りガイドを設置して骨切りを行う（図3）．

術後CTで大腿骨コンポーネントの回旋位を評価したところ，SEAに対して大腿骨コンポーネントは平行に挿入できており，従来の大腿骨後顆軸から一律3°外旋位で挿入した症例より内外旋のばらつきが少なく，3°以上のアウトライヤーも有意に減少した[7]．

CTテンプレートは連続スライスからSEAを同定すること，術中に直視する大腿骨遠位骨切り面にSEAを投影すること，骨切り面の輪郭を参考にSEAを決定する

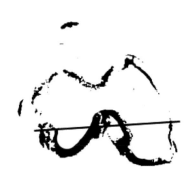

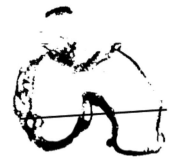

図2．大腿骨遠位骨切り予定レベルに図1のSEAを複写する．2スライスで作成し，術中骨切りレベルに合わせて一方を用いる．

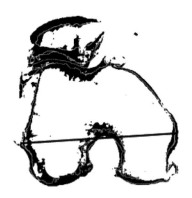

図1．連続3スライスのCTを合成しSEAを同定する．

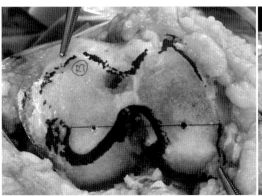 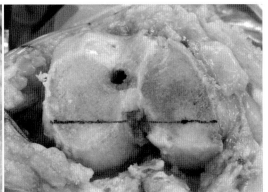

図3．CTテンプレートを大腿骨遠位骨切り面に重ね合わせ（左），SEAを複写する（右）．

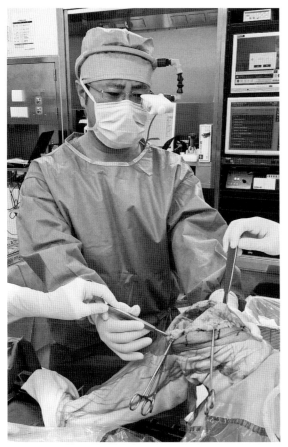

図4. AR-TKA. 術前情報やCTテンプレートを術野に投影する.

ことから,骨棘や軟骨厚の影響を受けず,SEA再現性の精度が向上すると考えた.また,CTテンプレートは従来法,ナビゲーションとの併用にかかわらず使用できることから,すべての症例に対応できる.欠点としては,術前に透明フィルムにプリントアウトし,滅菌処置を行う必要があることである.

V. AR-TKAの開発

仮想現実(virtual reality:VR)とは,コンピュータ上に人工的な環境を作り出し,あたかもそこにいるかのような感覚を体験できる技術のことであるが,現実世界とは切り離された仮想世界である.一方,ARとは,実在する風景にバーチャルの視覚情報を重ねて表示し,目の前にある世界を仮想的に拡張する技術のことである.われわれは,このAR技術を応用したAR-TKAを開発中である.すなわち,術前画像や手術プランニング,CTテンプレートなどの情報をスマートフォンに保存し,これをシースルー機能の備わったヘッドマウントディスプレイに接続する(図4).術中は,術野上で術前情報の確認や,大腿骨遠位骨切り面にCTテンプレートを投影し

SEAの同定が可能となる.術中に術者がモニタ画像を確認する状況があるが,AR-TKAを用いれば,術野から視線をそらすことなく術前情報の確認ができ,また滅菌処置なしでCTテンプレートを術野に投影できる有用なシステムとなると期待している.現在は,臨床応用しながら正確性の検討を行っている.

まとめ

近年,コンピュータテクノロジーの応用により手術手技が向上しているが,いまだTKAの術後満足度は十分ではない.

TKAにおいて下肢アライメントは大腿骨頭中心-膝関節中心-足関節中心が一直線となるmechanical axisを目指している.また,軟部組織バランスは脛骨大腿骨間ギャップが内外側および伸展屈曲位で等しいことが正しいとされてきた.しかし,近年ではやや内反膝を目指したkinematic alignmentや,膝外側弛緩性を許容した靱帯バランスが生理的であるとする報告もあり,これまでの概念を変えていく必要があるかもしれない.今後も,コンピュータテクノロジーのさらなる開発とともに,膝関節の詳細な基礎研究の継続が不可欠である.

文献

1) 矢野経済研究所,メディカルバイオニクス市場の中期予測と参入企業の徹底分析,2015
2) Anderson KC, Buehler KC, Markel DC: Computer assisted navigation in total knee arthroplasty; comparison with conventional methods. J Arthroplasty 20 (7 Suppl 3): 132-138, 2005
3) Mahaluxmivala J, Bankes MJ, Nicolai P et al: The effect of surgeon experience on component positioning in 673 Press Fit Condylar posterior cruciate-sacrificing total knee arthroplasties. J Arthroplasty 16: 635-640, 2001
4) Malhotra R, Singla A, Lekha C et al: A prospective randomized study to compare systemic emboli using the computer-assisted and conventional techniques of total knee arthroplasty. J Bone Joint Surg 97-A: 889-894, 2015
5) Siebert W, Mai S, Kober R et al: Technique and first clinical results of robot-assisted total knee replacement. Knee 9: 173-180, 2002
6) Jacofsky DJ, Allen M: Robotics in arthroplasty; a comprehensive review. J Arthroplasty 31: 2353-2363, 2016
7) Oshima Y, Iizawa N, Kataoka T et al: A computed-tomography-scan-based template to place the femoral component in accurate rotation with respect to the surgical epicondylar axis in total knee arthroplasty. Knee 25: 195-202, 2018

* * *

デジタル圧センサを用いた
人工膝関節全置換術関節摺動面圧評価の意義[*]

和田佳三　三上　浩　西良浩一[**]

［別冊整形外科 75：206～209, 2019］

はじめに

　われわれは人工膝関節全置換術（total knee arthroplasty：TKA）において，bony gap による二次元的バランス評価より，インプラント設置後の三次元的動態評価が術後状態に近似すると考え，ナビゲーションシステムを用いた TKA 動態解析についての研究を進めてきた[1]．しかし，本手法では脛骨大腿関節間の荷重分布とリフトオフ現象をはじめとする関節摺動面の接触評価に限界があった．

　この問題を解決するために，われわれは関節摺動面の圧測定が可能な圧センサを開発し，関節動態のより詳細な解析を試みたので報告する．

Ⅰ．圧センサ概要

　内外側に分離した関節面プレート下の前方，中央，後方に計 6 個のロードセルを内蔵した脛骨型圧センサを考案した（図 1）．関節摺動面形状は各 TKA インサート形状と同様に作成し，可動性をもって固定した．センサの厚みは，実際の脛骨トライアルと同じ厚さになるよう補高トレイで調整し，センサ本体と一体型のキールで脛骨に固定する．圧力値は 1 秒間に 20 回測定され，その平均値を計測値とした．圧の記録単位はポンド（lb）であり，最大有効測定圧は 100 lb である．

Ⅱ．対象および方法

　内側型変形性膝関節症に対してナビゲーションシステムを併用した後十字靱帯温存（CR）型 TKA を行い，圧センサによる術中動態評価を実施した 37 関節（全例女性）を対象とした．使用機種は NexGen（Zimmer-Biomet 社）と Scorpio NRG（Stryker 社）とし，NexGen を使用した 20 例を Z 群とし，Scorpio NRG を使用した 17 例を S 群とした．各群の平均年齢はそれぞれ 79.0 歳，75.6 歳であった．

　手術は 1 人の術者によって measured resection 法に準じて行われた．内外側の靱帯バランスおよび伸展屈曲バランスは骨切り面間にスペーサーブロックを用いて調整した．各トライアルコンポーネントを挿入して最終バランスを確認したのちに，脛骨トライアルコンポーネントと脛骨型圧センサを入れ替え，膝蓋骨を整復後に鉗子 2 本で関節包を閉創した．

　圧の測定時にはこれまでわれわれが高い検者内・検者間再現性を報告してきた術中動態解析の手法を用いて行った[2]．すなわち患肢の踵を手掌にのせて膝関節の外側をもう一方の手掌で支持し，踵を押し上げるようにして屈曲 10° から 130° まで 10° 間隔で測定した．特に踵の保持には，踵の内外側を把持しないように手掌で支持し，かつ意図的な操作を加えないように留意した．また計測時には駆血帯は解除した．

　検討項目としてナビゲーションシステムによる脛骨回旋動態と圧センサによる局所圧分布，内外側関節面圧と kinematic pathway を評価した．なお，内外側関節面圧は内外側関節面における局所圧の総和とした．Kinematic pathway は，まず内外側関節面の定位置にあるロードセルの中心間の距離と局所圧により重心点を求め，次にその内外重心点を結ぶ線を脛骨関節面圧の重心軸として，屈伸による移動軌跡とした．統計学的比較には Mann-Whitney U 検定を使用し，有意水準を 95％と

Key words

TKA, compression force, force sensor, navigation system, kinematics

---

[*]Significance of tibiofemoral compression force evaluation in total knee arthroplasty using a digital force sensor
[**]K. Wada：徳島大学整形外科（Dept. of Orthop. Surg., Tokushima University, Tokushima）；H. Mikami（副病院長）：吉野川医療センター整形外科；K. Sairyo（教授）：徳島大学整形外科．
［利益相反：なし．］

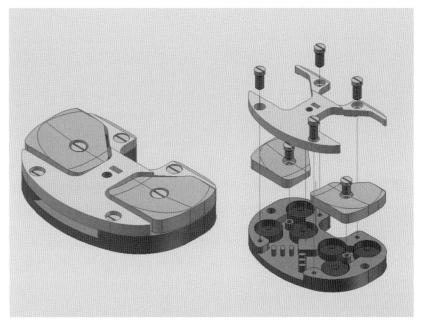

図1. CR型TKA圧センサ模式図概要. 内外側に各3個のロードセルが配置されている. 関節摺動面はインプラントと同形状となっており, 可動性を有している.

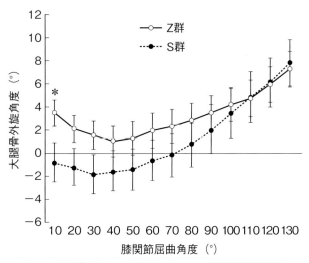

図2. ナビゲーションシステムによる大腿骨回旋動態. *$p<0.05$, エラーバーは標準誤差を示す.

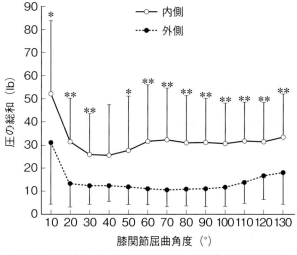

図3. Z群（NexGen）の内外側圧. ほぼ一定圧を示す外側圧に対して内側圧が有意に高値となっている. 局所圧分布では90°以降の屈曲で内外側ともに後方圧が上昇した. *$p<0.05$, **$p<0.01$, エラーバーは標準偏差を示す.

した.

なお, 本研究は術前に患者の同意を書面で得たうえで実施された.

III. 結　果

ナビゲーションシステムによる術中回旋動態では, いずれの群においても屈曲40°までは大腿骨が脛骨に対して内旋傾向を示し, 以後130°屈曲までにZ群で平均6.3°, S群で平均9.3°の外旋を呈した（図2）. 機種間の比較では屈曲10°にのみ有意差を認めたが（$p<0.05$）, 以降いずれの角度においても有意差はみられなかった.

局所圧の分布では, S群では屈曲90°以降に内側後方局所圧の急峻な上昇を認めたのに対し, Z群では内外側ともに後方局所圧が緩やかに上昇した. 内外側圧の比較では, Z群において40°を除くすべての屈曲角度において内側圧が外側圧よりも有意に高い値を示したのに対し（図3）, S群では屈曲30°から80°にかけて外側圧が内側圧よりも有意に高く, 90°以降はその傾向が逆転し内側

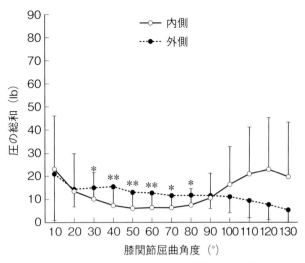

図4. S群（Scorpio NRG）の内外側圧．中間屈曲位では外側圧が，深屈曲位では内側圧が高値となっている．局所圧分布では90°以降の屈曲で内側後方圧が上昇し，外側後方圧が低下した．*$p<0.05$，**$p<0.01$，エラーバーは標準偏差を示す．

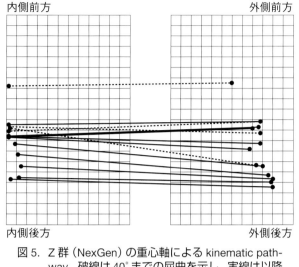

図5. Z群（NexGen）の重心軸によるkinematic pathway．破線は40°までの屈曲を示し，実線は以降の屈曲を示す．

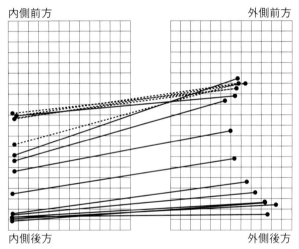

図6. S群（Scorpio NRG）の重心軸によるkinematic pathway．破線は40°までの屈曲を示し，実線は以降の屈曲を示す．

圧が高値となる傾向がみられた（図4）．

Kinematic pathwayでは，両群においてナビゲーションシステムによる術中動態解析と同様の運動がみられたが，屈曲に伴ってZ群では内外側の重心点がともに後方に約6mm移動するbicondylar roll back様を呈し（図5），S群では内側が約6mm外側が約13mm後方に移動し外側の移動量が内側よりも大きいmedial pivot様回旋を認めた（図6）．

IV. 考　察

本研究で使用した2機種は，NexGen CR型TKAが大腿骨顆部のmulti radiusと不均一な内外顆径を特徴とし，Scorpio NRG CR型TKAは大腿骨顆部のanterior-posterior（AP）/medial lateral（ML）single radiusを特徴としている．本研究結果では，S群においては屈曲90°以降に内側圧が上昇してmedial pivot様の運動を認めたが，Z群では両側の圧が上昇してbicondylar roll back様の運動を示し，コンセプトである内外顆の移動量の差による回旋運動は実現されていなかった．この2機種間による動態の差はデザインのみならずバランスなどのさまざまな要因が考えられるが，少なくとも圧センサによって動態の相違をとらえられる可能性がうかがえる．

これまでにも，TKAの膝関節摺動面の圧解析に4個のロードセルを使用した報告は散見されるが，4個のロードセルであれば脛骨関節面全体の圧分布と重心偏移分析に限定される．本研究のごとく，内外の関節面下に3個ずつの合計6個のロードセルを設置できれば，内外関節面の独立した圧分布と重心を算出できるため，より詳細な検討が可能であることが示唆される．

近年では，臨床研究における圧センサの使用も増加してきている．D'Limaらは圧センサを脛骨部品内に内蔵した装置を開発し，日常生活動作における圧負荷と分布を報告した[3]．Gustkeは，インサート形状の圧センサを開発して臨床使用を開始し，内外側の圧較差評価を利用してバランス調整を行う手法を報告している[4]．最近では，術中圧センサによる評価を利用した症例は，利用しなかった症例よりも患者満足度が高かったという報告もなされ，ますますTKA術中関節摺動面圧に対する関心が高まってきている[5]．

本研究の限界として，少ない症例数や術後臨床評価と

の関連が検討できていないことなどがあげられ，圧セン
サの精度検証などを含めた課題が山積されているが，今
後われわれは，さらなる検証とデータの蓄積を行い，こ
の made in Japan の圧センサを用いて，ここ日本から
TKA 術中関節摺動面圧の新しい知見を広めていくこと
を目標としている．

ま と め

われわれの考案した圧センサにより CR 型 TKA 2 機種
の解析と比較を行い，その圧分布と kinematic pathway
に異なる知見が示唆された．

文　献

1) Wada K, Mikami H, Hamada D et al：Can intraoperative kinematic analysis predict postoperative kinematics following total knee arthroplasty? A preliminary. J Med Invest **65**：21-26, 2017

2) Wada K, Mikami H, Hamada D et al：Measurement of rotational and coronal alignment in total knee arthroplasty using a navigation system is reproducible. Arch Orthop Trauma Surg **136**：271-276, 2016

3) D'Lima DD, Patil S, Steklov N et al：'Lab'-in-a-knee：*in vivo* knee forces, kinematics, and contact analysis. Clin Orthop Relat Res **469**：2953-2970, 2011

4) Gustke K：Use of smart trials for soft-tissue balancing in total knee replacement surgery. J Bone Joint Surg Br **94**（11 Suppl A）：147-150, 2012

5) Chow JC, Breslauer L：The use of intraoperative sensors significantly increases the patient-reported rate of improvement in primary total knee arthroplasty. Orthopedics **40**：e648-e651, 2017

＊　　　＊　　　＊

Ⅲ．手術支援 ◆ 5．その他の手術支援

最適な人工股関節全置換術設置を目指して
―― 軟部バランスについての考察*

原　　俊彦**

[別冊整形外科 75：210～213, 2019]

はじめに

　正常股関節の安定性は，骨形態による安定性，軟部組織（靱帯，筋）による安定性，そして vacuum sealing により構成されている．健常股関節に人工股関節全置換術（THA）を行った場合，骨頭径の縮小，軟部組織切離，vacuum sealing の破綻などにより解剖学的位置関係を再現できても股関節の安定性は低下する．また変性が生じた症例では軟部の拘縮，弛緩や骨性インピンジなど違いもある．よって，安定しバランスのよい人工股関節を目指すためには，脚長補正を考慮した正確なインプラント設置を行ったうえで手術中に「さじ加減」をする必要がある．この「さじ加減」が軟部バランスの調整と考える．軟部バランスの調整方法として，ネック長調整，回転中心内外方化，脚長調整（ステム，カップ高位），ステムオフセット調整，軟部温存・切離・修復などがあり，これらを適宜組み合わせて最適な状態にする．つまり人工股関節の最適な設置位置は，解剖学的位置関係を正確に再現するものとはいえない．術中軟部緊張を判断する方法として dropkick test, shuck test などがあるが，これらは定性的，主観的な指標である．

　THA 術前計画では脚長補正を指標としてインプラントサイズ，カップ，ステム設置位置角度を二次元もしくは三次元的に決定するが，われわれの知見では THA を施行した症例で大腿骨長左右差が 5 mm 以上異なる症例は 12％，脛骨長左右差が 5 mm 以上異なる症例は 9％存在している．もともと健側より大腿骨が長い側の股関節に対して THA を行う場合，変性で脚短縮が生じているにもかかわらずさらに脚短縮をしなければ脚長が一致しない場合がある．このような症例では，軟部の弛みのため脱臼リスクが上がることが予想される．また，両側末期股関節症では，そもそも術前計画の指標がない．われわれは，2003 年より THA 術中に頚部軸方向にネック長を延長しつつ周囲軟部緊張を計測する再現性の高いシステムを開発してきた[1～3]．われわれの目標は，骨形態を参考にした正確なインプラント設置計画を基に「定量」された最適な軟部バランスに調整された THA を行うことである．

Ⅰ．軟部緊張計測器（テンショナー）と評価

　人工股関節トライアルの段階でネック長を軸方向に延長しつつ 1 秒間に 3 回の計測を行い，ネック長（mm）と緊張（N）の関係を計測した．手元のハンドルを回してネック長を延長させてネック基部と骨頭中心部の距離の計測（mm）をしつつ，緊張はハンドルの軸方向にロードセルを設置し毎秒 3 回の頻度で圧（N）として計測した（図 1）．緊張器をもっとも閉じた位置（0 mm）は，使用した Perfix high offset stem（京セラ社）のネック長換算で－3 mm の位置にあたる．計測は伸展位と屈曲 60°でそれぞれ 3 回行った．屈曲 60°で計測するのは先行研究より伸展位に対して緊張が弛む屈曲角度であるためである．安全に配慮し 300（N）までの計測とした．計測データは再現性がよく，初期のプラトー成分とその後の軟部緊張成分からなっていた（図 2）．初期のプラトー成分は側臥位での大腿骨の重さを示しており，これを除外するため 150～200 N 以下を削除して残りを軟部緊張成分として使用した．軟部成分を一次方程式に近似して，X 軸と交わる点を rising point（RP）とした（図 2）．一次方程式の重相関係数は，0.8 以上を基本許容値とした．RP はネック軸上で緊張が生じる点であり，軟部特性を示す方程式を利用することにより任意のネック長での緊

▌Key words

THA, soft-tissue balance, tension

*The evaluation method for soft-tissue balancing in total hip arthroplasty
**T. Hara（部長）：飯塚病院整形外科（☎820-8505　飯塚市芳雄町 3-83：Dept. of Orthop. Surg., Iizuka Hospital, Iizuka）.

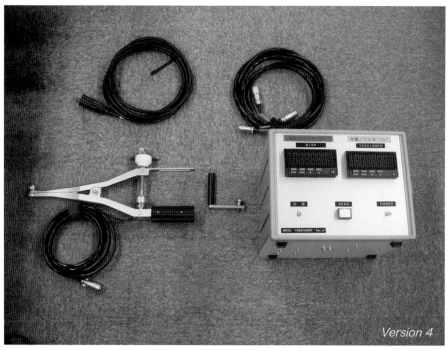

図1. 把手に設置されたコックをひねると先端部分が開くとともにコックの軸方向に設置されたロードセルに圧がかかり緊張が計測される．先端部分の開き（直線距離 mm）と緊張（N）が表示，記録される．

張を算出できる．RP より短いネック長ではマイナス値となり弛みの程度の指標となる．なお，一次方程式の傾きは弾性係数にあたる．

II. 手術前計画

functional pelvic plane（FPP）を基準として三次元計画を行った（京セラ社 3D テンプレート使用）．カップ高位差に対して大腿骨機能軸長を調整することで脚長補正した．大腿骨機能軸は，股関節回転中心（近位参照点）と surgical epicondylar axis（SEA）中心を結ぶ線とした[4]．SEA（線）と股関節回転中心（点）を含む面で切れる大腿骨内外顆関節面の接線と機能軸が交わる点を遠位参照点とした．この平面で切れる関節面は，大腿骨顆部のやや後方にあたり変性しにくい部位と考えている．もともと脚長差があったと考えられる症例や両側末期症例については変性の程度を観察し，脚短縮を予想して手術側脚延長量を計画した．術前の体位取りの際のX線評価のために，FPP から 5°ずつ左右傾，前後傾させた DRR 像（digital reconstruction radiography）を作成した．

III. 術前体位取り

手術室天井に取りつけたレーザーを基準とした体位取りを行った．術前側臥位固定後に基準レーザー線が大転子を通るようにし，レーザー線を挟んで直行する位置にカセッテと管球を設置し股関節正面像撮影を行った．そ

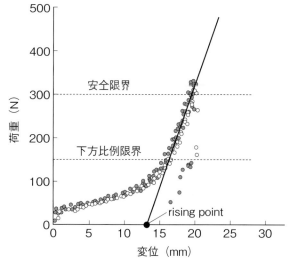

図2. 再現性のよい計測結果が得られる．グラフは初期のプラトー部分が存在し，その後急峻に立ち上がる（軟部緊張成分）．安全のため 300 N までの計測を行い，軟部緊張成分を抽出するために 150〜200 N までのプラトー部分を削除する．残りのデータを直線近似して X 軸と交わる点を算出する（rising point）．

の際カセッテの前に鋼線を重水で垂らして前額面の基準をつくった．撮影された X 線像から横断面，矢状面，前額面と FPP との差異を術前に作成した各種 DRR 像から判断して体位を再調整した．この作業を行うことにより術前決定した FPP との誤差を 3 方向とも 5°未満にすることができる．側臥位固定にはイソメディカルシステム

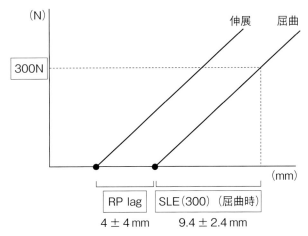

図3. 伸展時と屈曲時の軟部弾性係数はほぼ同じであるため，伸展時の軟部特性を示す一次方程式が屈曲位では平行移動したモデルとなる．SLE (300) はそれ以上牽引したときに症例によっては塑性変形が生じる可能性がある値である．よって伸展から最大屈曲 (90°付近) 間で，伸展時に対して変位可能な最大距離は RP lag + SLE (300) となる．

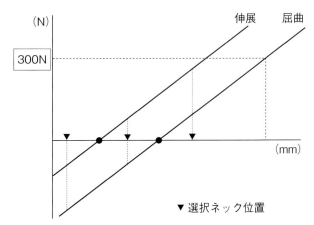

図4. 伸展と屈曲の軟部特性を示す一次方程式とさまざまな選択ネック長での周囲軟部緊張状態

ズ社の3点支持器を使用し強固に固定した．

Ⅳ．手 術

後側方アプローチを使用した．使用機種は京セラ社 Perfix HA である (ステム頚体角 130°)．12時から5時までの後方関節包を切離して関節内に進入する．前方関節包は温存した．ステム設置深度はサドル部を基準として大腿骨軸方向の距離を計測する専用ゲージを使用して正確に行った．予定深度の数ミリ近位でいったんラスピングを終了し，術中X線撮影でカップ高位差を計測してステムの設置レベルを最終的に決定した．

Ⅴ．術中軟部緊張計測

最終ラスピング後に緊張計測を伸展位と屈曲60°で行った．伸展時計測は，レーザーに沿って膝伸展正中位で保持して行った．屈曲時はレーザーに対して股関節60°とし下腿を基準レーザーと平行に保持した．つまり股関節と膝の関係が自然な関係での計測である．

Ⅵ．軟部緊張の解釈

緊張の開始点 RP は伸展時と屈曲時で多くの場合不一致であり，ほぼ常に屈曲時のほうが大きかった．先行研究によると，伸展・屈曲時の RP の差 (rising point lag) は 4±4 mm であった．また，RPからネック長を伸ばし緊張が安全限界の 300 N に達するまでの距離を safety limit of elongation (SLE) (300) と名づけ，伸展と屈曲位で比べたところ，それぞれ 8.7±2.8 mm，9.4±2.4 mm

であり有意差はなかった．つまり伸展に対して屈曲時に関節が弛むのは，軟部の弾性係数によるものではなくRPの位置が異なるためである (図3)．

あるステム，カップ設置で，伸展時 RP の位置より短いネック長を選択した場合は伸展，屈曲時ともに緊張がかからない状態となる．伸展時 RP と屈曲時 RP の間にネック長を設定すると，伸展時ではある程度の緊張が発生するが，屈曲時では緊張が発生しない状態となる．また屈曲時 RP より大きなネック長を選択すると伸展，屈曲時ともに緊張が発生するが，伸展時では著しい緊張となり伸展困難になる可能性がある (図4)．

Ⅶ．考 察

THAを行う際に三次元的に術前計画を行い，ナビゲーションシステムを使ってインプラント設置を行うと，正確なインプラント設置が可能となる[5]．しかし正確なインプラント設置を行っても脱臼が生じたという報告が散見される[6]．一般に，術前計画は骨学的な形態をできるだけ健常な対側と一致させるというコンセプトで行われている[7]．しかし，術前計画で左右脚長差を一致させるのはあくまでも暫定的な目安である．骨頭とライナー間にセパレーションが生じた際に適正な緊張が生じなければどこまでも可動するため，jumping distance を大きくし，かつインピンジの是正を行っても脱臼が生じると考えられる．覚醒時はある程度の筋緊張があるとはいえ，経験的に脱臼症例の多くは転倒をのぞけば緊張を解いたときや軽い動作の弾みで生じている．麻酔下で

jumping distanceに達するまでに適切な緊張を発生させいわゆる vacuum sealing の代用をさせることができれば安定な股関節再建の助けになると考える．Vacuum sealing の役割の一つは，最大可動域での股関節の安定性を保つことにある[8]．このような設置をできるだけ脚長を一致させつつ行うことが THA 施行時の「さじ加減」である．症例ごとに異なる軟部特性を計測して，脚長差をできるだけ一致させつつ最適な緊張状態にするアルゴリズム作成が今後の課題である．

ま　と　め

　症例ごとに伸展時と屈曲時の軟部緊張を術中計測することで，THA 手術時に主観にとらわれない客観的な軟部バランスの調整が可能となる．

文　献

1）原　俊彦，上ノ町重和，宮西圭太ほか：人工股関節の軟部バランス―ネック長と緊張の関係．日人工関節会誌 **39**：134-135，2009

2）原　俊彦，中村哲郎，原　大介ほか：人工股関節の軟部バランスに関する研究 ① Cadaver を用いた骨切りレベル・頚体角に関する研究．日人工関節会誌 **41**：440-441，2012

3）原　俊彦，中村哲郎，原　大介ほか：人工股関節の軟部バランスに関する研究 Cadaver を用いたカップ内方化に関する研究．日人工関節会誌 **41**：326-327，2012

4）Yoshino N, Takai S, Ohtsuki Y et al：Computed tomography measurement of the surgical and clinical transepicondylar axis of the distal femur in osteoarthritic knees. J Arthroplasty **16**：493-497, 2001

5）Kelley TC, Swank ML：Role of navigation in total hip arthroplasty. J Bone Joint Surg **91-A**（suppl 1）：153-158, 2009

6）Ke Xu, Yao-min Li, Hua-feng Zhang et al：Computer navigation in total hip arthroplasty；a meta-analysis of randomaized controlled trials. Intern J Surg **12**：528-533, 2014

7）Della Valle AG, Padgett DE, Salvati EA：Preoperative planning for primary total hip arthroplasty. J Am Acad Orthop Surg **13**：455-462, 2005

8）Crawford MJ, Dy CJ, Alexander JW et al：The biomechanics of the hip labrum and the stability of the hip. Clin Orthop **465**：16-22, 2007

* * *

Electrohydrodynamics現象を利用した画期的な新しいターニケット装置の開発と至適圧力の検討

前田浩行　岩瀬秀明　金子和夫　新井康久　三井和幸
前田睦浩

はじめに

救急災害医療現場や整形外科の四肢の手術で，ターニケット装置が頻用される．強い圧力を素早くかけられるターニケット装置を用いることで，整形外科の手術において出血を予防し術野の視野を確保する．あらゆる状態で素早く止血が行え，循環動態を維持するうえで重要な機器である．しかし，ターニケットの駆血圧は以前より明確な設定基準がなく，医師の判断により血圧を基準に行われることが多い．しかし，過剰な圧で駆血することによりターニケット装置による疼痛やしびれによる歩行障害などの運動器合併症が起き，重症例では深部静脈血栓症（DVT）やコンパートメント症候群を引き起こすことが報告されている．

現在のターニケット装置は，空気圧を駆動源としコンプレッサなどが必要となり，装置が大型で持ち運びできず，振動や騒音が発生するなど問題点が多い．そこでわれわれは，絶縁性流体に静電気レベルの高電圧を印加すると電極間にジェット流が発生する電気流体力学（electrohydrodynamics：EHD）現象を利用した（図1），無音で無振動かつ小型の流体駆動圧力発生装置（以下，EHDポンプ）を開発した．本研究では，まずはじめに実際の手術でのターニケット使用による運動器合併症の検討を行った．次にEHDポンプを使用してのラット下肢における駆血実験を行い，ラットにおける駆血後の採血による生化学的評価，駆血の評価に経皮組織酸素飽和度を測定することにより，運動器合併症が生じない至適な駆血圧条件を検討した．

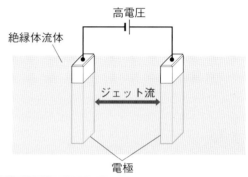

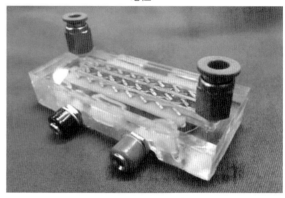

図1．EHD現象とポンプ

I．対象および方法

整形外科手術で，空気圧ターニケットを用いて2時間以内に駆血を行った49例（上肢28肢，下肢21肢）を対象とした．駆血圧力は30 kPa（225 mmHg），40 kPa（300 mmHg）の2群を無作為に設定し，経皮組織酸素飽和度（rSO$_2$），術後のしびれの出現頻度を評価した．動物実験

Key words
tourniquet, EHD, disaster

*Development of a new tourniquet device which uses EHD phenomenon and optimum pressure
**H. Maeda：順天堂大学整形外科（Dept. of Orthop. Surg., Juntendo University, Tokyo）；H. Iwase, K. Kaneko（教授）：順天堂大学整形外科；Y. Arai（院長）：東京都リハビリテーション病院整形外科；K. Mitsui（教授）：東京電機大学工学部機械工学科；M. Maeda（院長）：山本・前田記念会前田病院整形外科．
［利益相反：あり．文部科学省私立大学戦略的研究基盤形成支援事業（平成27年～平成31年）により実施．］

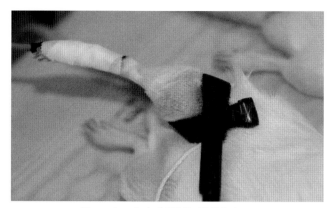

図 2. カフを右大腿部に装着した.

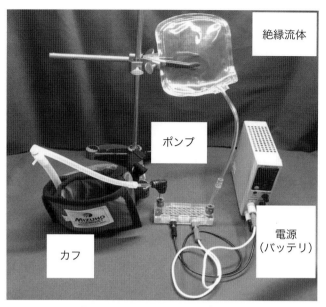

図 3. EHD ターニケットデバイス

では, Wister 系ラット（オス, 13 週齢, 280〜300 g）を用い, ハロセンによる吸入麻酔下で, 専用に作成した駆血帯（以下, カフ. 幅 12 mm×長さ 150 mm, 材料：ポリオレフィン）を右大腿部に装着した（図 2）. EHD ポンプ（図 3）を用いて 2 時間駆血した. 加圧圧力は 40 kPa (300 mmHg, $n=13$), 30 kPa (225 mmHg, $n=12$), 20 kPa (150 mmHg, $n=15$), 0 kPa（コントロール, $n=25$) の 4 群に分けた. 両足底部に無侵襲酸素飽和度モニタセンサ（TOS-OR, フジタ医科器械社）を取りつけ, 駆血中の末梢部の rSO_2 を連続的に計測した. 駆血側および対側の組織酸素飽和度変化を比較することにより, 駆血の程度を評価した. 駆血後, 採血を行い CK による生化学的評価を行った.

統計学的検定に Student の t 検定を用い, $p<0.05$ を有意差ありとした.

本研究における動物実験は, 順天堂大学医学部実験動物委員会の承認のもと行った.

II. 結　果

整形外科手術症例では, rSO_2 が全例で有意に低下していた. 術後のしびれは, 30 kPa で 5 例 (23%) 認めた. 40 kPa では 4 例 (14%) でしびれを認めた. 30 kPa は 3 日後に 5 例中 2 例がしびれの改善を認めたが, 40 kPa では 3 日後でも全例でしびれが改善せず残存していた.

動物実験では, 生化学的評価より CK 値はコントロールが 497±173 (IU/l) であり, 20, 30, 40 kPa 群でそれぞれ 573±364 (IU/l), 622±290 (IU/l), 796±545 (IU/l) となり, 40 kPa 群で有意に上昇した（図 4）. 全症例で有意に rSO_2 が低下した.

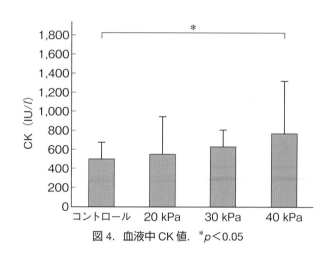

図 4. 血液中 CK 値. *$p<0.05$

さらに今回新たに開発した EHD ポンプは, 小型化され無振動, 無騒音で既存の空気圧によるターニケットと同程度である 40 kPa 以上の圧力をかけることが可能で, 圧力の微調整も容易であった.

III. 考　察

EHD 現象とは, 絶縁性流体中に 2 枚の電極を挿入し, その電極間に高電圧を印加すると流体中に流れが発生する現象である. 平板のプラス電極とその上に傾斜させた GND 電極という電極の組み合わせを用いることで, 電極間に一方向の流れを発生させることのできる EHD ポンプの開発を行い, さらには電極構造を直列に多段化することで駆血圧を 40 kPa 以上の圧力で行うことが可能であった[1].

ターニケットの装着により, ターニケットペインという, 手術に由来する痛みとは性質の異なる痛みが, ター

ニケット装着後30〜60分で生じ，術後の痛みやしびれなど神経障害に悩まされるケースが多くある．重症になると筋圧挫によるコンパートメント症候群，高圧圧迫による皮膚障害を生じる可能性がある．しかしながら，手術中は麻酔がかかり，近年さかんに行われている神経ブロック注射によりターニケットペインが生じてもわかりにくくなっていることがある．また，術中，術後に駆血中の血流停滞により生じた血栓が，脳梗塞や肺塞栓症など重篤な合併症を引き起こすこともある[2]．整形外科手術の中でも人工膝関節全置換術（TKA）は，DVTの高リスク手術であり，ターニケット使用により静脈系の下肢血流障害と動脈系の血管内皮障害によりDVT発生を促進する．整形外科手術の中でもあまり注目されていないターニケットによる合併症に関して，今後も検討する必要があるとわれわれは考えている．

このEHD現象を応用した圧力発生装置（EHDポンプ）を製作することで，コンプレッサに比べ単純な構造で圧力を発生させることができることに加え，装置全体の小型化が可能となる．まだ試用段階ではあるが，圧力を簡単に調整できるターニケット装置を作製できれば，電源が確保できない災害救急医療現場での使用が可能となり多くの人命を救うことができる可能性がある．40 kPaでは，CK値の上昇が20 kPa，30 kPa群に比べ顕著であり，これは，ターニケットによる合併症として考えられるターニケットペインなど神経障害や筋組織のダメージによる運動器合併症が生じていたと考えられた．血圧を基準にして手術など実臨床でかけている圧力は，過剰である可能性がある．

このことにより，ターニケットによる駆血操作において，40 kPa（300 mmHg）以下の圧力が有効な駆血効果が得られ，かつ運動器合併症の予防になると考えられた．さらに，駆血評価を行うためには，血圧だけではなく経皮rSO$_2$を測定することで新たな駆血評価として用いることができると考えた．

ま と め

1）小型で圧力を簡単に調整できる新しい画期的なターニケットを作製した．

2）電源を必要とせず，今後災害医療現場で用いることができると考える．

3）ターニケットの駆血評価には血圧だけでなくrSO$_2$を測定することも重要である．

文 献

1）武井祐輔，柿沼祐貴ほか：EHDポンプを駆動源とした新たなターニケットの開発に関する基礎的研究，LIFE2016学会論文，2016

2）Estebe JP, Davies JM, Richebe P : The pneumatic tourniquet ; mechanical, ischaemia-reperfusion and systemic effects. Eur J Anaesthesiol **28** : 404-411, 2011

*　　　*　　　*

Ⅳ．カスタムメイド
インプラント

Ⅳ. カスタムメイドインプラント

4D-有限要素解析シミュレーションによる術前計画と積層造形技術を含む脊柱変形矯正用カスタムメイドインプラントの開発*

須 藤 英 毅　　金 井　　理　　小 甲 晃 史　　安 倍 雄 一 郎　　岩 崎 倫 政
千 葉 晶 彦**

［別冊整形外科 75：218〜221, 2019］

はじめに

脊柱変形疾患におけるストレート形状ロッドへの曲げ形成は，術者の経験や勘に左右され，生じるノッチや残留応力により疲労強度も低下する．患者脊柱に適合していない場合には十分な矯正効果が得られず，ロッド折損のリスクもある．

われわれは，特発性側弯症においてロッド形状により時空的観点をとり入れた解剖学的矯正が可能であることを実証し，こうした次世代型手術戦略を容易に実現できる変形矯正用インプラントを開発している．

Ⅰ. 脊柱変形疾患に対する現在の手術的治療法とその限界

整形外科分野でもっとも難易度の高い手術治療の一つにあげられる脊柱側弯症に対しては，さまざまな術式が提案されてきた．特に特発性側弯症（adolescent idiopathic scoliosis：AIS）は三次元的（3D）な脊柱変形をきたすため，当然ながら治療のゴールは 3D 矯正を目指すことになる．

前方アプローチについては当科で開発した dual-rod システムにより 3D 矯正が可能となり，特に胸腰椎，腰椎側弯については現在でも有用な術式である[1~6]．一方，後方法については，2000 年代に入り椎弓根スクリューとともに世界的に広く導入されるようになった．従来のフック，ロッドシステムに比べて側弯の矯正効果は向上したが，胸椎側弯に対しては術後に後弯角が減少する問題が指摘され，スクリューと連結したロッドを体内で曲げる（in situ bending）などで対応していた．

こうした課題に対し，われわれは後方法についても側弯矯正に加え後弯をも獲得する 3D 矯正法を開発[7,8]し，胸椎後弯の獲得には椎間関節切除数の増大や凹側に可能なかぎりスクリューを刺入することが重要であることも報告してきた[9]．

こうした医療技術により 3D 矯正が容易になった一方で，胸椎後弯の術後頂椎が術前の側弯頂椎に一致した亀背様症例が散見され，術中の側弯形状に近似したロッド曲げ形成が原因と推察した（図 1）．正常人における胸椎後弯の頂椎は Th6〜Th8 に位置すると報告されているが[10]，AIS では 67％しか解剖学的な位置にない[11]．そこで次世代型手術治療戦略として，術中の側弯配列に基づかずに術後の生理的胸椎後弯を予測したロッド形状によって積極的に脊柱配列を作り変える時空的観点を取り入れた 4D 矯正手術法を開発するにいたった[11]．

▌Key words

idiopathic scoliosis，4D-FEA simulation，custom-made implant

*Custom-made spinal implants for anatomical reconstruction in patients with adolescent idiopathic scoliosis using 4D-finite element analysis simulation
　要旨は第 33 回日本整形外科学会基礎学術集会において発表した．
**H. Sudo（特任准教授）：北海道大学大学院脊椎・脊髄先端医学分野（Dept. of Advanced Medicine for Spine and Spinal Cord Disorders, Faculty of Medicine and Graduate School of Medicine, Hokkaido University, Sapporo）；S. Kanai（教授）：同大学大学院情報科学研究科；T. Kokabu, Y. Abe：えにわ病院整形外科；N. Iwasaki（教授）：北海道大学大学院整形外科；A. Chiba（教授）：東北大学金属材料研究所．
［利益相反：あり．本研究に関する費用は日本医療研究開発機構（AMED）（18he1302026h0003）と日本医師会（日本医師会医学研究奨励賞）が一部負担した．］

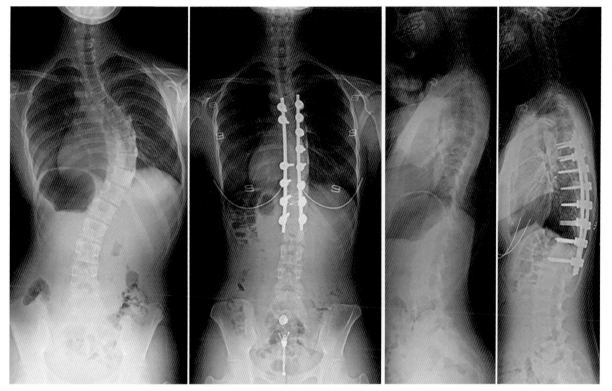

図1. 脊柱側弯症に対する三次元的矯正固定術．術後胸椎後弯が形成されたが，本来の解剖学的配列とは異なっている．

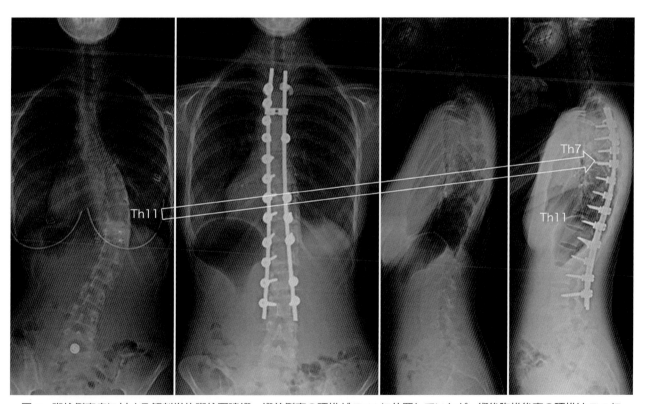

図2. 脊柱側弯症に対する解剖学的脊柱再建術．術前側弯の頂椎がTh11に位置していたが，術後胸椎後弯の頂椎はTh7に位置している．

Ⅳ．カスタムメイドインプラント

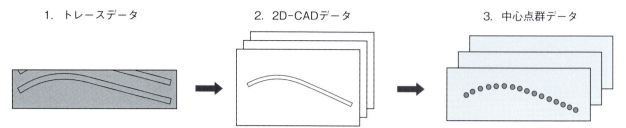

図3．ロッド形状データの抽出．解剖学的脊柱再建術を目指して曲げ加工したロッドを体内設置前にトレースして中心点群データとして抽出する．

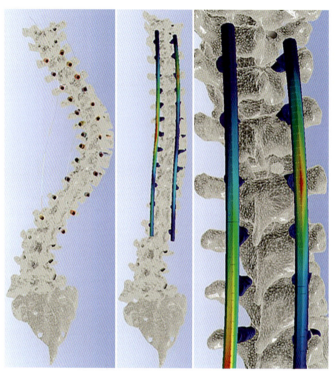

図4．脊柱変形矯正用動的シミュレーションプログラム．脊柱やインプラントに負荷される応力をリアルタイムで確認しながら術前計画を立てることができる．

Ⅱ．解剖学的4D矯正術の実際

胸腰椎，腰椎（Lenke 5）を除いたAIS（主カーブCobb角<90°）に対し，最下位固定椎間を除く全椎間関節切除後に解剖学的脊柱配列を想定して同じ形状に曲げた2本のロッドをスクリュー設置後に90°同時に回旋させ，in situ bendingは追加しない後方法である．固定範囲は，肩バランスのみでなく解剖学的胸椎後弯獲得も考慮して最上位固定椎は終椎固定を原則に，radiographic shoulder heightを基にして＋（左肩高位）とtype 2ではTh2，-5 mm～0 mmはTh3，-5 mm以下をTh4以下と設定し，さらに終椎がTh5やTh6でも胸椎後弯角<20°の症例はTh4とする[11]．最下位固定椎はlast touching vertebraを基準とし，Lenke 1C，3C，6CについてはL3を基準にする．

本術式により胸椎後弯の頂椎がTh6～Th8に位置する割合が術前67％から術後87％へと有意に増加し，側弯，後弯，回旋矯正とともに脊柱をより積極的に解剖学的配列に導く4D矯正が可能であることが証明された[11]（図2）．

Ⅲ．脊柱変形矯正用カスタムメイドインプラントの開発

ロッド形状により時空的観点を取り入れた解剖学的4D矯正が可能であることを実証したが，脊柱変形疾患における最重要手術手技の一つであるロッド曲げ形成は，術者の経験や勘に左右され，生じるノッチにより疲労強度も低下する．そこで，解剖学的な脊柱配列を獲得でき，ready-to-useで使用可能であるロッド形状群を導出することを検討した．

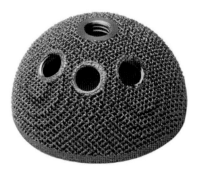 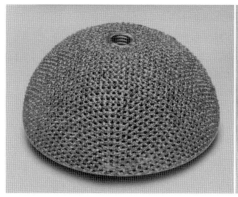 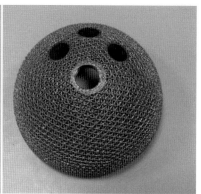

Delta TT（Lima社）　　　　Ti-Por（Adler Ortho社）　　　　GS（帝人ナカシマメディカル社）

図 2. 電子ビーム積層造形寛骨臼インプラント

原則的に金属粉末であればどのタイプでも作製は可能である．Ti-6Al-4V合金インプラントでは，インプラント表面に純チタンをプラズマスプレーコーティングによって溶射しポーラス層を形成させたり，これにハイドロキシアパタイトコーティングを追加して骨との固着を図る．これに対してEBMで作製されたTi-6Al-4V合金インプラントでは，純チタンによる表面加工がなくても動物実験における良好な骨形成評価が多く示されている[2〜6]．これらのインプラントの表面性状は，気孔径130〜370μm，気孔率46〜57%と報告されている．

金属を溶融するエネルギー源により一長一短がある．EBMは，レーザービームによる金属成形と比較して高速でエネルギー効率が高く，真空中で金属粉末を溶融，凝固するため，酸化による影響を排除しうる．使用する金属粉末の粒径は約120μmである．骨に対してCTを撮像した時点での，実物骨とCTデータ間の誤差は0.45〜0.65 mmと報告されている．さらにCTデータをもとに造形されたEBMインプラントの造形精度は，80%の箇所で0.15 mm程度であると報告されている[7]．

一方，レーザービームによる積層造形法では，酸化を生じ造形時間は長くなるがコバルトクロムでは酸化をきたしにくく，またEBMと比較してより精巧な造形物の作製が可能である．金属粉末の粒径は約30μmである．

金属積層造形技術の長所として，① 形状のカスタマイズが可能である，② 表面加工部と基部を同時に作製可能である，③ 原材料の金属粉末を95%程度再利用可能であることがあげられる．一方，短所として，① 造形後にサポート部の除去が必要となる，② 造形体内部に気孔が存在し疲労強度を低下させることがあげられる．力学的強度が必要となる製品には，造形後にhot isometric pressing（HIP）処理が必要となる[7]．HIP処理は温度，圧力，時間の条件により一律ではないが，インプラントの疲労強度や多孔質の造形精度に影響する．

Ⅱ．EBM寛骨臼インプラント（カップ）

近年，海綿骨を模倣した構造を有し，平均気孔率も40〜80%と高い表面加工を有するインプラントが開発され，高度ポーラス金属（highly porous metal）や3Dポーラス（3-dimensional porous）と表現され臨床で使用されている[8]．EBMやレーザーによる積層技術を用いて母材と表面加工部を一体造形した積層造形カップは3Dポーラスカップの一種である（図2）．

積層造形3Dポーラスカップは短期では良好な成績が報告されている[9]．ちなみに本邦で販売されている積層造形3Dポーラスカップは，HIP処理を行っているもの，行っていないものがあり各社一律ではない．臨床使用自験例の結果では，積層造形3Dポーラスカップで術後2年の経過でradiolucent lineを認めたのは20%で，今後注意深く観察していく必要がある．積層造形3Dポーラスカップでは，寛骨臼の高度骨欠損例に対するカスタムメイドカップの作製も可能となっており開発が進められている．

Ⅲ．EBM大腿骨インプラント（ステム）

EBMでのインプラント作製では，インプラント表面の多孔質構造（多孔質の孔の大きさや形状，気孔率，孔の方向）や溝構造などを種々のスケールで制御可能であり，骨類似機能としての低弾性化や高衝撃吸収能を人工関節に付与し，近位応力遮蔽を軽減しうる[10]．ステム遠位にスリットを施したり，内部構造の金属粉末の分布や多孔質の気孔率をコントロールすることによって，症例に応じたインプラントの弾性のカスタマイズも可能となり，低Young率化を施したインプラントの作製も期待される．さらにインプラントの最適なマクロデザインを表面加工と同一の工程によって作製することができるという利点があり，製作された構造体の精度が良好であるこ

Ⅳ. カスタムメイドインプラント

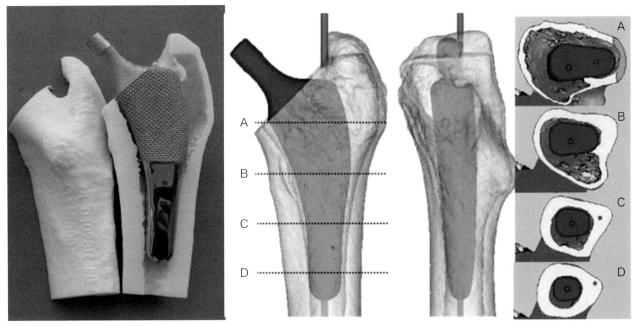

図3. 電子ビーム積層造形大腿骨インプラント. 大腿骨CTデータをもとにデザインし, 近位全周性に多孔質の表面加工を有するカスタムメイド大腿骨インプラント (アナトミカルステム)

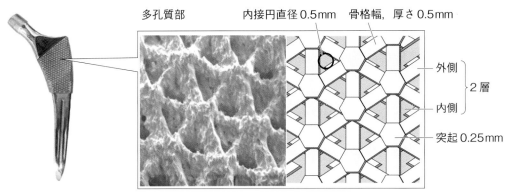

図4. 電子ビーム積層造形法で2層からなる多孔体を作製し, ステム母材の近位部にHIP処理, 拡散接合処理で接合する大腿骨インプラント (テーパーウェッジシステム)

とが確認されている[11].

一方で, 大腿骨インプラントでは荷重に対する高い疲労強度が必要となり, HIP処理は必須であると考えられる. 特に, 大腿骨インプラントにおけるネック基部では有限要素法 (finite element method：FEM) 解析でも通常高い応力分布を示す. ISO7206-4はステムボディ部に対する疲労強度試験で, 230〜2,300 N, 500万サイクルでの荷重を繰り返し負荷する試験である. ISO7206-6はステムネック部に対する疲労強度試験で, 5,340 N, 1,000万サイクルの荷重を繰り返し負荷して, インプラント破損を生じないことを検証するものである. HIP処理を施さないアナトミカルタイプの積層造形ステムに対するわれわれの検証でも, ステムボディ部 (ISO-7206-4), ステムネック部 (ISO-7206-6) の疲労試験でいずれも基準を

クリアしえたが, 1.5倍の繰り返し荷重を負荷した際には, ネック基部での破断を確認している[11].

EBMでのインプラント作製では, 個々の症例の骨形態に対し解剖学的に適したカスタムメイドインプラントやカスタムメイド手術支援ガイドの作製が可能となる. 大腿骨インプラントの場合, 究極のアナトミカルステムとして症例ごとの大腿骨髄腔形状に最適なfit and fillを得られるようにデザインされたカスタムメイドステム (図3) や, テーパーウェッジシステムなど他のコンセプトを有するセメントレスステムを作製することもできる. 前述のとおりステムに破損を生じさせないような疲労強度が必要となるが, 理論的には症例に応じたステム長, オフセット, 前捻, ネック長などの因子をカスタマイズすることが可能となる. さらにマクロデザインのみなら

解剖学的4D矯正を行った47例[11]を対象として体内設置前のロッド形状をトレース（図3）して得られた中心曲線間の形状差分値を iterative closest point 法により情報処理後，さらに階層クラスタ分析によりもっとも差分値の小さいロッド形状群を導出した．その結果，最長差分値が5 mm以内で11種類のロッド形状群が導出された[12]．

また，ノッチの有無がロッドの力学強度に与える影響を調べるために，従来品のコバルトクロム合金製ロッド110 mmを特殊ジグにより最彎曲（45°）させたロッド（ノッチなし）と，従来品のフレンチベンダーにより曲げ加工したロッド（ノッチあり）に対して4点曲げ試験を行い，電子ビーム3D積層造形によるロッド（ノッチなし）でも同様の試験を実施した．その結果，ノッチのないロッドのほうが剛性値や疲労強度が高値であり，積層造形ロッドにおいても同様の傾向を示した．

IV．4D-FEA シミュレーションによる術前計画

現在，術前後の動的矯正効果について有限要素解析（finite element analysis：FEA）解析ソフト ANSYS（ANSYS社）をベースに新規開発した4D-FEA シミュレーションソフトを用いてその妥当性を評価している（図4）．脊柱やインプラントに負荷される応力をリアルタイムで確認できる世界初の動的シミュレーションプログラムであり，今後，症例を重ねて本プログラムの妥当性についても証明する予定である．

ま　と　め

情報科学的アプローチによってロッド形状群を合理的に導出した．円断面ロッド形状を直接出力することで3D積層造形用データも作成される［patent cooperation treaty（PCT），国際特許出願済］．術前シミュレーションプログラムによる術前計画も含めて，患者脊柱に解剖学的に適合したカスタムメイドロッドを使用することで，患者負担の軽減や手術時間の短縮が期待される．現在，世界初のノッチのないプリベントロッドを企業と連携して製品開発している．2018年度中の薬事承認と実用化を予定しており，成人脊柱変形への応用も視野に入れている．

文　献

1) Kaneda K, Shono Y, Satoh S et al：New anterior instrumentation for the management of thoracolumbar and lumbar scoliosis；application of the Kaneda two-rod system. Spine **21**：1250-1261, 1996

2) Sudo H, Ito M, Kaneda K et al：Long-term outcomes of anterior dual-rod instrumentation for thoracolumbar and lumbar curves in adolescent idiopathic scoliosis；a twelve to twenty-three-year follow-up study. J Bone Joint Surg **95-A**：e49, 2013

3) Sudo H, Ito M, Kaneda K et al：Long-term outcomes of anterior spinal fusion for treating thoracic adolescent idiopathic scoliosis curves；average 15-year follow-up analysis. Spine **38**：819-826, 2013

4) Sudo H, Kaneda K, Shono Y et al：Selection of the upper vertebra to be instrumented in the treatment of thoracolumbar and lumbar adolescent idiopathic scoliosis by anterior correction and fusion surgery using dual-rod instrumentation；a minimum 12-year follow-up study. Spine J **16**：281-287, 2016

5) Sudo H, Kaneda K, Shono Y et al：Short fusion strategy for thoracolumbar and lumbar adolescent idiopathic scoliosis using anterior dual-rod instrumentation. Bone Joint J **98-B**：402-409, 2016

6) Sudo H, Mayer M, Kaneda K et al：Maintenance of spontaneous lumbar curve correction following thoracic fusion of main thoracic curves in adolescent idiopathic scoliosis. Bone Joint J **98-B**：997-1002, 2016

7) Sudo H, Ito M, Abe Y et al：Surgical treatment of Lenke 1 thoracic adolescent idiopathic scoliosis with maintenance of kyphosis using the simultaneous double-rod rotation technique. Spine **39**：1163-1169, 2014

8) Sudo H, Abe Y, Abumi K et al：Surgical treatment of double thoracic adolescent idiopathic scoliosis with a rigid proximal thoracic curve. Eur Spine J **25**：569-577, 2016

9) Sudo H, Abe Y, Kokabu T et al：Correlation analysis between change in thoracic kyphosis and multilevel facetectomy and screw density in main thoracic adolescent idiopathic scoliosis surgery. Spine J **16**：1049-1054, 2016

10) Hasegawa K, Okamoto M, Hatsushikano S et al：Standing sagittal alignment of the whole axial skeleton with reference to the gravity line in humans. J Anat **230**：619-630, 2017

11) Sudo H, Abe Y, Kokabu T et al：Impact of multilevel facetectomy and rod curvature on anatomical spinal reconstruction in thoracic adolescent idiopathic scoliosis. Spine **43**：E1135-E1142, 2018

12) Kokabu T, Kanai S, Abe Y et al：Identification of optimized rod shapes to guide anatomical spinal reconstruction for adolescent thoracic idiopathic scoliosis. J Orthop Res, Epub ahead of print, 2018

*　　　　*　　　　*

三次元積層造形法による人工股関節インプラント

坂井孝司

はじめに

任意の三次元構造体を作製しうる金属積層造形技術は，金属を溶融するエネルギー源により電子ビーム積層造形法（electron beam-melting method：EBM）とレーザー積層造形法の2つに大別され，医療機器作製に応用されている．チタン合金（Ti-6Al-4V）粉末を用いて作製した多孔体について，動物実験では純チタンに劣らない良好な骨形成能が報告されている．インプラント母材と表面加工部を一体として作製可能で，切削法では作製不可能であった複雑な任意の形状の三次元構造体が作製可能であり，巨大骨欠損を伴う症例など個々の骨形状に合わせたカスタマイズが可能である．本邦でも，3Dポーラスの一種として一体造形の股関節寛骨臼インプラントが近年臨床で使用されている．一方，股関節大腿骨インプラントについては，一体造形のインプラントは十分な疲労強度が得られにくいため，近位表面多孔体を作製し母材に接合したインプラントが2017年度に薬機法承認され，臨床で使用されつつある．

I．金属粉末三次元積層造形技術

Powder bed fusionに代表される金属粉末積層造形法は，金属粉末を選択的に溶融，凝固させた層を繰り返し積層することで，三次元構造体を作製する技術である（図1）[1]．Computer-aided design（CAD）データをもとに，複雑な形状の三次元構造体や多孔質体を作製可能であり，整形外科領域や歯科領域における医療機器材料や，航空宇宙機器材料の製造方法として用いられている．2003年にEOS社がレーザー積層造形機（EOSINT M270 direct）を開発し，2007年にArcam社が電子ビーム積層造形機（Arcam A2）を開発した．最近では鍛造体に金属粉末を積層する技術や，指向性エネルギー堆積によるチタン材積層（directed energy deposition）という技術も開発され，付加加工と除去加工を両方行うハイブリッド複合加工機も登場している．

整形外科領域におけるインプラント作製における金属粉末は，実績のあるチタン合金（Ti-6Al-4V ELI）やコバルトクロム合金（Co-Cr-Mo）を用いることが多いが，

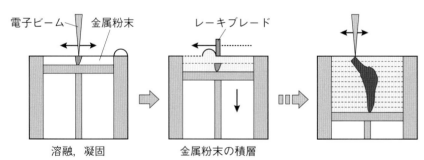

図1．電子ビーム積層造形装置による金属粉末積層造形．金属粉末を電子ビーム走査により選択的に溶融，凝固させ，造形テーブルを降下させ繰り返し積層することで，目的とする三次元構造体を作製する．

Key words

additive manufacturing, electron beam-melting method, custom-made implant

*Hip implant using additive manufacturing
**T. Sakai（教授）：山口大学大学院整形外科（Dept. of Orthop. Surg., Yamaguchi University Graduate School of Medicine, Ube）．
［利益相反：なし．］

ず，表面加工の種類や，加工範囲のカスタマイズも可能である．切削法によるカスタムメイドステムは欧米では各種販売されているが，切削法では作製不可能であった複雑な任意の形状の三次元構造体がEBMでは作製可能となっており，さらなる良好な臨床成績が期待される．

前述のとおり，一体造形によるEBM大腿骨インプラントではネック基部における応力分布が高く破断が懸念され，現時点では臨床応用は困難である．これを克服する一つは，ステム本体部のみをEBMで作製し，ネック部をチェンジャブルシステムとする方法で，欧米では臨床で使用されている．もう一つは3Dポーラス多孔体を積層造形法にて作製し，ステム母材の近位部にHIP処理および拡散接合処理で接合して大腿骨インプラントを作製する方法である（図4）．表面加工部と母材を一体化して作製するという積層造形法の利点は失うものの，症例の大腿骨髄腔形状に応じて近位多孔体のカスタマイズが可能で，前後・内外の厚み・形状，表面加工部の範囲を変化させ，セミカスタムメイドステムも念頭においてわれわれは開発を進めてきた．ステムボディ部およびステムネック部の疲労強度は改善され，HIP処理および拡散接合後の多孔質形状についても接合前の形状を保持し，また力学試験でも多孔質部が母材から剥離しないような接合条件を検討し，現時点で理想としうる接合条件を決定し，2017年度に薬機法の承認が得られた．

ま と め

工学的には，積層造形法によって作製した造形物を，母材（鍛造物）に接合するのではなく，鍛造物に直接積層造形を行えるような技術も開発されつつある．

医学的には，ハイドロキシアパタイトコーティングと異なり，積層造形物そのものに骨誘導性はみられないためか，寛骨臼コンポーネントでは骨との界面に透過像を生じるという報告もあり，今後慎重に経過観察する必要がある．一方で，任意の三次元構造体を作製しうるというのは既存のインプラント作製技術にない魅力であり，特に巨大骨欠損に対処しないといけないような再置換術では有力なオプションの一つとなりうる．

文 献

1) Murr LE, Gaytan SM, Medina F et al：Characterization of Ti-6Al-4V open cellular foams fabricated by additive manufacturing using electron beam melting. Master Sci Eng A **527**：1861-1868, 2010

2) Thomsen P, Malmstrom J, Emanuelsson L et al：Electron beam-melted, free-form-fabricated titanium alloy implants；material surface characterization and early bone response in rabbits. J Biomed Mater Res B Appl Biomater **90**：35-44, 2009

3) Ponader S, von Wilmowsky C, Widenmayer M et al：*In vivo* performance of selective electron beam-melted ti-6Al-4 V structures. J Biomed Mater Res **92-A**：56-62, 2010

4) Palmquist A, Snis A, Emanuelsson L et al：Long-term biocompatibility and osseointegration of electron beam meltied, free-form-fabricated solid and porous titanium alloy；experimental studies in sheep. J Biomed Appl **27**：1003-1016, 2013

5) Bertollo N, Da Assuncao R, Hancock NJ et al：Influence of electron beam melting manufactured implants on ingrowth and shear strength in an ovine model. J Arthroplasty **27**：1429-1436, 2012

6) Li X, Feng YF, Wang CT et al：Evaluation of biological properties of electron beam melted Ti6Al4V implant with biomimetic coating in vitro and in vivo. PLoS One **7**：e52049, 2012

7) Petrovic V, Haro JV, Blasco JR et al：Additive manufacturing solutions for improved medical implants, Biomedicine, ed by Lin C, InTech, Rijeka, p147-180, 2012

8) 神野哲也：3Dポーラス．臨整外 **51**：452-456, 2016

9) Perticarini L, Zanon G, Rossi SM et al：Clinical and radiographic outcomes of a trabecular titanium acetabular component in hip arthroplasty；results at minimum 5 years follow-up. BMC Musculoskelet Discord **16**：375, 2015

10) Arabnejad S, Johnston B, Tanzer M et al：Fully porous 3D printed titanium femoral stem to reduce stress-shielding following total hip arthroplasty. J Orthop Res **35**：1774-1783, 2017

11) 坂井孝司，福田英次，高橋広幸ほか：電子ビーム積層造形法によるチタン合金製大腿骨インプラント―造形精度・疲労強度・設置精度．日人工関節会誌 **45**：849-850, 2015

*   *   *

Additive manufacturing 技術を応用したカスタムメイド寛骨臼インプラントの開発

楫野良知　加畑多文　高橋広幸　石坂春彦　土屋弘行

はじめに

　人工股関節全置換術（total hip arthroplasty：THA）で使用されるインプラントは，1930年代からさまざまな形状，材質のものが開発され，母床骨との固着性，摺動面の摩耗特性，インピンジメントを生じにくい形状，モジュラリティなどの改善がなされてきた．多くの症例では既製（ready-made）のインプラントの形状とサイズバリエーションの範囲内で再建手術が可能であるが，変形の強い症例や骨欠損の大きな再置換術など，既製のインプラントが適合しない，あるいは存在せずに手術を断念せざるをえない症例も存在する．患者個々の骨形態や骨欠損に応じて作製するカスタムメイドインプラントは，宿主骨の温存，骨との最適な適合性と固定性の獲得，術後の良好な機能再建，早期リハビリ開始などのメリットが期待できる再建材料の一つである．われわれは，著明な変形を伴う初回THAや再置換術における使用を想定したカスタムメイド寛骨臼インプラントの研究開発を行ってきたので紹介する．

I. カップ周囲のプレートへの応力分布

　セメントレスカップ周囲に直接結合したプレートへの応力分布を，三次元CAD設計ソフトウェア（SOLIDWORKS, Dassault Systèmes SolidWorks 社）を用い，各種パラメータ（プレートの幅，厚さ，プレートの数，スクリューホールまでの距離）を変化させて検討した（図1）．カップ径はもっとも力学条件が厳しい直径60 mmとし，荷重は2,300 N（ISO 7206-4準拠）をカップ中心

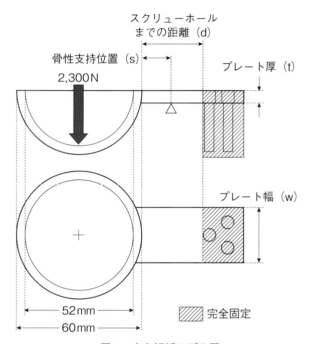

図1. 応力解析モデル図

に作用させた．材料はTi-6Al-4V合金（Young率 110 GPa, 密度 4.4 g/cm^2）とした．この条件下で骨性支持の位置と応力の関係，カップ縁からスクリューホールまでの距離と応力の関係，プレートを2枚にした場合の応力分布をそれぞれ検討した．

　プレートのスクリューホール近傍にかかる応力は，骨性支持位置がスクリューホールに近づくほど，急激に上昇していた（図2）．プレートにかかる応力は，プレートの幅，厚みが小さく，スクリューホールまでの距離が長

Key words

additive manufacturing, acetabular implant, custom-made implant, THA

*Clinical application of the 3D-printed custom-made acetabular implant in total hip arthroplasty
　要旨は第90回日本整形外科学会学術総会において発表した．
**Y. Kajino（特任准教授），T. Kabata（准教授）：金沢大学整形外科（Dept. of Orthop. Surg., Kanazawa University, Kanazawa）；
　H. Takahashi, H. Ishizaka：帝人ナカシマメディカル株式会社；H. Tsuchiya（教授）：金沢大学整形外科.
［利益相反：なし.］

いほど増大していた（図3a）．また，プレートにかかる応力は，プレートの枚数を2枚に増やすことにより分散（減少）していた（図3b）．

II．インプラントの設置精度検証

次に，術前計画と比較したカスタムメイド寛骨臼インプラントの設置位置と設置アライメントの精度検証を行った．新鮮屍体4体8股（平均身長166.4±5.2 cm，平均体重57.9±7.3 kg）に寛骨臼カップ用球形リーマーを用いて，右股関節にPaprosky type 3A，左にtype 3Bを想定した骨欠損を作成した[1]（図4a）．CTデータから骨欠損の表面形状を抽出し，augmented type（A-type）とtri-flanged type（T-type）の2種類のカスタムメイドインプラントをデザインし，金属付加製造装置（Model S12, Arcam AB社）を用いてインプラントを製造した（図5）．インプラント設置後に撮影したCTと術前計画を比較し，三次元的な骨頭中心の設置位置誤差およびカップの設置アライメント誤差を検証した（図4b, 6）．

いずれのインプラントも母床骨と良好な適合性が得られ，A-typeの設置位置の絶対値誤差は，水平方向，垂直方向，前後方向でそれぞれ0.7±0.4（0.1～1.1）mm，0.2±0.1（0.1～0.3）mm，0.5±0.3（0.0～0.6）mmであった．T-typeではそれぞれ，1.0±0.4（0.7～1.6）mm，0.4±0.2（0.1～0.6）mm，0.3±0.1（0.2～0.5）mmであった．一方，設置アライメントの絶対値誤差は，A-typeの外転角（radiographic inclination）が3.5±0.9（2.4～4.5）°，前捻角（radiographic anteversion）が2.0±1.7（0.1～4.8）°であった．T-typeでは，それぞれ0.6±0.5（0.1～1.3）°，0.9±0.3（0.4～1.2）°であった．

III．考　　察

1980年代にはわが国でもアルミナセラミック製のカスタムメイド人工関節が使用可能であったが，骨固着性の問題や薬事承認上の課題があり市場から姿を消した．一方で，人工関節を中心にしたインプラントのカスタムメイド化への臨床からの要望は高く，日本関節鏡・膝・スポーツ整形外科学会（JOSKAS）および骨軟部肉腫治

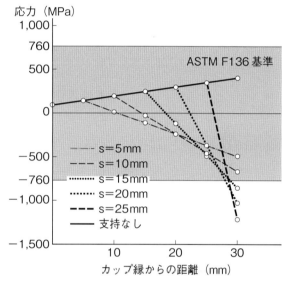

図2．骨性支持の位置と応力の関係．プレート幅(w)は26 mm，プレート厚(t)は6 mm，スクリューホールまでの距離(d)は30 mmとした．

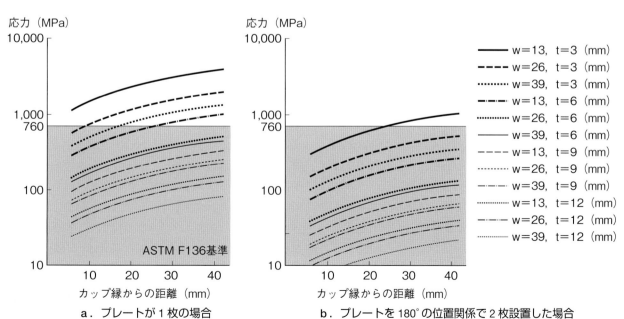

a．プレートが1枚の場合　　　b．プレートを180°の位置関係で2枚設置した場合
図3．プレート幅（w）とプレート厚（t）を変化させた際のカップ縁とスクリューホールまでの距離と応力の関係

IV. カスタムメイドインプラント

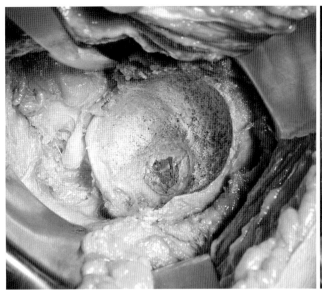

a. Paprosky type 3B の骨欠損を作成（左股関節，後側方アプローチ）

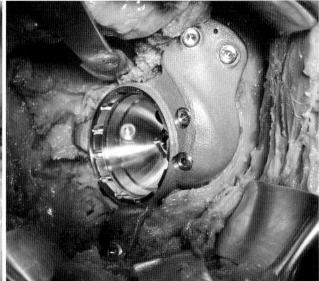

b. T-type カスタムメイドインプラント設置後

図4. 骨欠損の作成とカスタムメイドインプラント設置

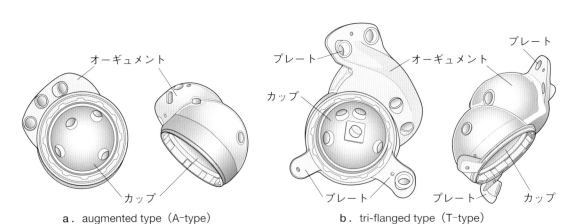

a. augmented type（A-type）　　　b. tri-flanged type（T-type）

図5. カスタムメイド寛骨臼インプラントデザイン

療研究会（JMOG）の会員を対象にしたアンケート（$n=183$）では，85%が「必要性あり」と回答しており，ニーズが高い疾患は骨腫瘍や人工関節の弛みであった[2]．2015年からは，国の次世代医療機器，再生医療等製品評価指標作成事業の中で，インプラントのカスタムメイド化（高生体適合性）に関する開発ガイドラインと評価指標が各分野で公表された[3]．しかしながら，これまでは製造期間の長さや製造コストの高さが課題となり，一部の腫瘍用インプラントが市場に出ているのみであった．21世紀に入り製造業の世界では「3Dプリンタ」と称される金属粉末を用いた付加製造（additive manufacturing）装置の開発が国家レベルで進み，このことが多品種，少量生産が必要なカスタムメイドインプラントの開発への後押しとなった[4,5]．

今回の応力解析は，母床骨がなくインプラントのみで荷重を受けるという過酷な条件下のものではあるが，症例ごとにカスタムメイドインプラントを製造する際の折損リスク軽減の基本データが得られた．またプレートの幅や厚さ，スクリューホールの配置，プレートの枚数といった各構成要素の基本設計を組み合わせることで，設計工程の削減が可能となる．次に設置精度検証では，単純な形状の骨欠損モデルではあるが，骨欠損のCTでの抽出からインプラント作製までの実臨床に即した一連の製造過程での検討を行った．結果は，付加製造技術を用いて製造したカスタムメイド寛骨臼インプラントの設置精度は，いずれのタイプにおいてもナビゲーションシステムやpatient specific guideといった各種手術支援ツールと比較しても遜色のないものであった[6〜9]．

カスタムメイド寛骨臼インプラントの臨床応用に向けた今後の課題としては，大きな金属製インプラント周囲

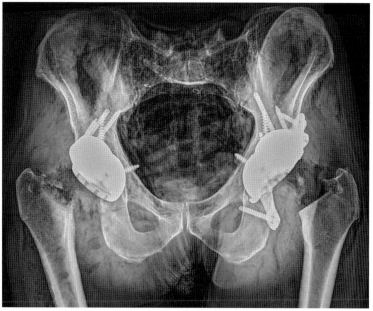

図6. カスタムメイドインプラント設置後X線像. 右股関節にA-type, 左股関節にT-typeを設置した.

の stress shielding や bone ingrowth などの骨反応の推移，レジストリでの長期臨床成績の追跡，手術適応や使用施設などの制限の必要性，償還価格や費用対効果，術前CT撮影時のハレーション対策などがあげられる．症例の蓄積とともにこれらの課題が解決されることを期待したい．

本研究は，平成26年度医工連携事業化推進事業実証事業（経済産業省）の助成を受けた．

文　献

1) Paprosky WG, Perona PG, Lawrence JM：Acetabular defect classification and surgical reconstruction in revision arthroplasty；a 6-year follow-up evaluation. J Arthroplasty **9**：33-44, 1994
2) 平成26年度次世代医療機器・再生医療等製品評価指標作成事業三次元積層インプラント分野審査WG報告書 <http://dmd.nihs.go.jp/jisedai/3Dimplant/index.html> ［Accessed 20 Mar 2019］
3) 医療機器等の開発・実用化促進のためのガイドライン策定事業（経済産業省）<http://www.meti.go.jp/policy/mono_info_service/healthcare/report_iryou_fukushi.html> ［Accessed 20 Mar 2019］
4) 楫野良知, 加畑多文, 前田　亨ほか：整形外科手術における3Dプリンターの臨床応用. 日整会誌 **90**：382-386, 2016
5) 楫野良知, 加畑多文, 前田　亨ほか：3Dプリンター（付加製造技術）の医療への応用—現状と今後の課題. 関節外科 **35**：8-12, 2016
6) Kajino Y, Kabata T, Maeda T et al：Does degree of the pelvic deformity affect the accuracy of computed tomography-based hip navigation? J Arthroplasty **27**：1651-1657, 2012
7) Iwana D, Nakamura N, Miki H et al：Accuracy of angle and position of the cup using computed tomography-based navigation systems in total hip arthroplasty. Comput Aided Surg **18**：187-194, 2013
8) Hananouchi T, Saito M, Koyama T et al：Tailor-made Surgical Guide Reduces Incidence of Outliers of Cup Placement. Clin Orthop **468**：1088-1095, 2010
9) Sakai T, Hanada T, Murase T et al：Validation of patient specific surgical guides in total hip arthroplasty. Int J Med Robot **10**：113-120, 2014

*　　*　　*

自家骨製ネジによる骨折治療

今出真司　内尾祐司　若槻拓也　古屋　諭　中澤耕一郎
松村浩太郎

はじめに

骨折治療では主にチタン製ネジが使用されている．チタンは生体適合性がよく耐食性に優れ，ステンレス鋼に比較し高強度低剛性を有する骨折内固定に適した素材である．一方で，骨折治癒後は異物となり抜去を要する．偽関節症例では抜去後のネジ孔が骨欠損部となって問題を上乗せする．こうした問題を解決するため，筆者らは患者自身の骨をネジへ加工し骨接合を行う「自家骨製ネジによる骨接合術」を考案した．専用機器開発から実臨床応用まで行い，現在はより汎用性を高めた骨折治療支援システム構想を立ち上げているので紹介する．

I. 骨ネジ開発

2004年に構想を立案し開発を開始した．骨ネジ臨床応用に向けての問題点は二つに集約された．一つは加工機の問題であり，もう一つは骨加工技術の問題である．加工機開発において，ネジ加工を行う旋盤は工業用として一般的な機器だが，医療用としては存在しない．そこで市販の小型旋盤を基に，臨床使用を企図した改良を加え，骨材専用旋盤を開発した（図1）．具体的には，清潔環境下での切削作業を可能にするため，機材を分離し滅菌処理できる仕様とした．また，小型化と機械剛性の向上に努め，可搬式機材とした．

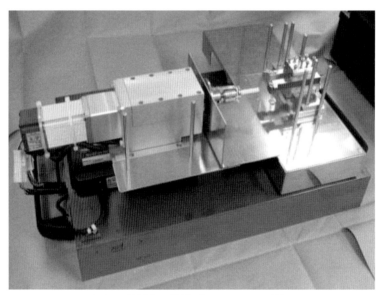

図1．骨材専用旋盤（MTS-4，ナノ社）

Key words

autologous bone screw, high-precision processing technology

*Fracture repair using the autologous bone screw
**S. Imade, Y. Uchio(教授), T. Wakatsuki：島根大学整形外科（Dept. of Orthopaedics, Shimane University, Izumo）；S. Furuya, K. Nakazawa, K. Matsumura：島根県産業技術センター．
［利益相反：あり．本研究に関する費用はテルモ生命科学芸術財団，公益財団法人日本スポーツ治療医学研究会，日進製作所株式会社が（一部）負担した．］

表1. 症例の詳細

症例	年齢・性	既往症	診断	術式	採骨部
1	61・男	自己免疫性疾患*	手舟状骨偽関節	骨接合術	腸骨
2	28・男	—	手舟状骨偽関節	骨接合術	腸骨
3	18・男	—	手舟状骨偽関節	骨接合術	脛骨
4	31・男	—	手舟状骨偽関節	骨接合術	脛骨
5	21・男	—	手舟状骨偽関節	骨接合術	脛骨
6	34・男	喘息	手舟状骨偽関節	骨接合術	脛骨
7	32・男	アルコール性肝障害	手舟状骨偽関節	骨接合術	脛骨
8	46・男	—	手根骨不安定症	関節固定術	腸骨
9	64・女	高血圧症	Heberden結節	関節固定術	脛骨
10	25・男	—	母趾基節骨偽関節	骨接合術	腸骨
11	15・男	反復性膝蓋骨脱臼	膝蓋骨軟骨骨折	骨接合術, MPFL再建	脛骨
12	26・女	反復性膝蓋骨脱臼	膝蓋骨軟骨骨折	骨接合術, MPFL再建	脛骨

*関節リウマチ, MPFL：medial patellofemoral ligament

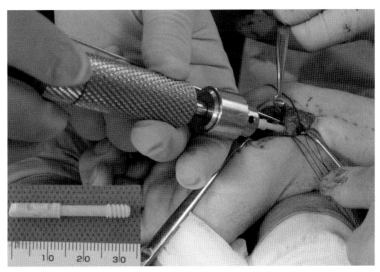

図2. 術中写真. 症例4. 31歳, 男. 骨ネジによる骨接合時. 左下小枠は骨ネジ全体像

骨加工技術に関する科学的研究報告はほとんどなく, 旋盤による骨材の切削加工の知見は皆無であった. 大きさや構造が類似する牛骨を対象に, 骨接合術の遂行に支障をきたすことのない時間内に工程を完結でき, かつ安全確実に加工できる切削条件の絞り込みを行った[1]. またチタンと骨では特性が大きく異なるので, 骨ネジには骨ネジに適したネジ形状があると考え, スレッド形状やピッチなど各項目の見直しを行い独自のネジ形状を考案した[2,3]. 加えて関節面に対する骨ネジの影響も調査しその有用性を証明した[4]. こうしたさまざまなノウハウを蓄積した後, 医の倫理委員会の承認を得て2007年に臨床研究第1例目を施行した.

II. 骨ネジを用いた骨接合術の実際

これまでに十分な説明のうえで同意を得られた12例へ骨ネジを用いた手術を施行した. 対象疾患は手舟状骨偽関節7例[5], 膝蓋骨軟骨骨折2例[6], 手根骨不安定症1例, Heberden結節1例, 母趾基節骨偽関節1例[7]であった (表1).

手術の流れを, 手舟状骨偽関節を例に示す. 骨折処置班, 骨ネジ作製班にわかれて作業し, 骨折処置班が病巣掻爬や骨移植を行うかたわらで, 並行して骨ネジ作製班は採骨し手術室の一角で骨をネジへ加工する. 採骨は腸骨あるいは脛骨骨幹部から行う. できあがった骨ネジは即座に骨折処置班へ渡され内固定が行われる (図2). 骨ネジ数は1本を基本とし, 補強を目的に骨釘 (手製) を

Ⅳ. カスタムメイドインプラント

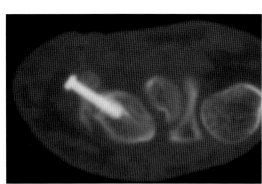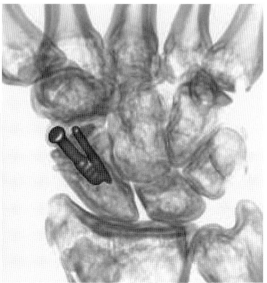

図3. 症例4. 術直後CT（左）および3D-CT（右）

表2. 結果一覧

症例	観察期間(月)	骨ネジ/骨釘数 骨ネジ	骨釘	加工時間(分)	外固定期間(週)	術後成績* 術前	最終調査時	有害事象
1	20	1	1	60	12	70	55	骨接合部圧潰
2	134	1	1	30	12	65	100	—
3	24	1	1	40	11	70	100	—
4	24	1	1	90	11	65	90	—
5	8	1	1	70	7	55	90	—
6	18	1	1	70	8	65	100	—
7	13	1	1	80	8	50	65	採骨部骨折
8	60	1	1	50	11	40	55	—
9	26	1	1	40	12	Pain＋	Pain−	—
10	24	0	1	30	1	53	100	—
11	42	2	1	50	2	70	96	—
12	96	1	1	30	2	20	91	—
平均	41	1	1	53	8	57	86	

*症例1〜8：Modified Mayo Wrist スコア，症例10：American Orthopedic Foot and Ankle スコア，症例11, 12：Lysholm スコア

追加した（図3）．症例10では髄内形状に一致するよう精密加工した骨釘を髄内釘として用いた．機械加工に要した平均時間は53分であった．術後は症例ごとに外固定期間を設け，順次日常生活へ復帰させた．

術後成績の詳細を表2に示す．1年以上経過観察しえた11例のうち，10例において骨接合部の骨癒合を確認した．症例1では術後骨接合部周囲の関節破壊が進行し，それに伴って骨接合部が圧潰した．既往の関節リウマチに加え，サルコイドーシスと全身性エリテマトーデスの合併が判明し，悪化の主因と考えた．内科的治療に並行し，術後1年半で金属ネジを用いた関節固定術を施行し

た．採骨部障害は1例で生じた．症例7では術後1週で脛骨採骨部に螺旋骨折を生じ，髄内釘による骨接合術を要した．その他の症例では，採骨部に経時的な骨再生を認めた（図4）．有害事象対策として，関節破壊を伴う全身疾患を有する患者を適応から除外した．また骨採取部の推定残存強度を有限要素解析から術前に評価し，骨折リスクを回避する手法の開発を進めている．

Ⅲ. 骨折治療支援システム構想

2013年からネジ加工に三次元形状加工を追加し発展させた骨折治療支援システム構想を立案した．本構想を

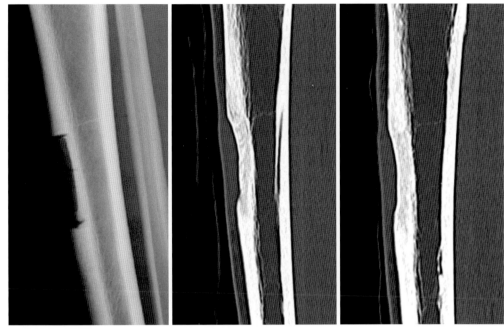

a．術直後単純X線像　　b．術後1年時CT　　c．術後2年時CT

図4．症例4．脛骨採取部画像所見

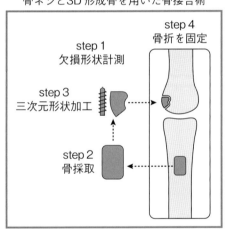
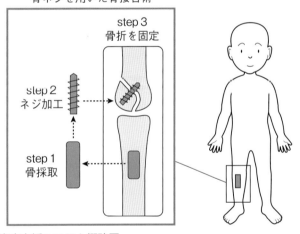

図5．骨折治療支援システム概略図

図5に示す．骨欠損を有する骨折も加え適応を拡大し，加工対象に同種骨や人工骨も加える．筆者らは間隙を100 μm以下に制御すれば周囲骨と移植骨が術後10日という早期に架橋されることを報告した[8]．

近年，多彩な人工骨材が開発され優れた骨伝導能を有している．一方で，実臨床の使用法は顆粒ないし手作業で形成したブロックを無造作に骨欠損部へ補塡している．筆者らは，移植材を骨欠損部に一致した正確な形状へ加工することが，その性能を最大限に発揮させる必要条件であると考えている．

2017年から新たに産官学連携チームを結成し，骨用複合加工機に測定装置と専用のcomputer aided manufacturing (CAM) が連動した新システムの開発を行っている．術中操作により刻々と変化する術野への対応力を重視し，効率性や操作簡易性を追及することで，医師が術中に使用可能なシステムとするべく，開発を継続している．

まとめ

骨ネジは小骨の骨接合において良好な臨床成績を示した．症例を選べば有効な選択肢となりうる．現在，三次元骨加工機能を追加した骨折治療支援システムを開発している．

IV. カスタムメイドインプラント

文　献

1) Ohtani T, Nakai T, Mori R et al：Self-regenerative ability of bone and micro processing of bone-component material in orthopedic surgery healing. Bone Regeneration, ed by Tal H, IntechOpen, London, p267-282, 2012

2) Wang Y, Mori R, Ozoe N et al：Proximal half angle of the screw thread is a critical design variable affecting the pull-out strength of cancellous bone screws. Clin Biomech **24**：781-785, 2009

3) Nagatani T, Mori R, Wang Y et al：Optimal predrilled hole size for bone screws used in osteochondral fixation；*in vitro* biomechanical study and clinical case. J Orthop Sci **15**：245-250, 2010

4) Kono M, Mori R, Uchio Y：Bone screws have advantages in repair of experimental osteochondral fragments. Clin Orthop **470**：2043-2050, 2012

5) Imade S, Mori R, Uchio Y：Treatment of scaphoid nonunion using an autologous bone screw. J Hand Surg **37**-**E**：899-900, 2012

6) Kumahashi N, Kuwata S, Imade S et al：Fixation of osteochondral fractures of the patella using autologous bone screws when reconstructing the medial patellofemoral ligament after recurrent patellar dislocation；report of two cases. J Orthop Sci **19**：359-364, 2014

7) Imade S, Miyamoto W, Sanada H et al：Nonunion in proximal phalanx of great toe treated by grafting with precisely processed autologous bone peg. J Foot Ankle Surg **50**：449-452, 2011

8) Imade S, Uchio Y, Ozoe N：Superior fixation of machine-made bone pegs over handmade bone pegs. J Orthop Sci **17**：619-625, 2012

＊　　　　＊　　　　＊

Ⅴ．リハビリテーション，義肢，装具

V. リハビリテーション，義肢，装具

腰部支援用ロボットスーツを用いた重作業における職業性腰痛の予防*

三浦 紘世　門根 秀樹　安部 哲哉　國府田 正雄　山崎 正志**

はじめに

2012年に策定された「腰痛診療ガイドライン」によると，日本国内の疫学調査では職業性腰痛の有訴率が40〜50％，職業性腰痛の既往歴が70〜80％との報告が多く[1]，その患者数は膨大である．Itohらは，日本における職業性腰痛の医療費を算出し，年々増加傾向にあり，2011年の時点で約821億円（入院で約264億円，外来で約556億円）に達したと報告している[2]．この直接医療費に加えて，休業や社会的保障などの間接的損失も影響が大きい．膨大な患者数とそれにかかる医療費や間接的損失は大きな社会的問題であり，職業性腰痛を予防する取り組みが急務である．そこで，筆者らは，腰部支援用のロボットスーツHAL (Hybrid Assistive Limb, Cyberdyne社)に着目し，職業性腰痛リスクが高い重作業に対して腰部支援用HALを用いた研究を行ってきた．本稿では，腰部支援用HALの重作業における腰部負荷軽減効果と作業量向上効果について論述したい．

I．腰部支援用HAL

HALは筑波大学大学院システム情報工学研究科で開発されたインタラクティブなバイオフィードバックを特

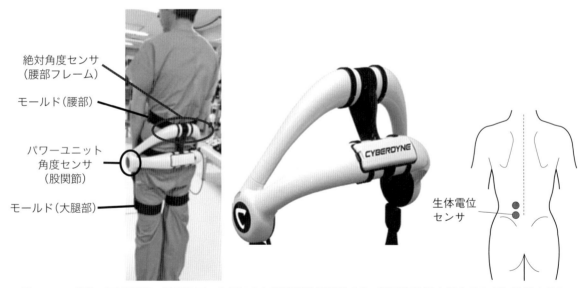

図1．HAL腰タイプの構造．腰部のモールドにより腰椎運動が制動され，腰部脊柱起立筋上の皮膚に貼付された生体電位センサが装着者の動作意図を読みとることで，適切なタイミングとトルクで股関節部のパワーユニットに内蔵されたアクチュエータが股関節動作を支援する（Cyberdyne社ホームページ，文献4より引用）

Key words

HAL for lumbar support, heavy work, low back pain

*Approach using HAL for lumbar support for prevention of occupational low back pain caused by heavy work
**K. Miura：筑波大学整形外科（Dept. of Orthop. Surg., Faculty of Medicine, University of Tsukuba）；H. Kadone：同大学附属病院未来医工融合研究センター；T. Abe（講師），M. Koda（准教授），M. Yamazaki（教授）：同大学整形外科．
［利益相反：なし．］

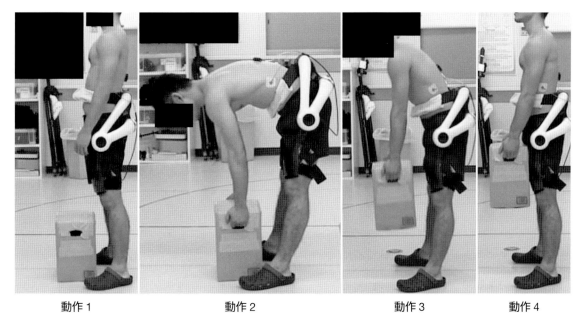

図2. 重量物挙上動作. 約 12 kg の段ボールを, 膝関節をなるべく屈曲せずに体幹を前屈する stoop lifting 法で挙上する.

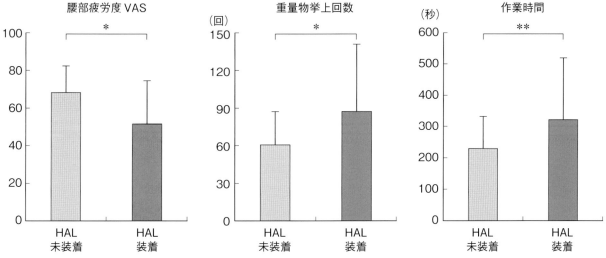

図3. 重量物挙上反復動作における腰部支援用 HAL の有無での腰部負荷と作業量の比較. 腰部支援用 HAL を用いると, 腰部疲労度 VAS が有意に減少し, 重量物挙上回数と作業時間は有意に増加した. $*p<0.05$, $**p<0.01$（文献 8 より引用）

徴とした装着型ロボットスーツである[3]. 本稿で用いた腰部支援用に加えて, 両脚タイプ, 片脚タイプ, 上下肢関節に使用可能な単関節タイプがある.

腰部支援用 HAL の特徴について述べる. アシストの機序としては, 腰部のモールドにより腰椎運動が制動され, 腰部脊柱起立筋上の皮膚に貼付された生体電位センサが装着者の動作意図を読み取ることで, 適切なタイミングとトルクで股関節部のパワーユニットに内蔵されたアクチュエータが股関節動作を支援する（図1）. つまり, 腰椎の運動を, 股関節動作に代替かつ支援することで腰部負荷が軽減される[4,5].

II. 重量物挙上反復動作に対する腰部支援用 HAL の効果

重量物挙上動作では, 腰椎を屈曲した状態で重量物を挙上することにより腰椎椎間板内圧と腰部傍脊柱起立筋の筋活動量が増加することが, 腰部負荷の要因とされている[6,7]. 筆者らは, 健常成人 18 例（男性 11 例, 女性 7 例, 平均年齢 30.7 歳）を対象として, 重量物挙上反復動作に対する腰部支援用 HAL の効果を検討した[4,8]. 本検討での運動課題は, 約 12 kg（水入りのペットボトルを梱包）の段ボールを, 膝関節をなるべく屈曲せずに体幹

V. リハビリテーション，義肢，装具

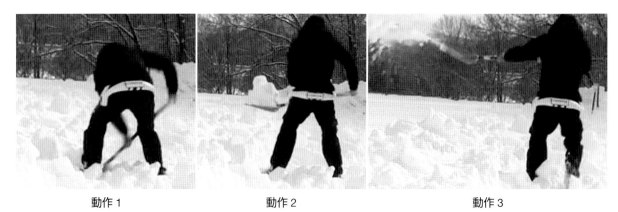

動作1　　　　　　　　　　　動作2　　　　　　　　　　　動作3

図4．ショベリング除雪動作．市販用ショベルを用いて雪を挙上して前方に投擲をする．常に一定量以上の雪を投擲できるように横に移動しながら反復する．

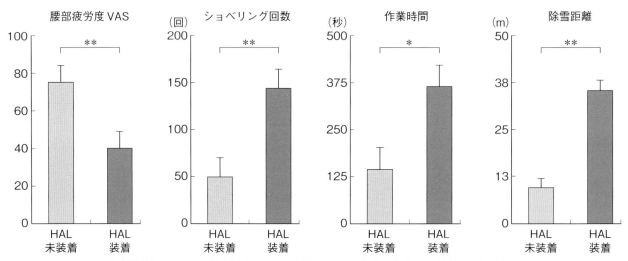

図5．ショベリング除雪動作における腰部支援用HALの有無での腰部負荷と作業量の比較．腰部支援用HALを用いると，腰部疲労度VASが有意に減少し，ショベリング回数と作業時間と除雪距離は有意に増加した．$*p<0.01$，$**p<0.001$（文献18より引用）

を前屈して床から挙上するstoop lifting法による反復挙上動作とした[9]．おおよそ1分15回のペースで，作業継続困難となるまで反復して行った．HAL未装着で動作後，十分な休憩ののちにHAL装着下で同じ動作を行った（図2）．腰部負荷の評価に自覚的腰部疲労度VASと，作業量の評価に重量物挙上回数と作業時間を検討した．

結果は，腰部疲労度VASはHAL未装着では$68±14$だが，HAL装着により$51±23$と減少した（$p<0.05$）．重量物挙上回数はHAL未装着では$60±26$回だが，HAL装着により$87±53$回と増加した（$p<0.05$）．作業時間はHAL未装着では$230±101$秒だが，HAL装着により$332±198$秒と増加した（$p<0.01$）（図3）[8]．

腰部支援用HALによる重量物挙上動作に対する腰部負荷軽減効果と作業量向上効果を定量的に示すことができた．実際の重量物挙上動作を伴う作業では，本検討のような単調な挙上だけではなく回旋動作が伴うなどより複雑であることを考慮する必要があるが，垂直方向に重量物を挙上する動作では，腰部支援用HALは非常に効果的であった．

Ⅲ．ショベリング除雪動作に対する腰部支援用HALの効果

ショベリング除雪動作は，寒冷環境の厳しい状況の中，腰椎屈曲位で雪を挙上する動作を反復する必要があり，身体負荷が大きい．エネルギー消費量は約6 METsに達するとの報告[10,11]や，筋骨格系や心血管系へ障害が及ぶ危険性が報告されている[12,13]．特に筋骨格系の中でも障害部位としては腰痛が多い[14]．ショベリング除雪動作の腰部負荷を軽減する取り組みとして，ショベル形状の改良は報告があるが[15〜17]，これまで装着型ロボットスーツを用いた検討はなされていない．

筆者らは，健常成人男性9例（平均年齢31.9歳）を対

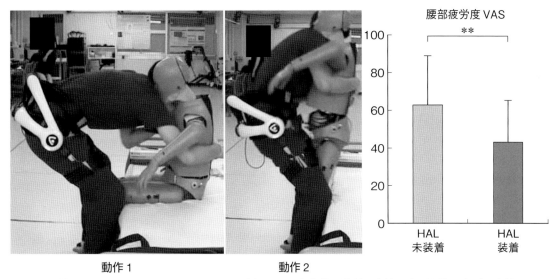

図6. 模擬患者移乗動作と腰部支援用HALの有無での腰部負荷の比較. 座位の人形を抱え上げて立位をとらせる動作を行った. 腰部支援用HALを用いると, 腰部疲労度VASが有意に減少した. **$p<0.001$

象として, ショベリング除雪反復動作に対する腰部支援用HALの効果を検討した[4,18]. 本検討での運動課題は, 十分な積雪のある屋外寒冷環境下において, 市販の除雪用ショベルを用いて, 雪を挙上して前方に投擲する動作を行った. 常に一定量以上の雪を投擲できるように横に移動しながらなるべく速く, 作業続行困難となるまで反復した. HAL未装着で動作後, 十分な休憩ののちにHAL装着下で同じ動作を行った (図4). 腰部負荷の評価に自覚的腰部疲労度VASと, 作業量の評価にショベリング回数と作業時間と除雪距離を検討した.

結果は, 腰部疲労度VASはHAL未装着では 75.4 ± 8.9 だが, HAL装着により 39.8 ± 15 と減少した ($p<0.001$). ショベリング回数はHAL未装着では 50.3 ± 19.9 回だが, HAL装着により 144 ± 44.9 回と増加した ($p<0.001$). 作業時間はHAL未装着では 147 ± 57.1 秒だが, HAL装着により 366 ± 106 秒と増加した ($p<0.01$). 除雪距離はHAL未装着では 9.6 ± 2.5 m だが, HAL装着により 35.4 ± 11.7 m と増加した ($p<0.001$) [図5][18].

腰部支援用HALによるショベリング動作に対する腰部負荷軽減効果と作業量向上効果を定量的に示すことができた. 装着型ロボットスーツをショベリング除雪に応用するはじめての試みであったが, 腰部支援用HALはショベリング除雪反復動作に対して非常に効果的であった.

IV. 模擬患者移乗動作に対する腰部支援用HALの効果

手作業での患者移乗動作は職業性腰痛のリスクであると報告されており[19], 職業別の腰痛有訴率においても看護は46〜65%, 介護は63%と高率である[1].

筆者らは, 健常成人19例 (男性16例, 女性3例, 平均年齢31.7歳) を対象として, 模擬患者移乗動作に対する腰部支援用HALの効果を検討した[4]. 約60 kgのダミー人形を完全頚髄損傷患者モデルとした. 本検討での運動課題は, 座位の人形を抱え上げて立位をとらせる動作を行った. HAL未装着で動作後, 十分な休憩ののちにHAL装着下で同じ動作を行った (図6). 腰部負荷の評価に自覚的腰部疲労度VASを検討した.

男性14例はHALの有無にかかわらず立位まで抱え上げることが可能であった. 4例 (男性2例, 女性2例) はHAL未装着では立位まで抱え上げが不可能であったのに対して, HALを装着すると抱え上げ可能となった. 女性1例ではHAL装着の有無にかかわらず抱え上げが不可能であった. 腰部疲労度VASは抱え上げが達成できた18例で検討した. HAL未装着では 62 ± 26 だが, HAL装着により 43 ± 22 と減少した ($p<0.001$).

腰部支援用HALによる模擬患者移乗動作に対する腰部負荷軽減効果を定量的に示すことができた. 本運動課題は単回の動作で大きな力を要するのがこれまでの運動課題と異なる点であったが, 腰部支援用HALは模擬患者移乗動作に対して腰部負荷軽減と作業支援に非常に効果的であった.

まとめ

本稿では, 筆者らが実施した研究からさまざまな重作業動作に対する腰部支援用HALの効果を提示した. いずれの動作に対しても腰部負荷の軽減や作業量の向上を定量的に示すことができた. 腰部負荷が減少すること

V．リハビリテーション，義肢，装具

や，作業量が向上することは，職業性腰痛の予防に寄与すると考えられる．今後の課題として筋電位やバイオマーカーによる背筋群や股関節周囲筋の筋活動評価や，三次元動作解析による体幹，下肢関節の運動評価，有限要素解析による脊椎への応力評価を進めて，腰部支援用HALによる重作業動作支援の因果関係も含めて，詳細なメカニズムを明らかにしていきたい．

本研究は厚生労働省労災疾病臨床研究事業費補助金の支援により行われた．

文　献

1) 日本整形外科学会診療ガイドライン委員会/腰痛診療ガイドライン策定委員会（編）：腰痛診療ガイドライン2012．南江堂，東京，p16-17，2012
2) Itoh H, Kitamura F, Yokoyama K：Estimates of annual medical costs of work-related low back pain in Japan. Industrial Health **51**：524-529, 2013
3) Kawamoto H, Sankai Y：Power assist method based on phase sequence and muscle force condition for HAL. Adv Robot **19**：713-734, 2005
4) 安部哲哉，三浦紘世，門根秀樹ほか：HAL腰タイプにおける腰部負荷軽減効果．関節外科 **37**：537-545，2018
5) 原　大雅，山海嘉之：3次元骨格系モデルによる腰部支援用HALの動作支援評価．生体医工学 **50**：111-116，2012
6) Nachemson A：Towards a better understanding of low-back pain：a review of the mechanics of the lumbar disc. Rheumatol Rehabil **14**：129-143, 1975
7) 波之平晃一郎，藤村昌彦：Lifting動作の筋電図学および運動学的研究―重量物の質量が動作方法におよぼす影響．日職災医誌 **58**：234-239，2010
8) Miura K, Kadone H, Koda M et al：The hybrid assistive limb（HAL）for care support successfully reduced lum-

bar load in repetitive lifting movements. J Clin Neurosc **53**：276-279, 2018
9) Bazrgari B, Shirazi-Adl A, Arjmand N：Analysis of squat and stoop dynamic liftings；muscle forces and internal spinal loads. Eur Spine J **16**：687-699, 2007
10) Ainsworth BE, Haskell WL, Herrmann SD et al：2011 Compendium of physical activities；a second update of codes and MET values. Med Sci Sports Exerc **43**：1575-1581, 2011
11) Franklin BA, Hogan P, Bonzheim K et al：Cardiac demands of heavy snow shoveling. JAMA **273**：880-882, 1995
12) Heppell R, Hawley SK, Channer KS：Snow shoveller's infarction. Br Med J **302**：469-470, 1991
13) Whittington RM：Snow-shovelling and coronary deaths. Br Med J **1**：577, 1977
14) Watson DS, Shields BJ, Smith GA：Snow shovel-related injuries and medical emergencies treated in US EDs, 1990 to 2006. Am J Emerg Med **29**：11-17, 2011
15) Paquet V：Kinematic evaluation of two snow-shovel designs. Int J Ind Ergon **29**：319-330, 2002
16) McGorry RW, Dempsey PG, Leamon TB：The effect of technique and shaft configuration in snow shoveling on physiologic, kinematic, kinetic and productivity variables. Appl Ergon **34**：225-231, 2003
17) Lewinson RT, Rouhi G, Robertson DG：Influence of snow shovel shaft configuration on lumbosacral biomechanics during a load-lifting task. Appl Ergon **45**：234-238, 2014
18) Miura K, Kadone H, Koda M et al：The hybrid assisted limb（HAL）for care support, a motion assisting robot providing exoskeletal lumbar support, can potentially reduce lumbar load in repetitive snow-shoveling movements. J Clin Neurosc **49**：83-86, 2018
19) Smedley J, Egger P, Cooper C et al：Manual handling activities and risk of low back pain in nurses. Occup Environ Med **52**：160-163, 1995

＊　　　＊　　　＊

V. リハビリテーション，義肢，装具

ロボットスーツの人工膝関節全置換術後におけるリハビリテーションの可能性*

六崎裕高　　吉川憲一　　佐野　歩　　古関一則　　深谷隆史

山崎正志**

[別冊整形外科 75：241～244, 2019]

はじめに

ロボットスーツ Hybrid Assistive Limb（HAL；Cyberdyne 社）は，着用可能なロボットで，装着者の皮膚表面に貼付された電極から生体電位信号を解析し，パワーユニットを制御して，装着者の動作を支援することができる[1]．これまで，脳卒中，脊髄疾患，小児疾患などで安全性や効果が報告されてきた[2~4]．人工膝関節全置換術（TKA）後においても，関節可動域（ROM）の改善のために単関節型 HAL が用いられ，また，歩行能力の改善のために両脚型 HAL が用いられ，安全性や効果が報告されてきた[5,6]．われわれは，歩行能力，ROM，筋力の改善を念頭におき，両脚型 HAL より軽量で，単関節型 HAL 同様に ROM 訓練可能な単脚型 HAL を用いて TKA 後にトレーニングを行い，リハビリテーション

としての可能性を考察した[7]．これをもとに TKA 術後急性期における単脚型 HAL を用いた臨床研究について報告する．

I. 患者背景 (表1)[7]

HAL 群 9 例 10 膝（平均年齢 74.1±5.7 歳，変形性関節症 8 膝，関節リウマチ 2 膝），通常リハビリテーションを行った対照群 10 例 11 膝（平均年齢 78.4±8.0 歳，変形性関節症 10 膝，関節リウマチ 1 膝）を比較した．両群間の患者背景に有意差はなかった．

II. HAL トレーニングの実際 (図1, 2)[7]

HAL トレーニングは，座位での膝関節屈曲，伸展のROM 訓練 10 分間以内（図 1a）と，歩行訓練 10 分間以内（図 1b）を 1 セッションとして，TKA 術後 1～5 週の

表1. 患者背景

	HAL 群 9 例（10 膝）	対照群 10 例（11 膝）	有意差
年齢（歳）	74.1±5.7	78.4±8.0	NS
性別（男/女）	1/8	2/8	NS
身長（cm）	150.4±6.5	150.5±10.0	NS
体重（kg）	61.2±8.9	59.1±9.8	NS
BMI（kg/m²）	27.1±3.9	26.3±5.3	NS
疾患（変形性関節症/関節リウマチ）	8/2	10/1	NS
反対側の TKA	4	2	NS

HAL：Hybrid Assistive Limb，BMI：体格指数，TKA：人工膝関節全置換術（文献 7 より引用）

▌Key words

TKA, osteoarthritis, rheumatoid arthritis, robot assisted training, HAL

*Possibility of rehabilitation using robot suit after total knee arthroplasty
　要旨は第 33 回日本整形外科学会基礎学術集会において発表した．
**H. Mutsuzaki(教授)：茨城県立医療大学整形外科（Dept. of Orthop. Surg., Ibaraki Prefectural University of Health Sciences, Ibaraki）；K. Yoshikawa(理学療法士/主任)，A. Sano(理学療法士/主任)，K. Koseki(理学療法士/主任)：同大学付属病院リハビリテーション部理学療法科；T. Fukaya(教授)：つくば国際大学医療保健学部理学療法学科；M. Yamazaki(教授)：筑波大学整形外科．
[利益相反：なし．]

V. リハビリテーション，義肢，装具

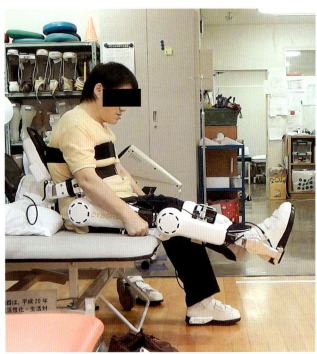
a．ROM 訓練．1 セッション 10 分以内

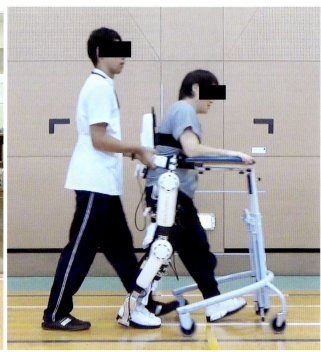
b．歩行訓練．1 セッション 10 分以内

図1．HAL トレーニング

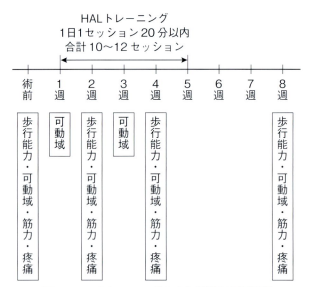
図2．HAL トレーニングの介入期間と評価時期

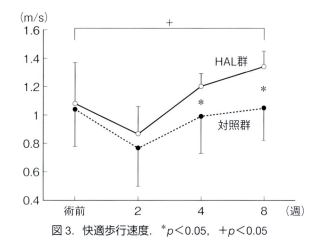
図3．快適歩行速度．*$p<0.05$，+$p<0.05$

4 週間の期間内に合計 10〜12 セッション実施した（図2）．術後 8 週間まで，歩行能力（歩行速度，歩幅），ROM，下肢筋力，疼痛，有害事象の評価を行った（図2）．HAL 群と対照群で HAL トレーニングを含めたリハビリテーション時間の合計に有意差はなかった．本研究は茨城県立医療大学倫理委員会の承認を得て施行した（e155）．

III．HAL トレーニング後の結果 （図3〜7）[7]

HAL 群は有害事象なくすべての HAL トレーニングを行うことができた．

歩行能力において，HAL 群の快適歩行速度，最大歩行速度は，対照群よりも術後 4，8 週で速かった（図3，4）．また，HAL 群においてのみ，術後 8 週の快適歩行速度が術前より速かった（図3）．HAL 群の快適歩行速度，最大歩行速度における歩幅（図5，6）は，対照群よりも

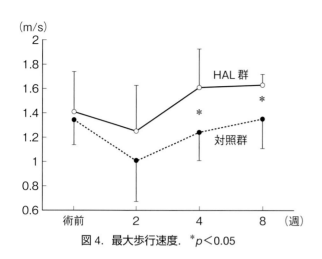
図4. 最大歩行速度. *p＜0.05

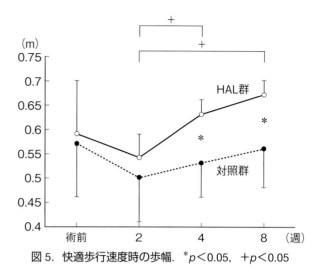
図5. 快適歩行速度時の歩幅. *p＜0.05，+p＜0.05

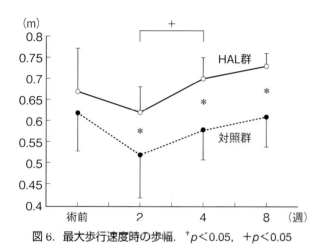
図6. 最大歩行速度時の歩幅. *p＜0.05，+p＜0.05

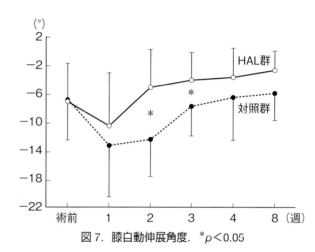
図7. 膝自動伸展角度. *p＜0.05

それぞれ術後4, 8週および2〜8週で大きかった．また，HAL群においてのみ，4週と8週の快適歩行速度時の歩幅が2週より大きかった（図5）．さらに，HAL群においてのみ，4週の最大歩行速度時の歩幅が2週より大きかった（図6）．HAL群の膝自動伸展角度は，対照群よりも術後2, 3週で大きかった（図7）．HAL群の膝伸展筋力は，術後8週で対照群よりも大きかった．HAL群の膝関節痛は，術後2週で対照群よりも少なかった．

IV. 考　察

TKA後急性期の単脚型HALトレーニングは，本研究におけるすべての患者で有害事象を呈することなく，安全に運用できる可能性が示唆された．

通常のTKA術後においては，歩行能力は低下し，その回復には1年を要すると報告されている[8,9]．HAL群において，歩行能力は対照群に比べ高く，経時的な回復も大きかった．HALの股関節，膝関節に設置されているパワーユニットのアシスト効果と歩行の学習効果により，効果的に歩行能力が回復したと考えられた．今回の研究は，8週までのフォローであるため長期的な経過は不明であるが，HAL群のみが術前の歩行能力を上回っていることから，対照群に比べて回復期間も短くなる可能性が考えられる．

ROMに関して，通常のTKA術後早期では，疼痛，膝伸筋群，屈筋群の共収縮，筋力低下などの理由から膝関節伸展不全（extension lag）が出現し，回復まで6ヵ月以上かかると報告されている[10,11]．HAL群の膝自動伸展角度は，対照群に比べ早期に回復した．HALトレーニングで，膝伸筋群，屈筋群の動きが分離でき，共収縮が制御され，疼痛が軽減されたために，膝伸展筋が良好に回復し，早期のextension lagの改善にいたったと考えられた．

TKA後の単脚型HALトレーニングは，歩行能力，ROMおよび筋力を早期に改善する可能性があるため，入院期間の短縮に貢献できるかもしれない．今後，症例を増やすとともに，長期に経過観察を行うことが必要である．また，より良好な回復を見込めるHAL介入時期やプロトコル作成が必要と考えられる．

Ⅴ．リハビリテーション，義肢，装具

ま と め

　1）TKA 後急性期の単脚型 HAL トレーニングは，安全に運用可能であり，術後 8 週まで対照群と比較して歩行能力，ROM および筋力を改善する効果を有することが示唆された．

　2）術後の筋の共収縮による疼痛も改善する可能性があると考えられた．

　3）TKA 術後の HAL トレーニングは，効果的なリハビリテーションとなりうると考えられた．

文　献

1) Kawamoto H, Kamibayashi K, Nakata Y et al：Pilot study of locomotion improvement using hybrid assistive limb in chronic stroke patients. BMC Neurol **13**：141, 2013

2) Yoshikawa K, Mizukami M, Kawamoto H et al：Gait training with Hybrid Assistive Limb enhances the gait functions in subacute stroke patients；a pilot study. NeuroRehabilitation **40**：87-97, 2017

3) Sczesny-Kaiser M, Höffken O, Aach M et al：HAL exoskeleton training improves walking parameters and normalizes cortical excitability in primary somatosensory cortex in spinal cord injury patients. J Neuroeng Rehabil **12**：2015, doi：10. 1186/s12984-015-0085-9

4) Takahashi K, Mutsuzaki H, Mataki Y et al：Safety and immediate effect of gait training using a Hybrid Assistive Limb in patients with cerebral palsy. J Phys Ther Sci **30**：1009-1013, 2018

5) Yoshioka T, Sugaya H, Kubota S et al：Knee-extension training with a single-joint hybrid assistive limb during the early postoperative period after total knee arthroplasty in a patient with osteoarthritis. Case Rep Orthop **2016**：9610745, 2016

6) Tanaka Y, Oka H, Nakayama S et al：Improvement of walking ability during postoperative rehabilitation with the hybrid assistive limb after total knee arthroplasty；a randomized controlled study. SAGE Open Med **5**：2050312117712888, 2017

7) Yoshikawa K, Mutsuzaki H, Sano A et al：Training with Hybrid Assistive Limb for walking function after total knee arthroplasty. J Orthop Surg Res **13**：163, 2018

8) Yoshida Y, Mizner RL, Ramsey DK et al：Examining outcomes from total knee arthroplasty and the relationship between quadriceps strength and knee function over time. Clin Biomech **23**：320-328, 2008

9) Pua YH, Seah FJ, Clark RA et al：Factors associated with gait speed recovery after total knee arthroplasty；a longitudinal study. Semin Arthritis Rheum **46**：544-551, 2017

10) Zhou Z, Yew KS, Arul E et al：Recovery in knee range of motion reaches a plateau by 12 months after total knee arthroplasty. Knee Surg Sports Traumatol Arthrosc **23**：1729-1733, 2015

11) Mutsuzaki H, Takeuchi R, Mataki Y et al：Target range of motion for rehabilitation after total knee arthroplasty. J Rural Med **12**：33-37, 2017

＊　　　　＊　　　　＊

Ⅴ．リハビリテーション，義肢，装具

脳性麻痺患者に対するロボットスーツを用いた歩行訓練の実際とその効果*

中川将吾　　六崎裕高　　鎌田浩史　　俣木優輝　　遠藤悠介
松田真由美　　高橋一史　　岩崎信明　　山崎正志**

［別冊整形外科 75：245〜248，2019］

はじめに

外骨格型の動作支援ロボットであるロボットスーツ Hybrid Assistive Limb（HAL；Cyberdyne 社）を使用した機能回復訓練が脳卒中，脊髄損傷，変形性関節症といったさまざまな運動機能障害患者に対して導入され，その良好な結果が報告されている[1~3]．HAL は関節運動の補助を行うとともに，補助された運動の変化を感覚系が中枢神経にフィードバックし，HAL 取りはずし後にもその効果が継続するのではないかと考えられており，interactive bio-feedback 仮説と呼ばれ，麻痺症状を呈するさまざまな疾患に対しての効果が期待できる[4]．

HAL は，脳性麻痺患者に対しても自立歩行を可能にすると報告されている[5]．脳性麻痺はさまざまな病型があるが，痙縮型に代表されるように，筋出力のインバランスを伴っている．重症度の分類である gross motor function classification system（GMFCS）（表1）[6]のレベルⅠからⅤに進むに従って重症化し，筋出力のインバランスも強くなってくる．GMFCS レベルⅢやレベルⅣの症例は，歩行訓練を行い，筋出力のインバランスを調整することで歩行能力を維持し，変形を予防し，介助量を減少させることが可能である．

われわれのグループでは，運動機能障害を有する脳性麻痺患者に，HAL を使用した歩行訓練を外来レベルで単回，また入院して集中的に行っている．本稿では脳性麻痺患者に対しての HAL を使用した歩行トレーニング方法と，使用後の効果について報告した．

表1．脳性麻痺の粗大運動能力評価．GMFCS レベル

レベルⅠ	制限なしに歩く
レベルⅡ	歩行補助具なしに歩く
レベルⅢ	歩行補助具を使って歩く
レベルⅣ	自力移動が制限
レベルⅤ	電動車椅子や環境制御装置を使っても自動移動が非常に制限されている

（文献6より引用）

Ⅰ．HAL 歩行訓練

対象となる脳性麻痺患者は，HAL 自立支援用下肢タイプのもっとも小さいSサイズ（適応身長 145〜165 cm）に合った症例に限定した．

HAL を使用した歩行訓練は，通常の理学療法の時間内で行った．理学療法士2名が担当となり，評価と HAL の着脱に 20〜30 分要し，歩行訓練に 10〜20 分をあてた（図1）．装着に際しては，関節可動域制限や皮膚の状態に十分注意して行い，必要であれば体との固定部位にクッションをあて，伸縮性のあるバンドを追加して対応した．HAL には足関節の可動制御機能が存在しないため，尖足や下垂足がある場合はプラスチック素材の短下肢装具などを装着し，大きめの専用靴をオーバーシューズとして使用した．装着後に膝の屈曲伸展動作を行い，立位，歩行と徐々に活動量を増やした（図2）．立位以降は転倒予防目的に吊り下げ型免荷歩行器オール・イン・ワン（Cyberdyne 社）を使用した．実際の訓練では，自

Key words

HAL，cerebral palsy，gait training，walking ability

---

*Current status and effect of gait training using robot suits for patients with cerebral palsy
**S. Nakagawa, H. Mutsuzaki（教授）：茨城県立医療大学整形外科（Dept. of Orthop. Surg., Ibaraki Prefectural University of Health Sciences, Ibaraki）；H. Kamada（講師）：筑波大学整形外科；Y. Mataki（講師）：茨城県立医療大学整形外科；Y. Endo（理学療法士），M. Matsuda（理学療法士），K. Takahashi（理学療法士）：同大学理学療法科；N. Iwasaki（教授）：同大学小児科；M. Yamazaki（教授）：筑波大学整形外科.
［利益相反：なし．］

発的動作に連動した動きとなる cybernic voluntary control モードを使用し，動きや疲労度を確認しながら出力トルクや屈曲伸展バランスの微調整も適宜行った．歩行不可能な症例に対しては関節可動域訓練や，立位訓練のみにとどめることもあった．訓練後に有害事象の有無を調査し，バイタルサインの変化として，心拍数，酸素飽和度を記録し，安全性の評価を行った．

これまでわれわれが施行した HAL を使用した歩行訓練において，有害事象の発生は認められず，安全に使用することが可能であると考えられた[7〜9]．

Ⅱ．外来での単回 HAL 歩行訓練[7,8]

外来で HAL を使用した単回の歩行訓練は 20 例に行った．男性 15 例，女性 5 例，平均年齢は 15（8〜37）歳，GMFCS レベルは Ⅰ が 4 例，Ⅱ が 3 例，Ⅲ が 9 例，Ⅳ が 4 例であった．麻痺型は痙直型の両麻痺が 15 例，片麻痺 4 例，アテトーゼ型麻痺 1 例であった．

サイズ不適合のため実施不可能となった症例が 2 例（身長 128 cm，129 cm）存在したが，それを除く全例で歩行訓練が可能であった．10 m 快適歩行による計測が可能であった 14 例では，平均で歩行速度が約 1.2 倍，歩行率が約 1.1 倍に増加し，訓練による即時効果があると考えられた（図 3）[7]．

歩行動作の評価は，矢状面のビデオ撮影と二次元解析ソフト Dipp-Motion 2D（DITECT 社）を利用して行い，HAL 使用前と比較した．立脚期の割合が左右とも増加し，その間の股関節可動域の増加，膝関節伸展角度の増加がみられ，脳性麻痺患者に特徴的なかがみ歩行が改善していた[8]．

Ⅲ．入院での複数回 HAL 歩行訓練[10,11]

単回 HAL で得られる即時効果を継続することでより訓練の効果が得られるのではないかと考え，入院での複数回 HAL 歩行訓練を 6 例に行った．HAL を使用した歩行訓練を週 3 回，4 週間継続し，計 12 回施行した．10 m

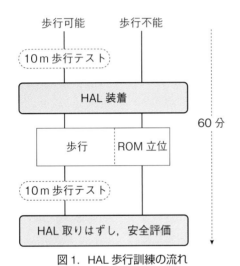

図 1．HAL 歩行訓練の流れ

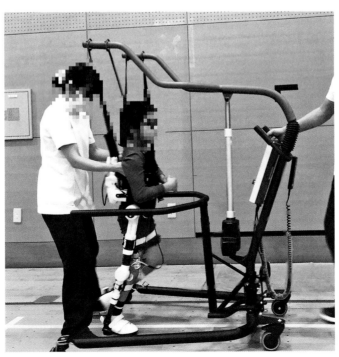

図 2．HAL を使用した歩行訓練

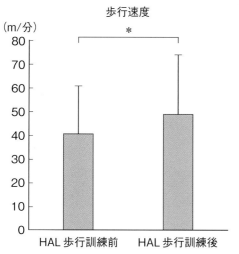
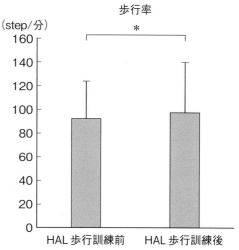

図3. HAL単回歩行訓練時の即時効果．対応のあるt検定．*$p<0.01$

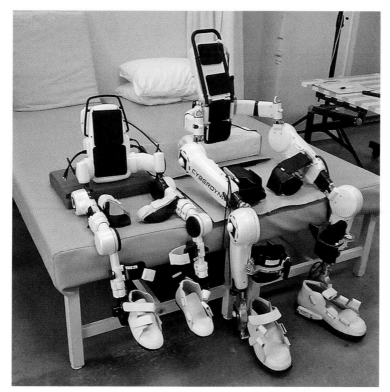

図4. 左：HAL下肢用2Sサイズ，右：HAL下肢用Sサイズ

快適歩行中の歩行速度が平均約1.4倍に増加し，6分間の総歩行距離が平均36.5 m延長し，脳性麻痺患者の粗大能力を細かく点数化したGMFMでは総合点が平均8.5点増加した[10]．

このうち1症例に対しては，退院後も筋電図とVICONを併用した三次元動作解析を用いてその効果がどこまで続くのかを継続的に評価した．HALを用いた歩行訓練後は大腿四頭筋の筋活動が改善し，初期接地から立脚期初期の膝伸展角度の改善が得られており，脳性麻痺に特徴的なかがみ歩行が軽減していた．その効果は半年以上継続していることも示された[11]．

IV．手術症例でのHAL使用経験[9]

両膝と右足関節の関節拘縮に対する手術を行った脳性麻痺患者の術後にHALを使用した歩行訓練を行った．症例は15歳の痙直型両麻痺の男性で，介入時のGMFCSレベルはIVであり，日常では電動車椅子で移動していた．両脚の内外側ハムストリングスの延長と右アキレス腱の延長を行った．術後10ヵ月時より外来単回HAL訓練と同様の介入訓練を1ヵ月空けて2回行った．歩行器

V．リハビリテーション，義肢，装具

併用での歩行テストで評価し，術前と比べて最終確認時点で速度が 1.7 倍，歩幅が 1.2 倍に増加していた[11]．軟部組織解離術後の主な合併症である筋力低下に対して，HAL の運動学習効果が顕著にあらわれた結果であると考えられる．

Ⅴ．より若年患者への HAL

HAL のサイズ制限により，これまで工夫を行ったとしても 130 cm 以下の症例には使用困難であった．しかし，訓練の効果がより高いと考えられるのは，運動パターンの変更がききやすく，関節拘縮や骨の変形の少ない若年の患者である．最近新しく使用が開始された HAL 下肢用 2S サイズは，適応身長が 100～150 cm と小型化されており，金属を減らし，骨格はカーボン素材を使用しているため軽量化が実現されている（図4）．今後は若年の患者に対し HAL 歩行訓練を行い，これまでの報告を上回る効果を期待したい．

ま と め

症状に多様性のある脳性麻痺患者に対して，ロボットスーツ HAL を使用した歩行訓練の方法と効果について報告した．

HAL 歩行訓練は，脳性麻痺患者に対するリハビリテーションの一つの選択肢になりうると考えられる．

文　献

1) Kawamoto H, Kamibayashi K, Nakata Y et al：Pilot study of locomotion improvement using hybrid assistive limb in chronic stroke patients. BMC Neurology **13**：141, 2013
2) Shimizu Y, Nakai K, Kadone H et al：The Hybrid Assistive Limb intervention for a postoperative patient with spinal dural arteriovenous fistula and chronic spinal cord injury；a case study. J Spinal Cord Med **41**：710-717, 2018
3) Fukaya T, Mutsuzaki H, Yoshikawa K et al：The training effect of early intervention with a hybrid assistive limb after total knee arthroplasty. Case Reports in Orthopedics 2017, 2017
4) Saita K, Morishita T, Arima H et al：Biofeedback effect of hybrid assistive limb in stroke rehabilitation；a proof of concept study using functional near infrared spectroscopy. PloS One **13**：e0191361, 2018
5) 武富卓三，山海嘉之：ロボットスーツ HAL による脳性麻痺患者の歩行支援に関する研究．生体医工学 **50**：105-110，2012
6) Palisano R, Rosenbaum P, Walter S et al：Development and reliability of a system to classify gross motor function in children with cerebral palsy. Dev Med Child Neurol **39**：214-223, 1997
7) Takahashi K, Mutsuzaki H, Mataki Y et al：Safety and immediate effect of gait training using a Hybrid Assistive Limb in patients with cerebral palsy. J Phys Ther Sci **30**：1009-1013, 2018
8) Matsuda M, Mataki Y, Mutsuzaki H et al：Immediate effects of a single session of robot-assisted gait training using Hybrid Assistive Limb（HAL）for cerebral palsy. J Phys Ther Sci **30**：207-212, 2018
9) Mataki Y, Kamada H, Mutsuzaki H et al：Use of Hybrid Assistive Limb（HAL）for a postoperative patient with cerebral palsy；a case report. BMC Res Notes **11**：201, 2018
10) Matsuda M, Iwasaki N, Mataki Y et al：Robot-assisted training using Hybrid Assistive Limb for cerebral palsy. Brain Dev **40**：642-648, 2018
11) Endo Y, Mutsuzaki H, Mizukami M et al：Long-term sustained effect of gait training using a hybrid assistive limb on gait stability via prevention of knee collapse in a patient with cerebral palsy；a case report. J Phys Ther Sci **30**：1206-1210, 2018

＊　　　＊　　　＊

V．リハビリテーション，義肢，装具

ロボットスーツの新しい使用法
── 残存筋活動をトリガーとした麻痺肢訓練*

清水如代　門根秀樹　久保田茂希　安部哲哉　羽田康司
山崎正志**

[別冊整形外科 75：249〜252, 2019]

はじめに

　脊髄損傷に伴う完全下肢麻痺患者における歩行再建のために，歩行支援ロボットが臨床応用されている．トレッドミル据えつけ型ロボットの Lokomat（Hocoma 社）や，外骨格型装着ロボットである ReWalk（ReWalk Robotics 社）などが知られている．これらはあらかじめ決められたプログラムに基づく歩行で筋活動電位の取得できない完全麻痺患者でも使用できる反面，受動的な歩行となり麻痺患者の運動意図を反映しにくいものとなる．

　ロボットスーツ Hybrid Assistive Limb（HAL, Cyberdyne 社）[1]は，装着者の神経筋活動を感知することのできる生体電位センサをもつ外骨格型装着ロボットである．重度麻痺症例で筋活動が微弱であっても，生体電位センサにより感知できる点が，他のロボットにない最大の特徴である．われわれは，随意的筋活動が得られない症例であっても「四肢を動かしたい」という運動意図により随意的に麻痺肢を動かすために，本来の主動筋ではない残存筋にセンサを貼り，トリガーとして選択する方法を開発した．この方法を heterotopic Triggered（異所性のトリガーを用いた）HAL（T-HAL 法）[2〜4]と名づけ，完全麻痺者を対象に麻痺肢の随意運動訓練を行っている．本稿では，T-HAL 法について概説をする．

Ⅰ．T-HAL 法

　T-HAL 法では，慢性期脊髄損傷患者に対し随意的筋活動を身体所見および表面筋電図により評価のうえ，残存筋をトリガーとして麻痺肢の運動を行う．

　当院では現在までに，慢性期脊髄損傷患者［残存高位 C4〜Th11, American Spinal Cord Injury Association impairment scale（AIS）grade A または B］を対象とし，以下の 3 プロトコル ① 僧帽筋をトリガーとした肘屈曲訓練[2]，② 股関節屈筋をトリガーとした膝伸展訓練，③ 対側上肢筋活動をトリガーとした歩行訓練[3,4]の 3 法を行ってきた．本稿では ②，③ についての概要を述べる．

Ⅱ．上肢筋活動を用いた歩行訓練

　上肢と下肢が構造的に類似し，かつ歩行時に連動すること[5,6]に注目した．上肢は近位に肩関節，連接して遠位に肘関節があり，下肢は近位に股関節，連接して遠位に膝関節があるという構造的な類似，また，歩行時に下肢は対側上肢に連動した周期的な矢状面運動を行う．歩行時の麻痺下肢運動のトリガーとして，反対側上肢筋活動を選択して，随意的な歩行訓練を行うことを考案した［上肢駆動 HAL（upper limb Triggered HAL：UT-HAL 法）][3,4]（図 1）．

Ⅲ．対象および方法

❶対　　象

　慢性期脊髄損傷四肢および対麻痺患者（残存高位 C6〜Th11, AIS grade A または B の 7 例（表 1）を対象とした．

Key words

HAL，T-HAL method， motion analysis

---

*New training method for paralized limbs using robotic suits
　要旨は第 91 回日本整形外科学会学術総会において発表した．
**Y. Shimizu（病院講師）：筑波大学附属病院リハビリテーション科（Dept. of Rehabilitation Medicine, University of Tsukuba Hospital, Tsukuba）；H. Kadone：同大学附属病院未来医工融合研究センター；S. Kubota：同大学運動器再生医療学講座；T. Abe（講師）：同大学整形外科；Y. Hada（准教授）：同大学附属病院リハビリテーション科；M. Yamazaki（教授）：同大学整形外科．
［利益相反：なし．］

249

V. リハビリテーション，義肢，装具

表1. 上肢駆動HAL対象患者およびMMT推移

症例	1	2	3	4	5	6	7
年齢（歳）・性	20・男	67・男	32・女	30・男	39・男	26・男	30・女
受傷後期間	3y 2m	2y 3m	6y 3m	1y 9m	7y	7y 2m	3y 3m
残存高位	C6 B	Th6 A	Th10 A	Th11 A	Th7 A	C6 A	Th7 A
MMT 股関節屈筋	0/0	0/0	0/0→1/1	1/2→2/3	0/0	0/0	0/0
MMT 膝関節伸筋	0/0	0/0	0/0→1/1	0/0→1/1	0/0	0/0	0/0
歩行訓練歴	なし	なし	長下肢装具	長下肢装具	長下肢装具	なし	長下肢装具
頻度	1～2/月	2/週	1～2/月	2/週	1～2/月	1/1～2月	1/1～2月
痙性の緩和	あり	あり	低下傾向	著変なし	著変なし	あり	著変なし

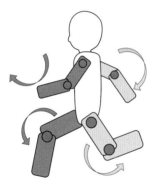
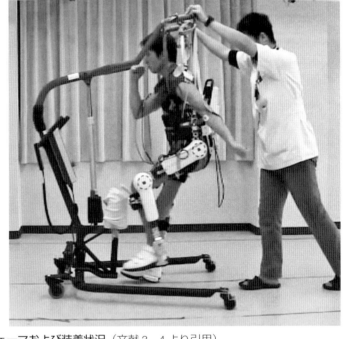

肩関節屈曲伸展
→対側股関節屈曲伸展

肘関節屈曲伸展
→対側膝関節屈曲伸展

図1. 上肢駆動HAL．シェーマおよび装着状況（文献3，4より引用）

❷ 方　法

対側上肢筋活動をトリガーとし，三角筋前方線維に股関節屈曲用電極，三角筋後方線維に股関節伸展用電極，上腕二頭筋に肘屈曲用電極，上腕三頭筋に膝伸展用電極をそれぞれ反対側に上肢に貼付した（図1）．HAL介入前中後の歩行周期に合わせた股屈筋，膝伸筋活動を，ワイヤレス筋電センサ（Delsys Trigno, Delsys社）と三次元動作計測システム（VICON MX T20S，VICON社カメラ16台）と連動して求めた．

装着時および歩行時は免荷のため吊下型免荷式歩行器（All in one；Ropox A/S社）を使用した．装着肢位は立位または座位で，後方1名，左右各1名の3名で装着し，約2, 3分を要した．HAL訓練は，医師，理学・作業療法士，エンジニア，アシスタントで構成するチームで行った．

頻度は，入院例では週に2回，慢性期外来例では1～2週に1回の合計10回とした．1回に要する時間は，更衣やHAL電極および評価のための表面筋電図装着，介入前後評価を含めて90分程度であり，HALを装着して歩行する時間は休憩を含めて30分程度であった．随時バイタルサイン測定や疲労度を確認しながら介入した．

経過中に股関節屈筋の筋活動を認めた症例には，股関節屈筋をトリガーとした膝関節伸展訓練を追加した．

Ⅳ. 結　果

有害事象として，ハーネスによる擦過傷を認めたが，

初回上肢駆動HAL歩行時の筋活動

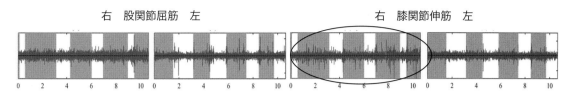

第10回上肢駆動HAL歩行時の筋活動

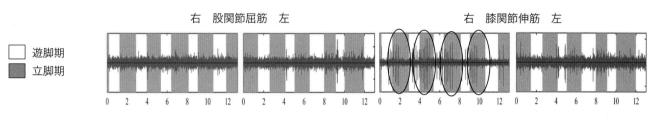

HAL介入後（HALなし）歩行時の筋活動

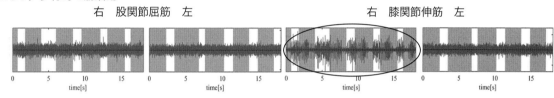

図2．歩行時の表面筋電図検査（文献3より引用）

ハーネスの調整，クッションの追加により改善した．

表1に，介入前後での股関節屈筋，膝関節伸筋の筋活動を示す．症例3と4の2例で改善を認めた．

症例4．32歳，女．

慢性期脊髄損傷（Th10，AIS grade A）．介入前には右股関節内転筋がわずかに収縮する程度であり，以遠の随意的筋活動はみられなかった．

HAL介入：上肢駆動によるHAL歩行を行ったところ，初回から両股屈筋，両膝伸筋に，歩行時のわずかな筋活動がみられた（図2）．第2回開始時には，右股関節屈筋のわずかな収縮がみられたため，同筋をトリガーとした膝伸展訓練を同時に行った．訓練が進むと，歩行周期に応じた周期的な筋活動がみられるようになり（図2），介入後には両側股屈筋，膝伸筋の随意収縮が可能，硬性短下肢装具を用いた歩行器歩行が可能となった．

V．考　察

四肢・対麻痺患者の立位訓練は，関節拘縮や褥瘡，骨粗鬆症の予防，循環器系・消化器系を賦活する点で有効であるといわれている[7]．下位胸髄以下の損傷例では歩行訓練も行われるが，上肢への負荷が大きく[7]，また頚髄・上位胸髄損傷では歩行訓練は困難と考えられていたが，T-HAL法では高位損傷例でも安全に実施することが可能であった．

本研究では，下肢筋活動が改善する例を経験したが，麻痺が改善したというよりはむしろ，わずかに残存していた筋活動が賦活化した可能性を考えている．正常に近い特異的な活動を随意的に行うこと，集中し動作を繰り返すことによる運動学習効果をもつと報告されており[8]，T-HAL法で麻痺患者が随意的に麻痺肢を繰り返し動かすことが運動学習効果を果たした可能性がある．機序は明らかではなく，今後脳神経学的な評価が必要であると考えているが，本研究における筋活動改善，痙性緩和に加えて患者モチベーション向上という意味で，本法は脊髄損傷患者にとっての新たなリハビリテーション法となりうると考えられた．

ま と め

慢性期脊髄損傷完全四肢・下肢麻痺患者に対して，随意的にコントロールのできる残存筋活動をトリガーとした麻痺肢訓練（T-HAL法）を行った．筋活動改善や痙性緩和がみられ，新たなリハビリテーション法としての可能性が示唆された．

文　献

1）上野友之，山崎正志：わが国におけるリハビリテーショ

ンロボットの現状. 脊椎脊髄ジャーナル **29**：692-698, 2016

2) Shimizu Y, Kadone H, Kubota S et al：Active elbow flexion is possible in C4 quadriplegia using hybrid assistive limb(HAL)technology；a case study. J Spinal Cord Med **40**：456-462, 2017

3) Shimizu Y, Kadone H, Kubota S et al：Voluntary ambulation by upper limb-triggered HAL in patients with complete quadri/paraplegia due to chronic spinal cord injury. Front Neurosci, 2017, doi：10.3389/fnins.2017.00649.eCollection 2017

4) Shimizu Y, Kadone H, Kubota S et al：Voluntary ambulation using voluntary upper limb muscle activity and Hybrid Assistive Limb（HAL）in a patient with complete paraplegia due to chronic spinal cord injury；a case report. J Spinal Cord Med, 2018, doi：10.1080/10790268.2017.1423267

5) La Scaleia V, Sylos-Labini F, Hoellinger T et al：Control of Leg Movements Driven by EMG Activity of Shoulder Muscles. Front Hum Neurosc, 2014, doi：10.3389/fnhum.2014.00838.ecollection 2014

6) Sylos-Labini F, Ivanenko YP, Maclellan MJ et al：Locomotor-like leg movements evoked by rhythmic arm movements in humans. PLoS One **9**：e90775, 2014

7) Karimi MT：Evidence-Based Evaluation of Physiological Effects of Standing and Walking in Individuals with Spinal Cord Injury. Iran J Med Sci **36**：242-253, 2011

8) Daly JJ, Ruff RL：Construction of efficacious gait and upper limb functional interventions based on brain plasticity evidence and model-based measures for stroke patients. Sci World J **7**：2031-2045, 2007

＊　　　＊　　　＊

義手開発における 3D プリンタの臨床応用*

砥上若菜　中村英一　德岡博文　小山雄二郎　山鹿眞紀夫
古閑博明**

はじめに

近年,内部構造を含む立体の3D構造データに基づき,輪切りにした断面形状を樹脂などで0.01〜0.1 mmの厚みに造形し,それを順次重ねていくことにより複雑な立体構造を作製できる「積層造形装置」である3Dプリンタが開発され,その機能向上や材料,機械の低コスト化は工業のみならず,医療においてもその影響を及ぼしている.3Dプリンタは,①成形型を用いずに単体または少量のモデル作成ができる,②少量生産でも価格を抑えられる,③カスタマイズできる,④自由度の高い設計ができる,などの特徴をもつことから[1,2],3Dプリンタの臨床応用は,構造力学を扱う口腔外科に次いで,整形外科およびリハビリテーション領域でも盛んに行われるようになり[3,4],特に,義肢装具の作製において注目を集めている.

従来,義手における迅速交換式継手は断端末に取りつけることが多く,手関節より遠位部での切断ではさまざまな器具を継手先端に取りつけた場合,断端以遠が健側より長くなることと,金属製で約190 gと非常に重く,器具の素早い取り換えも困難であることが問題であった(図1).よってわれわれは,3Dプリンタを用いて,軽量で手先具を容易に脱着できる継手作製に取り組んだ.

I. 義手の継手作製における 3D プリンタの臨床応用[5]

継手作製において,義手に対し片手での器具の脱着を

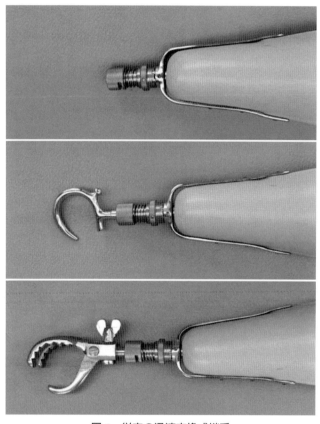

図1. 従来の迅速交換式継手

可能とするため,ノブを操作することでピンの出し入れを行い,対象物の位置決めおよび固定を素早く行うことができるピンプランジャーを採用した.ピンプランジャーを引き上げることでロックを解除し(図2a),解

Key words
artificial arm, 3D printer, partial hand amputation

---

*Clinical application of 3D printer in artificial arm development
　要旨は第33回日本義肢装具学会において発表した.
**W. Togami：熊本大学病院リハビリテーション科(Dept. of Rehabilitation and Physical Medicine, Kumamoto University, Kumamoto)；E. Nakamura(講師)：同大学病院整形外科；H. Tokuoka：有薗義肢株式会社；Y. Oyama：熊本大学病院リハビリテーション科；M. Yamaga(名誉顧問), H. Koga(名誉院長)：熊本リハビリテーション病院リハビリテーション科.
[利益相反：なし.]

Ⅴ．リハビリテーション，義肢，装具

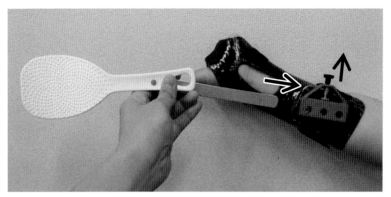

a．ピンプランジャーを引き上げることでロック解除が可能

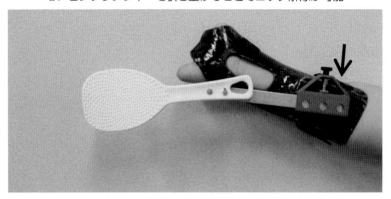

b．ロックを解除した状態で各種器具に取りつけたアルミニウム支柱を差し込んだ後，ピンプランジャーをロック状態に戻すことで器具が固定され，使用可能となる．

図 2．迅速交換式継手の操作方法

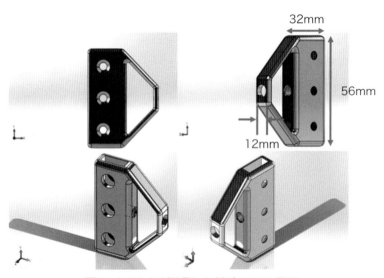

図 3．われわれが開発した継手の CAD 図面

除した状態で各種器具に取りつけたアルミニウム支柱を差し込み，その後，ピンプランジャーをロック状態に戻すことで器具が固定され，使用可能となる（図 2b）．
　このピンプランジャーを組み込む継手を作製するため，まず CAD によりデジタルデータ（STL ファイル）の設計および製作を行い[6]（図 3），熱溶解積層法（FDM 法）および熱可塑性樹脂 ABS plas を用いて 3D プリンタ（Dimension SST 1200es, Stratasys 社製）で継手を作製した．
　各種器具と継手の連結にはアルミニウム支柱を使用し，各種器具ごとに動作を確認しながら支柱の適切な取りつけ角度や長さを決定した（図 4）．また，義手本体掌

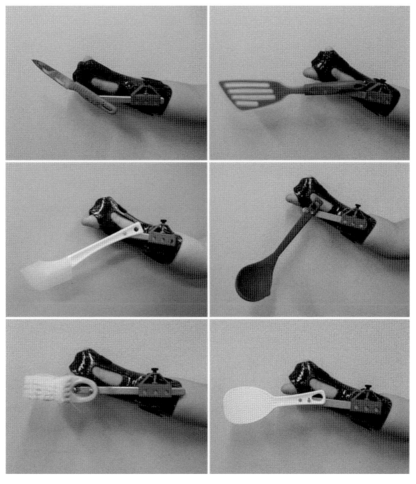

図4. 各種器具ごとにアルミニウム支柱の取りつけ角度や長さが異なる.

側に一定間隔のねじ穴を開けたプレートを取りつけることで，継手を最適な位置および角度で容易に設定できるようにした．

なお，3Dプリンタで作製した迅速交換式継手の重量は13gであり，従来の継手に対し約93%軽量化することができ，かつ薄くコンパクトな継手作製が可能であった．さらに，義手本体はアクリル樹脂であるカーボン繊維強化プラスチックで作製し，掌側部分の支持面を開口することにより（図5），軽量かつ耐久性を併せもった義手作製が可能であった．

まとめ

成形型を作らずに製品製作が可能である3Dプリンタは，従来の切削加工や塑性加工などで不可能であった複雑な立体構造および形状の作製が可能であり，かつ，少量作製ができるなどの大きなメリットがある[2,7]．今回われわれが新たに開発した迅速交換式継手も，支柱やピンプランジャーを組み込むことが可能な中空パイプ状の継手を作製する必要があり，複雑な立体構造となることから，成形型を必要とする従来の方法では造形困難であっ

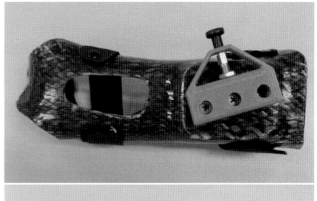
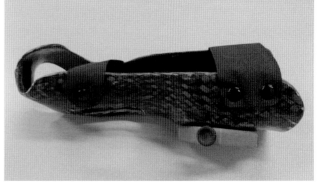

図5. カーボン繊維強化プラスチックで作製した義手本体

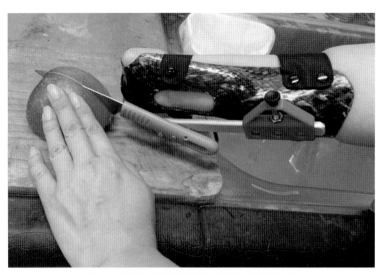
図6. 実際に患者が装着し調理を行う場面

た．しかし，CADなどで三次元的な微細構造の設計に，造形自由度の高い積層造形を組み合わせる微細構造の造形が可能である[7]．3Dプリンタを用いることにより，カスタムメイド可能となり，軽量かつ薄くコンパクトな継手作製が可能であった．さらに，今回作製した継手を義手にとりつけた結果，①器具との距離を短く義手に取りつけることが可能，②器具の取り換えが迅速で片手で可能，③軽量で器具ごとに適切な位置および角度で取りつけることが可能，となったことから，両手操作および作業時間の延長を図ることができた（図6）．

一方で，3Dプリンタの特徴を活かして造形するには，①3D-CADソフトウェアなどを扱うスキルが必要，②応力集中を避けることを考慮した形状および寸法に設計する知識が必要，③積層造形方式の場合，層と層の結合部が破断しやすいため，機械設計の知識が必要，④切削や他の加工方法と比較し，強度面で制約がある，⑤積層方向によって機械的強度や精度が異なることを理解して造形する必要がある，⑥3Dプリンタの導入維持コストなどの管理能力などさまざまなスキルが要求される[1,2]．これらのことから，多種多様な「モノ」作りを行うためには，製作手段をただ単に3Dプリンタに置き換えるのではなく，さまざまな職種の知識や技術を共有し，連携を行いながら造形することが重要であると思われる．

今後，さらなる3Dプリンタの技術革新によって，患者個々の形状や病態に合わせたカスタムメイドプランがより安価，より容易に提供される時代が到来する[7]ことが大いに予想される．これらのことから，今後も3Dプリンタは，患者の望む「使える義手」の作製のみならず，さまざまな義肢装具製作において多大な貢献が期待できる．

文　献

1) 浅見豊子：義肢装具における3Dプリンターの活用．Jpn J Rehabil Med **54**：392-393，2017
2) 渡辺崇史：3Dプリンターの基礎知識．日義肢装具会誌 **32**：148-153，2016
3) 小山慎太郎，平田　仁：3Dプリンティング技術の上肢手術への応用．臨整外 **53**：121-129，2018
4) Marteli N, Serrano C, vanden Brink H et al：Advantages and disadvantages of 3-dimensional printing in surgery；a systematic review. Srugery **159**：1485-1500, 2016
5) 砥上若菜，稲本朱華，徳岡博文ほか：3Dプリンターで作製した継手を用いた調理作業用義手の使用経験．日義肢装具会誌 2018, in press
6) 吉村忠与志，吉村三智瀬：3Dプリンタ用の分子モデルの設計と作成．J Technol Education **21**：9-16，2014
7) 藤林俊介，竹本　充，大槻文悟：脊椎外科における3Dプリンティング（樹脂・金属）の応用．臨整外 **53**：97-108, 2018

*　　*　　*

『別冊整形外科』No. 75
整形外科診療における最先端技術

2019 年 4 月 25 日　発行	編集者　松田秀一
	発行者　小立鉦彦
	発行所　株式会社 南 江 堂
	☏113-8410 東京都文京区本郷三丁目 42 番 6 号
	☎ (出版) 03-3811-7619 (営業) 03-3811-7239
	ホームページ http://www.nankodo.co.jp/
	印刷 三報社／製本 ブックアート

Ⓒ Nankodo Co., Ltd., 2019

定価は表紙に表示してあります.　　　　　　　　　　　　　　Printed and Bound in Japan
落丁・乱丁の場合はお取り替えいたします.　　　　　　　　ISBN 978-4-524-27775-9
ご意見・お問い合わせはホームページまでお寄せください.

本書の無断複写を禁じます.
[JCOPY] 〈出版者著作権管理機構 委託出版物〉

本書の無断複写は，著作権法上での例外を除き，禁じられています．複写される場合は，そのつど事前
に，出版者著作権管理機構 (TEL 03-5244-5088，FAX 03-5244-5089，e-mail: info@jcopy.or.jp) の
許諾を得てください.

本書をスキャン，デジタルデータ化するなどの複製を無許諾で行う行為は，著作権法上での限られた例外
(「私的使用のための複製」など) を除き禁じられています．大学，病院，企業などにおいて，内部的に業
務上使用する目的で上記の行為を行うことは私的使用には該当せず違法です．また私的使用のためであっ
ても，代行業者等の第三者に依頼して上記の行為を行うことは違法です.

『別冊整形外科』要旨募集

『別冊整形外科』No. 77「鏡視下手術の進歩——小関節から脊椎まで」

　関節鏡は故高木憲次先生，渡辺正毅先生を中心として日本で開発され，広く世界に普及しました．関節鏡および鏡視下手術は日本が世界に誇るべき医療機器，医療技術であり，現在の整形外科診療においては必要不可欠なものとなっています．膝関節において発展した関節鏡および関節鏡視下手術は次に肩関節に応用されました．その後肘関節，足関節，股関節，手指や足趾の小関節，また近年では関節のみならず脊椎疾患にまで広がっています．

　鏡視下手術では小切開から内視鏡を挿入して手術操作が可能であり，手術侵襲の少なさから早期の回復，社会復帰が可能となり，整形外科においては治療の主流を占めるようになってきました．関節鏡や関節鏡視下手術に関する知識・技術の獲得は専門分野のエキスパートのみならず，一般整形外科医や研修医にとっても必要なものとなっています．しかし一方，鏡視下手術の適応疾患の増加や各疾患における手術手技の進歩は著しく，広くその知識を網羅し，技術を獲得することは容易ではありません．

　本特集号では四肢関節から脊椎までさまざまな鏡視下手術の手術方法や術後成績，コツやピットフォールなど形式にこだわらず論文を募集いたします．ふるってご応募いただければ幸いです．

募集テーマ

Ⅰ．脊　椎
　　頚椎疾患
　　腰椎椎間板ヘルニア（鏡視下摘出
　　　術など）
　　腰部脊柱管狭窄症（鏡視下除圧術
　　　など）
　　その他
Ⅱ．肩関節
　　反復性肩関節脱臼
　　腱板断裂（後上方型，前上方型，
　　　広範囲断裂，上方関節包再建）
　　肩鎖関節脱臼
　　肩 superior labrum anterior and
　　　posterior（SLAP）損傷
　　化膿性肩関節炎
　　肩関節骨折手術
　　肩関節拘縮
　　その他
Ⅲ．肘関節
　　変形性肘関節症（鏡視下デブリド
　　　マン，遊離体切除）
　　上腕骨小頭離断性骨軟骨炎
　　上腕骨外側上顆炎
　　肘関節インピンジメント障害
　　その他
Ⅳ．手関節
　　三角線維軟骨複合体（TFCC）損
　　　傷
　　関節リウマチ（RA）による関節
　　　炎（滑膜切除など）
　　変形性手関節症（鏡視下部分固定

　　術など）
　　骨折手術（舟状骨骨折，橈骨遠位
　　　端骨折）
　　Kienböck 病
　　その他
Ⅴ．手の小関節，その他
　　母指手根中手（CM）関節症（鏡
　　　視下形成術，固定術など）
　　関節拘縮
　　手根管症候群（鏡視下手根管開放
　　　術など）
　　その他
Ⅵ．股関節
　　股関節唇損傷（鏡視下縫合術，部
　　　分切除術など）
　　変形性股関節症
　　大腿骨寛骨臼インピンジメント
　　　（FAI）
　　大腿骨頭壊死（骨軟骨移植など）
　　その他
Ⅶ．膝関節
　　半月板損傷（部分切除，縫合術，
　　　centralization，後角部損傷に
　　　対する処置）
　　外側円板状半月損傷（形成的部分
　　　切除，縫合術など）
　　鏡視下靱帯再建術［前十字靱帯
　　　（ACL），後十字靱帯（PCL），
　　　内側側副靱帯（MCL），後外側
　　　支持機構，前外側靱帯（ALL）
　　　など］

　　膝複合靱帯損傷
　　膝離断性骨軟骨炎（骨髄刺激法，
　　　骨軟骨柱移植，細胞療法など）
　　膝蓋大腿関節障害
　　膝関節滑膜病変［RA，色素性絨
　　　毛結節性滑膜炎（PVS），滑膜
　　　骨軟骨腫症，タナ障害など］
　　関節内骨折手術
　　膝関節拘縮（鏡視下授動術など）
　　その他
Ⅷ．足部・足関節
　　足関節軟骨損傷（骨髄刺激法，逆
　　　行性骨移植など）
　　足部靱帯再建術（外側靱帯，脛腓
　　　靱帯再建術など）
　　足関節インピンジメント症候群
　　　（前方，後方）
　　足部疾患に対する鏡視下固定術
　　　（足関節固定術，距骨下関節固
　　　定術，三関節固定術など）
　　足底筋膜炎
　　アキレス腱滑液包炎，アキレス腱
　　　付着部障害
　　腓骨筋腱脱臼
　　足根管症候群
　　足趾中足趾節（MTP）関節障害
　　足関節骨折（果部骨折，ピロン骨
　　　折，踵骨骨折など）
　　その他

『整形外科』編集委員会

＊　　　　　　＊　　　　　　＊

　ご応募くださる方は，タイトルおよび要旨（1,000字以内）を，**2019 年 8 月末日**までに下記『整形外科』編集室・『別冊整形外科』係宛にお送りください（**E-mail でも受け付けます**）．2019 年 9 月末日までに編集委員会で採否を決めさせていただき，その後ご連絡いたします．なお，ご執筆をお願いする場合の原稿締め切りは採用決定から 2 ヵ月後（2019 年 11 月末日），発行は 2020 年 4 月予定となります．

送付先：〒113-8410 東京都文京区本郷三丁目 42 番 6 号
株式会社南江堂　『整形外科』編集室・『別冊整形外科』係
（TEL 03-3811-7619／FAX 03-3811-8660／E-mail：pub-jo @ nankodo.co.jp）

＜『整形外科』編集室＞

別冊整形外科　ORTHOPEDIC SURGERY

監修　「整形外科」編集委員

No. 1	救急の整形外科	＊品切
No. 2	頸椎外科の進歩	＊品切
No. 3	人工股関節	＊品切
No. 4	義肢・装具	＊品切
No. 5	プアーリスクと整形外科	＊品切
No. 6	肩関節	＊品切
No. 7	対立する整形外科治療法（その1）	＊品切
No. 8	骨・軟骨移植の基礎と臨床	＊品切
No. 9	対立する整形外科治療法（その2）	＊品切
No. 10	骨・関節外傷に起りやすい合併障害	＊品切
No. 11	整形外科用器械	＊品切
No. 12	高齢者の脊椎疾患	＊品切
No. 13	新しい画像診断	＊品切
No. 14	慢性関節リウマチとその周辺疾患	＊品切
No. 15	骨・関節感染症	＊品切
No. 16	人工関節の再手術・再置換	＊品切
No. 17	骨・軟部悪性腫瘍	＊品切
No. 18	先端基礎研究の臨床応用	＊品切
No. 19	創外固定	＊品切
No. 20	腰椎部のインスツルメンテーション手術	＊品切
No. 21	経皮的もしくは小切開からの整形外科手術	＊品切
No. 22	膝関節の外科	＊品切
No. 23	外傷性脱臼の治療	＊品切
No. 24	整形外科疾患の理学療法	＊品切
No. 25	足の外科	＊品切
No. 26	肘関節外科	＊品切
No. 27	整形外科領域における疼痛対策	＊品切
No. 28	一人で対処する整形外科診療	＊品切
No. 29	頸部脊髄症	＊品切
No. 30	整形外科鏡視下手術の評価と展望	＊品切
No. 31	手関節部の外科	＊品切
No. 32	小児の下肢疾患	＊品切
No. 33	骨粗鬆症	＊品切
No. 34	慢性関節リウマチ	＊品切
No. 35	特発性大腿骨頭壊死症	＊品切
No. 36	肩関節	＊品切
No. 37	外傷治療の Controversies	＊品切
No. 38	画像診断技術	＊品切
No. 39	人工股関節の再置換・再手術の現況	＊品切
No. 40	整形外科手術の周術期管理	
No. 41	四肢骨折治療に対する私の工夫	＊品切
No. 42	変形性膝関節症および周辺疾患	＊品切
No. 43	骨・軟部腫瘍の診断と治療	
No. 44	私のすすめる診療器械・器具	
No. 45	脊柱靱帯骨化症	
No. 46	関節不安定性と靱帯再建	
No. 47	骨・軟骨移植	
No. 48	骨壊死	
No. 49	末梢神経障害の基礎と治療戦略	
No. 50	脊椎疾患における鑑別診断と治療法選択の根拠	
No. 51	整形外科 office-based surgery	＊品切
No. 52	高齢者骨折に対する私の治療法	＊品切
No. 53	変形性関節症	＊品切
No. 54	上肢の外科	
No. 55	創外固定の原理と応用	＊品切
No. 56	関節周辺骨折最近の診断・治療	＊品切
No. 57	股関節疾患の治療 up-to-date	＊品切
No. 58	肩関節・肩甲帯部疾患	＊品切
No. 59	運動器疾患に対する最小侵襲手術	
No. 60	骨粗鬆症	＊品切
No. 61	難治性骨折に対する治療	
No. 62	運動器疾患の画像診断	
No. 63	腰椎疾患 up-to-date	

No. 64　小児整形外科疾患診断・治療の進歩
九州大学教授　岩本　幸英 編集

No. 65　人工関節置換術
最新の知見
新潟大学教授　遠藤　直人 編集

No. 66　整形外科の手術手技
私はこうしている
とちぎリハビリテーションセンター所長　星野　雄一 編集

No. 67　変形性膝関節症の診断と治療
広島大学教授　越智　光夫 編集

No. 68　整形外科領域における移植医療
東京医科歯科大学教授　大川　淳 編集

No. 69　足関節・足部疾患の最新治療
京都大学教授　松田　秀一 編集

No. 70　骨折（四肢・脊椎脊髄外傷）の診断と治療（その1）
新潟大学教授　遠藤　直人 編集

No. 71　骨折（四肢・脊椎脊髄外傷）の診断と治療（その2）
新潟大学教授　遠藤　直人 編集

No. 72　高齢者（75歳以上）の運動器変性疾患に対する治療
自治医科大学教授　竹下　克志 編集

No. 73　スポーツ傷害の予防・診断・治療
広島大学教授　安達　伸生 編集

No. 74　しびれ・痛みに対する整形外科診療の進歩
東京医科歯科大学教授　大川　淳 編集

No. 75　整形外科診療における最先端技術
京都大学教授　松田　秀一 編集

No. 76　運動器疾患に対する保存的治療
私はこうしている
自治医科大学教授　竹下　克志 編集（2019年10月発売予定）

No. 77　鏡視下手術の進歩
小関節から脊椎まで
広島大学教授　安達　伸生 編集（2020年4月発売予定）

〒113-8410 東京都文京区本郷三丁目 42-6／☎ 03 (3811) 7619（編集）・7239（営業）

南江堂

ここが大事！
下肢変形性関節症の外来診療

内尾 祐司 編

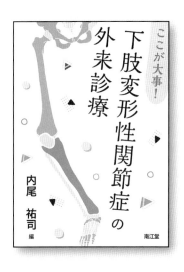

■B5判・220頁　2019.2.
ISBN978-4-524-24169-9
定価（本体 5,400 円＋税）

下肢の変形性関節症患者の多くが保存的治療を受けており，
よりいっそうの変形性関節症の外来診療の充実が必要となっている．
手術的治療の詳細は他書に譲り，
第一線の執筆陣らが生活指導（患者教育），
運動療法，物理療法，装具療法，注射療法，
あるいは術後の後療法・リハビリテーションといった
外来で行う変形性関節症の診療を解説した整形外科医必携の書．

南江堂　〒113-8410　東京都文京区本郷三丁目42-6（営業）TEL 03-3811-7239　FAX 03-3811-7230

足の外科テキスト

監修 日本足の外科学会
編集 大関 覚・熊井 司・高尾昌人

日本足の外科学会教育研修委員会が自主作成してきたテキストおよび日本整形外科学会研修指導マニュアルに含まれる足の外科領域のトピックスをまとめたテキスト．若手整形外科医や関節外科臨床医にとっては足の外科の日常診療をレベルアップさせる絶好の教科書であり，「エキスパートオピニオン」などの発展的な内容により専門家にとっては治療の参考となる仕立てとなっている．

主要目次

I．ベーシックトピックス
1. 解剖・診断
   解剖と手術進入路／運動を表す正しい用語と機能解剖／診察法／X線・CT画像診断／MRI診断／超音波診断／足関節鏡
2. 保存療法
   保存療法／足底挿板・装具療法

II．アドバンストピックス
1. 外傷性疾患
   足関節果部骨折／ピロン骨折／距骨・踵骨骨折と距骨下関節脱臼／中・前足部の骨折と脱臼／踵骨骨折遺残障害／外傷後遺残変形／Lisfranc骨折／足関節の靱帯損傷／アキレス腱断裂（陳旧例を含む）／腓骨筋腱脱臼／テニスレッグ（腓腹筋肉離れ）／足部・足関節周辺への皮弁／リング型創外固定法
2. 慢性疾患
   距骨骨軟骨損傷／変形性足関節症／外反母趾と前足部変形／後脛骨筋機能不全と成人期扁平足／リウマチ足・足関節／骨壊死／Charcot足／麻痺性足部障害／絞扼性神経障害／強剛母趾，中〜前足部変形性関節症
3. スポーツ障害
   総論／シンスプリント，脛骨疲労骨折／慢性労作性下腿コンパートメント症候群／足部疲労骨折／副骨・種子骨の障害／インピンジメント症候群／各種腱付着症
4. 小児疾患
   先天性足部変形（内反足，垂直距骨）／小児の麻痺性足部障害（CP, spina bifida, CMT）／下肢形成不全と義肢・装具療法／足根骨癒合症／骨端症／Freiberg病
5. 腫瘍
   良性腫瘍／悪性腫瘍

B5判・320頁・2018.11・ISBN978-4-524-25299-2 定価（本体10,000円＋税）

南江堂 〒113-8410 東京都文京区本郷三丁目42-6（営業）TEL 03-3811-7239 FAX 03-3811-7230

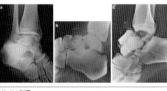
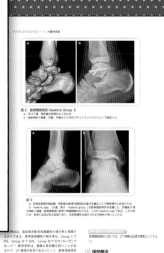
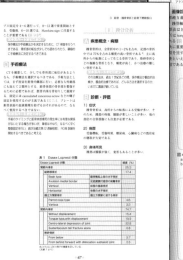
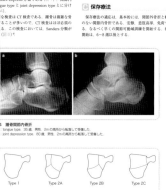

整形外科医必携の一冊
『ロックウッドの骨折』三巻本 最新刊

Rockwood, Green & Wilkins'
Fractures
in Adults & Children

NINTH EDITION

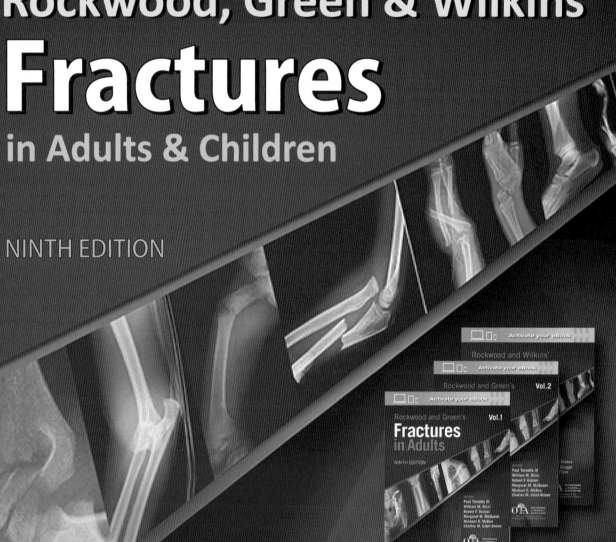

成人の骨折における整形外科手技を簡潔かつ専門的に解説する包括的リファレンス, 改訂第9版. 本改訂版では新たな章や教育的特性に加え, 脆弱性骨折の治療など今までにない内容も追加された. 表, チャート, 治療アルゴリズムも一層充実している. 各分野のエキスパートが, 経験に基づく知見とともに, 一般的な整形外科手技に関する最新の技術開発や推奨される治療オプションについての洞察とガイダンスを提示する.

■978-1-9751-2713-8　Wolters Kluwer　特価78,235円（税込）

日本代理店
(株) 南江堂洋書部
〒113-8410　東京都文京区本郷3-42-6　URL: http://foreign.nankodo.co.jp
E-mail: adv-yosho@nankodo.co.jp　☎: (03)3811-9957

マスターテクニック整形外科学シリーズ待望の最新刊

Master Techniques in Orthopaedic Surgery®
Relevant Surgical Exposures

SECOND EDITION

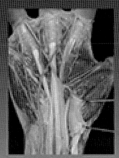
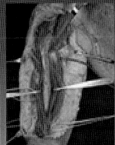
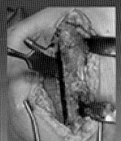
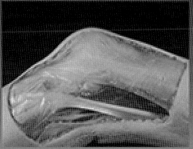

Series Editor
Bernard F. Morrey

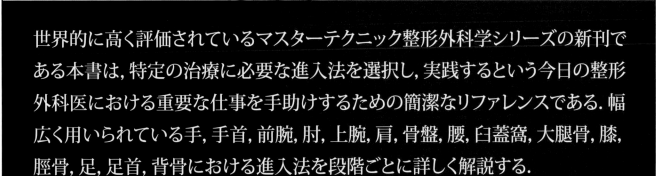

世界的に高く評価されているマスターテクニック整形外科シリーズの新刊である本書は，特定の治療に必要な進入法を選択し，実践するという今日の整形外科医における重要な仕事を手助けするための簡潔なリファレンスである．幅広く用いられている手，手首，前腕，肘，上腕，肩，骨盤，腰，臼蓋窩，大腿骨，膝，脛骨，足，足首，背骨における進入法を段階ごとに詳しく解説する．

■978-1-4511-9406-7　456頁　Wolters Kluwer　定価33,739円（税込）

日本代理店　(株)南江堂洋書部　NANKODO
〒113-8410　東京都文京区本郷3-42-6　URL: http://foreign.nankodo.co.jp
E-mail : adv-yosho@nankodo.co.jp　☎ : (03)3811-9957

日本整形外科学会 診療ガイドライン

エビデンスに基づいた診断・治療,患者さんへの説明のよりどころとなる,整形外科医必携のシリーズ。

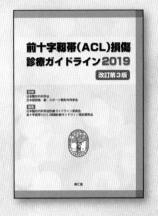

前十字靱帯(ACL)損傷 診療ガイドライン2019 改訂第3版

監修
日本整形外科学会
日本関節鏡・膝・スポーツ整形外科学会

編集
日本整形外科学会診療ガイドライン委員会
前十字靱帯(ACL)損傷診療ガイドライン策定委員会

■B5判・102頁 2019.2.
ISBN978-4-524-24841-4
定価(本体3,000円+税)

スポーツ外傷のなかでも頻度の高いACL損傷に関し,新しいガイドライン作成指針に基づき内容を刷新.病態や疫学的事項に関する新知見を提供するとともに,日本の医療事情に即してACL損傷診療の診断・治療およびリハビリテーションの指針に関するクリニカルクエスチョンと推奨を示した.整形外科医・スポーツ外傷に携わる医療職必携の書.

腰痛診療ガイドライン2019 改訂第2版 近刊
■B5判・110頁 2019.5.発売予定 ISBN978-4-5524-22574-3 予価3,000円

日本整形外科学会 症候性静脈血栓塞栓症予防ガイドライン2017
■B5判・98頁 2017.5. ISBN978-4-524-25285-5 定価(本体2,800円+税)

骨・関節術後感染予防ガイドライン2015 改訂第2版

■B5判・134頁 2015.5. ISBN978-4-524-26661-6 定価(本体3,200円+税)

外反母趾診療ガイドライン2014 改訂第2版

■B5判・156頁 2014.11. ISBN978-4-524-26189-5 定価(本体3,500円+税)

頚椎後縦靱帯骨化症診療ガイドライン2011 改訂第2版

■B5判・182頁 2011.11. ISBN978-4-524-26922-8 定価(本体3,800円+税)

大腿骨頚部/転子部骨折診療ガイドライン 改訂第2版

■B5判・222頁 2011.6. ISBN978-4-524-26076-8 定価(本体3,800円+税)

アキレス腱断裂診療ガイドライン

■B5判・92頁 2007.6. ISBN978-4-524-24786-8 定価(本体2,600円+税)

橈骨遠位端骨折診療ガイドライン2017 改訂第2版
■B5判・160頁 2017.5. ISBN978-4-524-25286-2 定価(本体3,800円+税)

変形性股関節症診療ガイドライン2016 改訂第2版

■B5判・242頁 2016.5. ISBN978-4-524-25415-6 定価(本体4,000円+税)

頚椎症性脊髄症診療ガイドライン2015 改訂第2版

■B5判・116頁 2015.4. ISBN978-4-524-26771-2 定価(本体3,000円+税)

軟部腫瘍診療ガイドライン2012 改訂第2版

■B5判・132頁 2012.3. ISBN978-4-524-26941-9 定価(本体3,600円+税)

腰部脊柱管狭窄症診療ガイドライン2011

■B5判・78頁 2011.11. ISBN978-4-524-26438-4 定価(本体2,200円+税)

腰椎椎間板ヘルニア診療ガイドライン 改訂第2版

■B5判・108頁 2011.7. ISBN978-4-524-26486-5 定価(本体2,600円+税)

上腕骨外側上顆炎診療ガイドライン
■B5判・64頁 2006.5. ISBN978-4-524-24346-4 定価(本体2,000円+税)

南江堂 〒113-8410 東京都文京区本郷三丁目42-6 (営業) TEL 03-3811-7239 FAX 03-3811-7230

定価は消費税率の変更により変動いたします。消費税は別途加算されます。

〒541-0046 大阪市中央区平野町2丁目1番2号　くすりの相談窓口 ☎06-6233-6085

慢性化しやすい痛みに

腰痛症
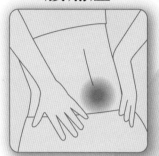

頸肩腕症候群
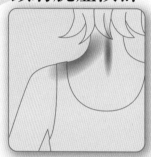

変形性関節症
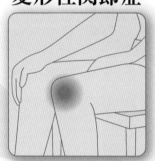

帯状疱疹後神経痛
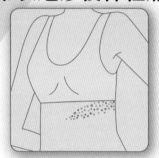

肩関節周囲炎
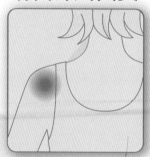

下行性疼痛抑制系賦活型
疼痛治療剤（非オピオイド、非シクロオキシゲナーゼ阻害）

ノイロトロピン®錠4単位

ワクシニアウイルス接種家兎炎症皮膚抽出液含有製剤　〈薬価基準収載〉

【禁忌】（次の患者には投与しないこと）：本剤に対し過敏症の既往歴のある患者

【効能・効果】
帯状疱疹後神経痛、腰痛症、頸肩腕症候群、
肩関節周囲炎、変形性関節症

【用法・用量】
通常、成人には1日4錠を朝夕2回に分けて経口投与する。
なお、年齢、症状により適宜増減する。

〈用法・用量に関連する使用上の注意〉
帯状疱疹後神経痛に対しては、4週間で効果の認められない
場合は漫然と投薬を続けないよう注意すること。

【使用上の注意】
1. 副作用
承認時までの調査では、1,706例中89例（5.22％）に、市販後の
副作用頻度調査（再審査終了時点）では、18,140例中98例（0.54％）に副作用が認められている。以下の副作用は、上記の調査及び
自発報告等で認められたものである。

(1) 重大な副作用
1) 肝機能障害、黄疸（いずれも頻度不明）：AST (GOT)、ALT (GPT)、
γ-GTPの上昇等を伴う肝機能障害、黄疸があらわれることがあるので、観察を十分に行い、異常が認められた場合には、投与を中止するなど適切な処置を行うこと。
2) 本薬の注射剤において、ショック、アナフィラキシーがあらわれたとの報告があるので、観察を十分に行い、異常が認められた場合には、直ちに投与を中止し、適切な処置を行うこと。

その他の使用上の注意などにつきましては、添付文書を
ご参照下さい。

製造販売元
日本臓器製薬

〒541-0046 大阪市中央区平野町2丁目1番2号　　くすりの相談窓口 ☎06-6233-6085
資料請求先：学術部　　　　　　　　　　　　　　土・日・祝日を除く 9:00～17:00

2013年7月作成

拡散型ショックウェーブ

インテレクト RPWモバイル
Intelect RPW Mobile

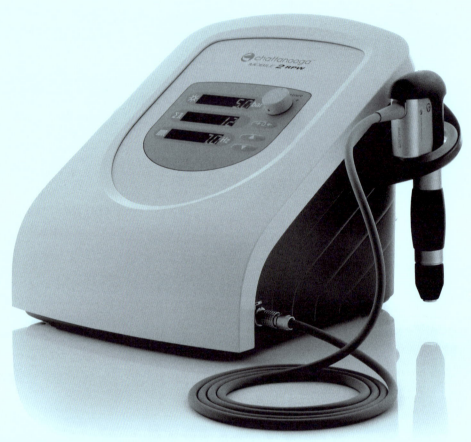

慢性的なその痛みに新しい選択肢があります。

ショックウエーブ療法は欧州を中心に世界各国で活用されている新しい治療アプローチです。トップアスリートも頼りにしているこの最新治療を是非ご体験下さい。

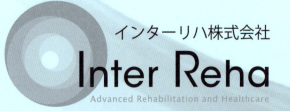

インターリハ株式会社　〒114-0016　東京都北区上中里 1-37-15
TEL：03(5974)0231　FAX：03(5974)0233
http://www.irc-web.co.jp　E-mail：irc@irc-web.co.jp
営業所:仙台 / 東京 / 名古屋 / 大阪 / 九州 / フィジオセンター

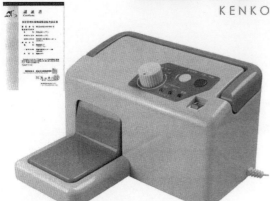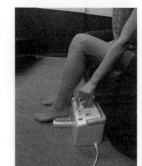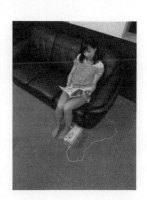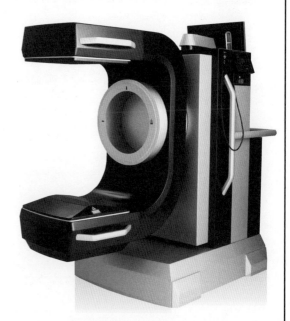

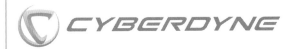

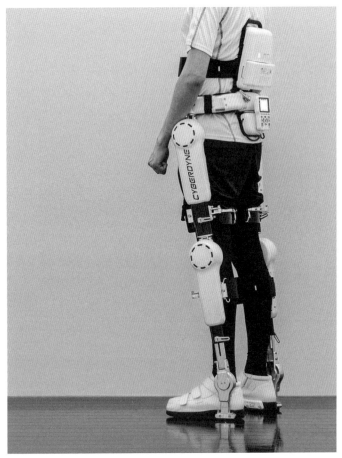
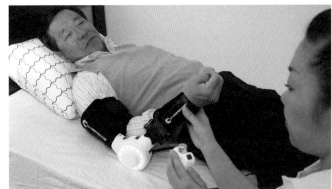
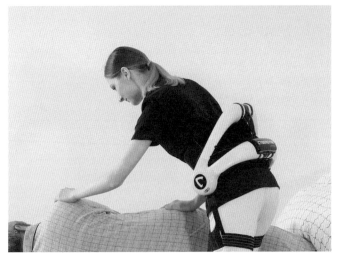

素晴らしい未来は、適切なテクノロジーによって築かれる。
CYBERDYNE社は、人とテクノロジーが相互に支援し合うテクノ・ピアサポートを推進する
未来開拓型企業として、これからも挑戦を続けていきます。

『CYBERDYNE』、『ROBOT SUIT』、『ロボットスーツ』、『ROBOT SUIT HAL』、『ロボットスーツ HAL』、『HAL』、
『Hybrid Assistive Limb』は、CYBERDYNE(株)の登録商標です。

www.cyberdyne.jp　　　　　　　　　　　　　　　　　　　　CYBERDYNE株式会社

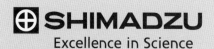

島津のX線透視装置なら、1台で行えます
SONIALVISION G4

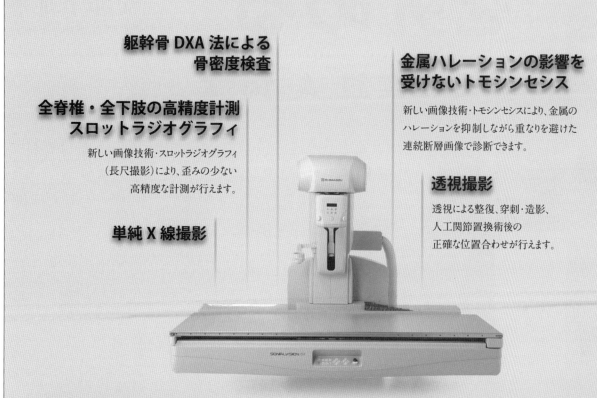

躯幹骨DXA法による骨密度検査

全脊椎・全下肢の高精度計測 スロットラジオグラフィ
新しい画像技術・スロットラジオグラフィ（長尺撮影）により、歪みの少ない高精度な計測が行えます。

単純X線撮影

金属ハレーションの影響を受けないトモシンセシス
新しい画像技術・トモシンセシスにより、金属のハレーションを抑制しながら重なりを避けた連続断層画像で診断できます。

透視撮影
透視による整復、穿刺・造影、人工関節置換術後の正確な位置合わせが行えます。

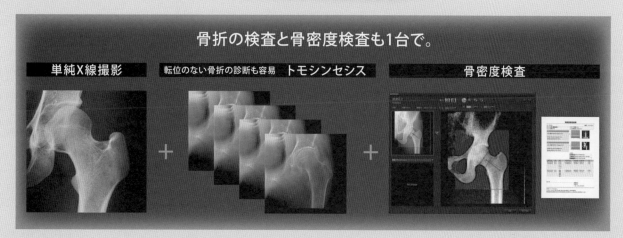

骨折の検査と骨密度検査も1台で。

単純X線撮影 + 転位のない骨折の診断も容易 トモシンセシス + 骨密度検査

製造販売認証番号：224ABBZX00052000

株式会社 島津製作所　医用機器事業部　https://www.med.shimadzu.co.jp

With Your Stories
lifetime healthcare support

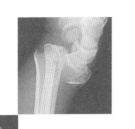

専門家の判断・こだわりを伝える，
まさに橈骨遠位端骨折を「究める」ための一冊。

Distal Radius Fractures

橈骨遠位端骨折を究める

安部幸雄【編集】
Yukio Abe

診療の実践 A to Z

頻発する橈骨遠位端骨折の治療に関して蓄積された最新のエビデンスを踏まえ，従来法および種々の新しいプレート固定にいたるまで，診断・治療・評価に必要な知識を提供．

解剖学的知見や治療技術といった専門家の判断・こだわりをも伝える，まさに橈骨遠位端骨折を「究める」ために必携の一冊．

■B5判・264頁　2019.4.　ISBN978-4-524-24537-6　定価（本体10,000円＋税）

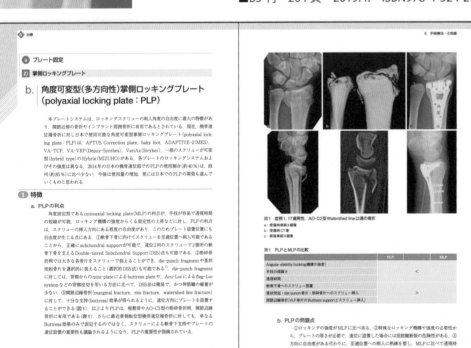
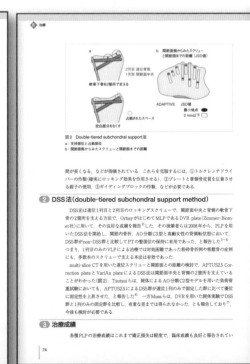

南江堂　〒113-8410　東京都文京区本郷三丁目42-6（営業）　TEL 03-3811-7239　FAX 03-3811-7230

定価は消費税率の変更によって変動いたします．
消費税は別途加算されます．

Hoppenfeldの名著
『Orthopaedic Neurology』第2版。

HOPPENFELD

整形外科医のための神経学図説 原書第2版

脊髄・神経根障害レベルのみかた，おぼえかた

訳 長野 昭

Hoppenfeld の名著『Orthopaedic Neurology』第2版.
神経高位診断のわかりやすいガイドブックとして，神経学
上の基礎知識から臨床現場に即した診断の進め方までを
著者独特のアイデアに基づいた図説を用いて明快に理解
できるように工夫されている.
今版では，わかりやすい内容はそのままにイラストがフル
カラー化され，脊髄損傷患者の診療が追加された.

Orthopaedic Neurology
A Diagnostic Guide to Neurologic Levels
Second Edition

J. D. Hoppenfeld
Stanley Hoppenfeld

■B5 判・216 頁　2019.5.　ISBN978-4-524-24695-3　定価（本体 5,500 円＋税）

南江堂　〒113-8410 東京都文京区本郷三丁目 42-6（営業）TEL 03-3811-7239 FAX 03-3811-7230

定価は消費税率の変更によって変動いたします。
消費税は別途加算されます。

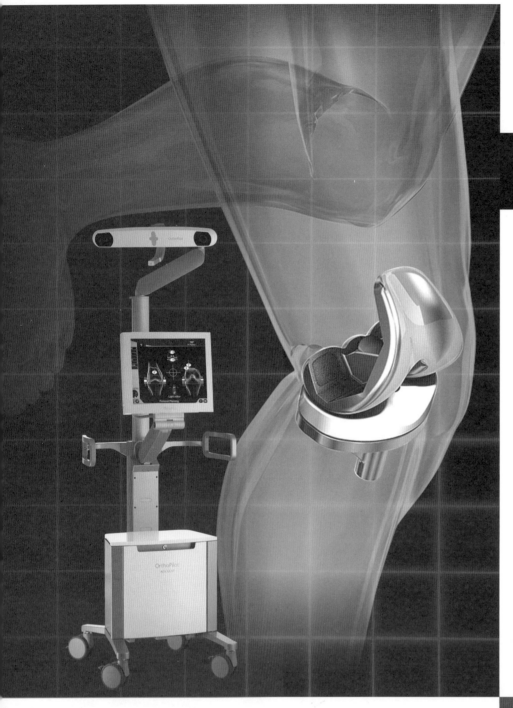